Volkmar Aderhold, Yrjö O. Alanen,
Gernot Hess, Petra Hohn (Hg.)

Psychotherapie der Psychosen

Die Herausgeber

Volkmar Aderhold, Arzt für Psychiatrie, Psychotherapie und Psychotherapeutische Medizin, Oberarzt der Klinik für Psychiatrie und Psychotherapie des Universitätsklinikums Eppendorf.

Yrjö O. Alanen, emeritierter Professor der Unversitätsklinik Turku in Finnland. Arzt, Psychoanalytiker und Familientherapeut in Finnland und den USA. Widmete sich der Schizophrenieforschung, ab 1970 Aufbau eines Schizophrenieprojekts in Turku (Finnland). 2001 erschien sein Hauptwerk Schizophrenie – Entstehung, Erscheinungsformen und die bedürfnisangepasste Behandlung.

Gernot Hess, Pädagoge und Psychiatrieplaner, langjährig tätig in sozialpsychiatrischen Entwicklungsprojekten und verschiedenen Institutionen, derzeit im Bereich Ergotherapie/Rehabilitation der Westfälischen Klinik für Psychotherapie und Psychiatrie Münster.

Petra Hohn, Pädagogin und Krankenschwester, arbeitet in der Leitung der Psychatrie in Stockholm, machte zusammen mit Loren Mosher die Idee eines ambulanten Krisenansatzes bekannt.

Reihe »edition psychosozial«

Volkmar Aderhold, Yrjö O. Alanen,
Gernot Hess, Petra Hohn (Hg.)

Psychotherapie der Psychosen

Integrative Behandlungsansätze aus Skandinavien

Psychosozial-Verlag

Die Übersetzung dieses Buches wurde finanziert
durch die freundliche Unterstützung
der Academy of Finland, der Turku University Foundation,
der Universität Oulu sowie der Universität Jyväskylä.

Bibliografische Information der Deutschen Bibliothek
Die Deutsche Bibliothek verzeichnet diese Publikation in der Deutschen Nationalbibliografie; detaillierte bibliografische Daten sind im Internet über <http://dnb.d-nb.de> abrufbar.

E-Mail: info@psychosozial-verlag.de
www.psychosozial-verlag.de

Umschlagabbildung: Volker Hehn: »Es ist wahrscheinlich,
den Verstand zu verlieren und das Gefühl zu gewinnen«.
Abdruck mit freundlicher Genehmigung des Künstlers
Umschlaggestaltung: Christof Röhl nach Entwürfen
des Ateliers Warminski, Büdingen
Lektorat: Katharina Hohmann
Satz: Gabriele Hofmann, Rabenau
Printed in Germany
ISBN 978-3-89806-232-9

Inhaltsverzeichnis

Vorwort

Man sollte ja vermuten, dass auf der Grundlage der medizinischen Wissenschaft die Behandlung psychischer Störungen – gerade der schwersten und am häufigsten chronisch verlaufenden Erkrankungen wie der Psychose – im Vergleich unterschiedlicher Länder und Kulturen einigermaßen ähnlich und standardisiert erfolgt.

Aber schon oberflächliche Gegenüberstellungen machen deutlich, dass das nationale Gesundheitssystem, die unterschiedlichen Finanzierungsmodi, sowie die Gewohnheiten der Ärzte beziehungsweise der anderen im Gesundheitswesen tätigen Berufsgruppen einen weit größeren Impact auf Behandlungsusancen haben. So haben wichtige so genannte Erfolgsparameter wie z. B. Liegedauern und verursachte Kosten weit mehr Einfluss als medizinische Evidenz- oder Therapieforschung. Warum sollte es auch im Bereich der psychiatrischen Therapien anders zugehen als in der Diagnostik, wo bereits mit der großen WHO-Studie unter Leitung von Norman Sartorius in den siebziger Jahren eine große Varianz, insbesondere zwischen Amerika und Europa sowie anderen sich entwikkelnden Ländern beobachtet werden konnte.

Um so interessanter ist es, von den Erfahrungen anderer Gesundheitssysteme und von Therapeutinnen und Therapeuten in anderen Kulturen zu lernen, auf dem Hintergrund ihrer Erfahrungen das eigene Tun zu reflektieren, gute Erfahrungen zu übernehmen und nicht alle Fehler mehrfach zu machen!

Europa ist dafür ein exzellentes Lernfeld. Jahrzehnte war zumindest für einige Gruppen in der deutschen Psychiatrie Italien ein wichtiger Bezugspunkt und die Reise nach Triest der notwendige Ritterschlag in der eigenen Karriere. Betrachtet man Basaglias Vorschläge und deren Umsetzung mit einigem zeitlichen Abstand, kann man auch die negativen Implikationen bestimmter Strategien gut studieren; die alleinige »Auflösung von Irrenasylen« reicht nicht als humane Alternative!

Für die Behandlung von psychotischen Störungen hat ohne Frage die skandinavische Psychiatrie viele interessante Anregungen parat. Es ist der Verdienst dieses Sammelbandes, skandinavische Autorinnen und Autoren und ihre Erfahrung den interessierten deutschen Lesern zugänglich zu machen. Welche innovativen und interessanten Aspekte sind in den hier präsentierten Ansätzen enthalten?

Wesentlich mitbeeinflusst durch die engagierte Arbeit von Yrjö Alanen gibt es einen substantiellen Beitrag der psychodynamisch orientierten Psychiatrie zur Versorgung psychotisch kranker Menschen. Dabei verbindet Alanen seine theoretischen Grundauffassungen und seine klinische Perspektive, geprägt von psychodynamischen Erfahrungen, mit dem Anspruch an Wissenschaftlichkeit und klinische Relevanz. Meiner Meinung nach präsentiert Alanen eines der wenigen klinischen Beispiele, wie psychodynamisches Gedankengut in die Behandlungsphilosophie einer Klinik, deren Forschungstradition und spezifischen Ansatz in der Psychosentherapie eingehen kann. Er hat mit seinen Erfahrungen und der Ausstrahlung des Projektes auch wesentlich zur Initiierung weiterer psychosozialer Behandlungsstrategien für Psychotiker beigetragen. Dies ist ein Verdienst und vielleicht eine Anregung auch für die zahlreichen psychodynamisch ausgebildeten Psychiaterinnen und Psychiater in Deutschland.

Das Gewicht der Arbeit mit Angehörigen und Familien ist sichtbarer und zumindest in den Modellen, die hier vorgestellt werden, integraler Bestandteil der Versorgung. Ob dies auch für die finnische, schwedische oder norwegische Versorgungspsychiatrie insgesamt gilt, ist daraus nicht zu entscheiden. Aber immerhin, es gibt Zentren der besonderen Aufmerksamkeit und wissenschaftlichen Entwicklung von Familientherapie im Bereich der psychiatrischen Versorgung – wo gibt es dies in Deutschland?

Mindestens genauso wichtig wie Interventionsstrategien sind die Arten des Behandlungssettings. Die akute ambulante Behandlung außerhalb der Psychiatrie mit Kriseninterventionsteams u.a. ist für die Entwicklung der Psychiatrie meiner Meinung nach eine sehr wichtige, nicht zu unterschätzende Zusatzkomponente. Integriert in ein Gesamtbehandlungssystem mit dem Ziel einer langfristigen, überwiegend ambulanten Begleitung, auch schwer chronisch Kranker, könnte dies helfen, längerfristige stationäre Aufenthalte und auch Kriseninterventionen sowie die Behandlung von Ersterkrankungen grundsätzlich zu verändern.

Dies sind nicht alle Anregungen, die dieses Buch in sich birgt. Es sind auch nicht komplette Lösungen für die deutsche Psychiatrie, die hier präsentiert werden. Vielmehr handelt es sich um Anregungen, die deutlich machen, dass es nicht nur lohnend, sondern notwendig ist, über den Gartenzaun des eigenen psychiatrischen Systems hinwegzusehen und sich daran zu messen, wie die besten Erfahrungen international sind, um die eigenen Bemühungen danach auszurichten.

Michael Krausz, Hamburg
Mai 2003

Vorwort und Dank

Auf die spannende Auseinandersetzung mit skandinavischer Psychiatrie sind wir gekommen, als wir Petra Hohn und das Nackaprojekt in Stockholm kennen lernten. Durch unsere Reisen erfuhren wir mehr über die skandinavische Psychiatrie und den integrierten, bedürfnisangepassten Ansatz von Professor Alanen und seinen finnischen Kollegen, mit dem psychotische Menschen bereits seit vielen Jahren psychotherapeutisch behandelt werden. Viele skandinavische Vertreter, unter denen Alanen wegen seiner langjährigen Forschungstätigkeit und wohl einmaligen und überzeugenden Verbindung von Theorie und praktischer, innovativer Tätigkeit als Psychiater, Psychoanalytiker und Familientherapeut herausragt, haben dies auch schon persönlich in Vorträgen, so bei den Langenfelder Symposien oder den Hamburger Tagungen »zur subjektiven Seite« der Schizophrenie, bekannt gemacht. Daraus entstand der Wunsch, solche Ansätze auch durch Texte, die wir mit unseren beiden Mitherausgebern in einer drei Länder übergreifenden, fruchtbaren Zusammenarbeit gesammelt haben, nachvollziehen zu können. Dafür möchten wir allen Autoren danken, die sich beteiligt und zum Teil Originaltexte, die noch nicht veröffentlicht wurden, beigesteuert haben – besonders aber unseren skandinavischen Mitherausgebern, ohne die dieses Buch natürlich nicht entstehen hätte können. So weit zu unserem Part. In einem Brief vom 28.4.2003 fasst Yrjö Alanen sein Interesse an der Zusammenarbeit mit folgenden Worten zusammen: »In der letzten Zeit war ich mehrfach zu Vorträgen in Deutschland und auch in Österreich und ich fand es sehr angenehm, dass es in vielen deutschsprachigen Zentren der Psychiatrie Gruppen gibt, die psychodynamische Aktivitäten für psychotische Patienten im Rahmen der Gemeindepsychiatrie auf den Weg bringen. Dabei habe ich Rückmeldungen von Zuhörern bekommen, die sehr positiv und ermutigend in dieser Hinsicht waren, und ich hoffe, dass die Erwartungen von solchen Kollegen und Psychiatriemitarbeitern durch dieses Buch, das Texte von einem größeren Kreis skandinavischer Autoren enthält, unterstützt werden. Es ist von großer Wichtigkeit, dass wir psychiatrische Angebote entwickeln, die unseren Mitbürgern mit psychotischen Störungen gerecht werden und dies auf eine verständnisvolle und humanistische Art und Weise tun – dies gilt ganz besonders in einer Zeit, in der sie oft als Ansammlung abnormer biologischer Abläufe gesehen und entsprechend reduktionistisch behandelt werden. Demgegenüber hat unsere Erfahrung gezeigt, dass die Ergebnisse einer integrierten psychodynamischen und psychosozialen Arbeit vielversprechend sind. Und ich freue mich, dass die im letzten Kapitel wiedergegebenen Stellungnahmen deutscher Psychiater in vieler Hinsicht die Gemeinsamkeit unserer Anliegen deutlich machen.« Dieser Auffassung wollen wir uns anschließen, und wir hoffen, dass der Leser die Anregungen, welche wir bei der Herausgabe des Buches erhielten, für eigene Lernprozesse nutzen kann.

Volkmar Aderhold, Hamburg
Gernot Hess, Münster
Mai, 2003

Einleitung

»Das Schicksal des nosopoietischen Konstruktes Schizophrenie: Die versammelnde, kohärenzstiftende, synthetische Kraft der Krankheitskonstruktion und -benennung Schizophrenie induzierte bei Generationen von Psychiatern des 20. Jahrhunderts die Illusion, es mit einer Krankheit zu tun zu haben, auch wenn diese sich im Querschnitt und Verlauf noch so proteusartig polymorph zeigte, wenn die Klinik auf multiple Wege der Ätiologie und Pathogenese verweisen mußte, weder Neurowissenschaften noch Genetik noch die Therapieansprechbarkeit gute Argumente für die Validierung des Konstruktes hergaben. In der deskriptiv-nosographischen Feststellung ging der eminent dynamische Gedanke einer biographisch und situativ ausgelösten temporären Ich-/Selbststörung bei einem aus biologischen, sozialen, biographischen Gründen vulnerablen Individuum vielfach unter.«
Scharfetter (1998)

Bedürfnisangepasste Behandlung in Skandinavien – eine Herausforderung?

Die vorliegende Textsammlung zur Therapie von Psychosen bezieht sich auf »integrative Ansätze aus Skandinavien«. Gemeint sind damit für uns neue, umfassende Ansätze zur Psychosenbehandlung, die in den vergangenen 25 Jahren an verschiedenen Orten in Finnland und Schweden entwickelt wurden. Ihre gemeinsamen Charakteristika sind die in hohem Maße realisierte *psychotherapeutische Ausrichtung*, der Schwerpunkt auf Frühbehandlung und *Krisenintervention* und die *Integration* unterschiedlicher therapeutischer Vorgehensweisen im Rahmen gemeindepsychiatrischer Versorgung (Einzel- und Familientherapie, Milieu- und Soziotherapie, eventuell niedrig und kurzzeitig dosierte Pharmakotherapie). Dem liegt ein Verständnis von psychotischen Krisen als »kritischen Lebensereignissen« zugrunde, die zu ihrer Bewältigung eine spezifische Bezogenheit auf den einzelnen Patienten und seinen jeweiligen Lebenskontext erfordern – gleichzeitig bedeutet dies eine kritische Auseinandersetzung mit vorwiegend biomedizinisch ausgerichteten Krankheitskonzepten und Behandlungsweisen.

In welchem Verhältnis steht das skandinavischen Konzept eines »need-adapted-treatment«[1] zu Entwicklungen, die unsere sozialpsychiatrische Reformbewegung genommen hat?

Die fortschrittlich orientierte, sozialpsychiatrische Bewegung in der Bundesrepublik befasste sich, nach der Skandalisierung der »elenden und unwürdigen Verhältnisse« durch die Psychiatrie-Enquete 1975, im Wesentlichen mit der Humanisierung der Versorgung und Ent-Hospitalisierung der

Langzeitpatienten. Diese Bewegung wurde mit moralischen Idealen aufgeladen, etwa dem »kategorischen Imperativ« gemäß Klaus Dörner: »Handle in Deinem Verantwortungsbereich so, dass Du mit dem Einsatz all Deiner Ressourcen (an Zeit, Kraft, Manpower, Empfänglichkeit, Liebe und Aufmerksamkeit) immer beim jeweils Letzten beginnst, bei dem es sich am wenigsten lohnt.« Die damit verbundene »Ambulantisierung« eines Teils der psychiatrischen Versorgung führte zu einem ausgedehnten »rehabilitativen« Behandlungs- und Versorgungsangebot – *die* Leistung der sozialpsychiatrischen Bewegung. Im Mittelpunkt standen, sicherlich lange Zeit zu Recht, institutionelle Reformen mit geeigneten Versorgungskonzepten für die »Chronischen« oder den »harten Kern« der Patienten.

Die sozialpsychiatrische Debatte wurde, bis auf wenige Ausnahmen (vgl. unten), durch diese große Aufgabe für Jahrzehnte markiert.

Die Kehrseite dieser Entwicklung war ein Defizit in der theoretischen Auseinandersetzung über grundlegende Krankheitskonzepte und – damit zusammenhängend – das Primat stationärer und pharmakologischer Behandlung bei Ersterkrankungen und wiederholten Krisen. Dass ständig Menschen neu erkrankten und erneut chronifizierten wurde wenig problematisiert, und auch die Gefahr weiterer Chronifizierung der ent-hospitalisierten Patienten im ambulanten Bereich wird erst seit gut einem Jahrzehnt kritisch aufgegriffen.

Zwar wurde theoretisch immer wieder auf die »multifaktorielle Ätiologie« psychotischer Entwicklungen verwiesen, doch ging dieses Krankheitskonzept nicht wirklich ein in die Entwicklung entsprechender »multi-modaler« Behandlungsformen und eines umfassenden Konzepts, das den vielfältigen Behandlungsmodulen seinen im Einzelfall begründeten Platz einräumt. In der faktischen Behandlung wirksam wurden eher Krankheitskonzepte, die eine therapeutisch letztlich kaum beeinflussbare Entwicklung der Krankheit annahmen – sei es aufgrund einer genetischen Determination oder einer frühen organischen oder innerpsychischen Schädigung.

Vor diesem Hintergrund bezeugte die Sozialpsychiatrie einen pragmatischen »Realismus«, wenn es ihr primär um die Vermeidung institutioneller Schädigungen durch strukturelle Reformen ging und das Fehlen weiterführender therapeutischer Zugänge auf Seiten der Mitarbeiter nicht als entscheidender Mangel gesehen wurde. Es galt hier als dem Stand der Kunst entsprechend, psychotherapeutische, auf das Verstehen und Erleben der Person abzielende Verfahren gerade bei Menschen in psychotischen Krisen *nicht* anzuwenden, und die Psychotherapie von Psychosen auf die »therapeutische Grundhaltung« (Dörner u. Plog, 1982) zu reduzieren, darüber hinaus auf kurze ärztliche Gespräche und allenfalls eine »supportive« Psychotherapie zu beschränken – immer unter der Annahme, dass ein medikamentöser Schwerpunkt verbunden mit rehabilitativer Ausrichtung genüge. Unter Berufung auf einseitig rezipierte Evaluationsstudien, wie etwa die von McGlashan zu den wenig überzeugenden Behandlungsresultaten von Chestnut Lodge (einer psychoanalytischen Modellklinik), wurde Einzelpsychotherapie von Psychosen sogar als schädlich angesehen.

Die Skepsis und Ablehnung psychotherapeutischer Behandlungen von Psychosen dürfte nicht ohne Rückblick auf die deutsche Geschichte zu verstehen sein. Die Psychiatrie setzte hier eine verhängnisvolle Tradition aus faschistischer Vergangenheit und Ächtung der Psychoanalyse fort. Zumindest für das Erbe in der Nachkriegszeit resümierte A. Mitscherlich, dass alle führenden Psychiater der Psychoanalyse fremd oder feindlich gegenüberstanden (1980, S. 105ff).

Später, nach Erhalt der Kassenzulassung, beschränkte sich die Psychoanalyse selbst – bis auf wenige Ausnahmen (s. u.) – auf die Behandlung nichtpsychotischer Patienten. Gleichzeitig verhinderte sie die Anerkennung systemischer und anderer Therapieverfahren durch die Krankenkassen.

Dennoch gibt es bei uns Ansätze, schwere psychotische Störungen psychotherapeutisch zu behandeln, auch von Psychoanalytikern (vgl. u. a. Winkler, 1971, Mentzos, 1992, Schwarz, 2001) und von systemisch orientierten Therapeuten (in jüngerer Zeit u. a. Keller u. Greve, 1996, Retzer, 1996). Eine sehr interessante Zusammenstellung, die Beiträge zur Psychosenpsychotherapie fast aller bekannteren Therapierichtungen umfasst, versammelte R. Hutterer-Krisch (1994) in ihrem Buch »Psychotherapie mit psychotischen Menschen«.

Diese Versuche blieben jedoch Ausnahmen. Wie B. Eikelmann (1997) zu Recht bemerkte, führte die Psychotherapie in der Psychiatrie lange Zeit ein »Schattendasein« (er selbst verweist auf die Möglichkeit verhaltensorientierter und übender Verfahren für die »Chronischen«). Das Verhältnis zwischen Psychotherapie und Psychiatrie blieb bis heute angespannt und gespalten (Heltzel, 1995, 2001). Helm Stierlin, der bereits 1984 die Diskussion um die verschiedenen Methoden in dem ISPS-Tagungsband »Psychotherapie und Soziotherapie der Schizophrenie« angestoßen hatte, kennzeichnete 15 Jahre später das Verhältnis von Sozialpsychiatrie zur Entwicklung neuerer systemtherapeutischer Ansätze als eines der »Ko-Evolution«, das Parallelen und Berührungspunkte aufweist, ohne dass es wirklich zu einer gegenseitigen Beeinflussung kommt (Vortrag beim Langenfelder Symposium 1999).

So kam weder die psychoanalytische noch die systemische Tradition bei uns jemals in die Situation, ein umfassendes stationäres und ambulantes Behandlungssystem zu entwickeln, noch bemühten sich beide um die Integration ihrer Konzepte (als Ausnahme für eine theoretische Integration vgl. Fürstenau 2001). In skandinavischen Modellen hat jedoch – dies macht die vorliegende Textsammlung deutlich – erst die Integration von Psychodynamik und Systemik und von stationären und ambulanten Versorgungsstrukturen in der bedürfnisangepassten Behandlung den entscheidenden qualitativen Sprung erzeugt.

Als ein weiterer wichtiger und zukunftsweisender Bezugspunkt in diesem Zusammenhang erscheint uns die Diskussion um den Soteria-Ansatz (Mosher und Burti, 1992, Aebi u. a., 1993, Ciompi u. a., 1991, Aderhold, 1997, Runte, I., 2001, Hess-Diebäcker u. a., 2002, Kroll 1998). Allerdings darf diese nicht verkürzt werden auf die Frage angemessener therapeutischer Milieus innerhalb oder außerhalb des Krankenhauses. Ciompis umfassendes Schizophrenie-Konzept hat bislang bei uns erst wenig alltagsverändernde Wirkung gezeigt, weil es hohe Anforderungen an ein Akut-Behandlungsmilieu stellt, welche im klinischen Alltag und in außerklinischen Alternativen bis heute, wie die Umsetzungsversuche zeigten, schwer einzulösen sind.

Die bedürfnisangepasste Behandlung stellt andere Behandlungsprinzipien in den Vordergrund: Behandlungskontinuität (u. a. durch das Psychose-Team) und Kontextualisierung (u. a. durch die Therapieversammlung). Es ist zu hoffen, dass diese Prinzipien im Rahmen der Akutbehandlung strukturell etwas leichter zu implementieren sind als Ciompis und Moshers Milieukonzepte.

Erst in Verbindung mit dem integrierten Ansatz der bedürfnisangepassten Behandlung wird die therapeutische Potenz von Psychosebegleitung im Sinne des Dabei-Seins anhaltend wirksam. Dies zeigt sich im schwedischen »Parachuteprojekt«, wo in Ergänzung des finnischen Turku-Modells auf Kriseninterventionsausgerichtete Kleinststrukturen zur Akutbehandlung in die Versorgungsstruktur aufgenommen wurden und nachweislich zu einem deutlich besseren sozial-funktionellen »outcome« der Patienten führten (Cullberg u. a., 2002).

Wenn wir uns mit der skandinavischen Psychiatrie beschäftigen, interessiert uns weniger eine Darstellung genereller Versorgungstrends (vgl. zur Darstellung besonders der schwedischen Reformbewegungen Acta Psychiatrica Scandinavica 104, 2001), sondern bestimmter Pionierprojekte, die zur Auseinandersetzung herausfordern. Dabei geht es sicherlich nicht um die Weitergabe von Behandlungsrezepturen; dazu sind die skandinavischen und die deutschen Entwicklungen und Verhältnisse zu unterschiedlich. So konnten die skandinavischen Projekte auf psychotherapeutischen Behandlungstraditionen aufbauen, die dort, ähnlich wie in der Schweiz oder Frankreich, noch fortbestanden (vgl. das multizentrische NIPS-Projekt: Alanen u. a., 1994).

Inwiefern nun könnten die in dieser Textsammlung vorliegenden Erfahrungen aus Schweden und Finnland die Entwicklung der Psychiatrie in der Bundesrepublik anregen – angesichts fest gebahnter Denk- und Versorgungsstrukturen?

Abgesehen von den o. a. Defiziten in der Theoriebildung (Mangel an integrierter Theorie und individualisiertem Psychoseverständnis) stößt man auf strukturelle Barrieren wie die der anhaltenden Trennung und Konkurrenz zwischen ambulanter und stationärer Behandlung, die die notwendige Beziehungskontinuität unmöglich macht. Im ambulanten Bereich wird der systemischen Therapie immer noch die Anerkennung verweigert, und auch andere psychosoziale Therapieformen werden marginalisiert. Im Zentrum stehen weiterhin die Pharmakotherapie und die Entwicklung atypischer Neuroleptika, die für einen Teil der Patienten einen deutlichen Fortschritt darstellen und gleichzeitig diesen biologischen Bias verstärken. Gehirn, Psyche und soziales System zusammen zu denken, scheint mit Schwierigkeiten verbunden zu bleiben. Auch eine dialogische oder trialogische Psychiatrie (vgl. Bock, 1997 und die weit verbreiteten »Psychose-Seminare«) kann eine solche tiefgreifende Umsetzung nicht verwirklichen, sondern sie nur einfordern. Getragen werden müsste sie von engagierten und psychotherapeutisch ausgebildeten Fachleuten, und dies besonders in der Entwicklungsphase.

Zu hoffen bleibt, auch wenn sich derzeit bei uns eine Biologisierung auch der initialen Krankheitsprozesse abzeichnet, dass sich im Rahmen von Projekten für ersterkrankte psychotische Patienten die umfassenderen Modelle zur Frühbehandlung aus Skandinavien durchsetzen können.

Die vorliegende Textsammlung bezieht sich auf die neue Art einer »Komplexbehandlung«, die an mehreren Orten in Finnland und Schweden entwickelt wurde und die unterschiedlichen Behandlungsmodi wie Krisenintervention, Psychotherapie und »low-dose« Pharmakotherapie mit psychodynamischen und systemisch-sozialkonstruktivistischen Verstehensansätzen in die Gemeindepsychiatrie integriert. Dieses Vorgehen wird auf verschiedenen Ebenen in den Texten dieser Sammlung behandelt. Es impliziert eine Kritik am vorwiegend biomedizinischen Krankheits- und Behandlungsmodell und an ausschließlich naturwissenschaftlichen Forschungsstrategien und geht über ein reduktionistisches, abstrahiertes Verständnis psychotischer Störungen hinaus.

Im *ersten Kapitel* werden eben diese Fragen angesprochen und die aktuellen ätiologischen Erkenntnisse zur Schizophrenie kritisch dargestellt. So wie in der Genese sind auch bei der Behandlung psychotischer Menschen psychosoziale Aspekte wesentlich und individuell unterschiedlich gewichtet. Das Individuum in seinen sozialen Bezügen und die Entwicklung seiner Verstörungen zu verstehen – einschließlich der Interaktion zwischen Patienten und Therapeuten und der Kommunikation und Sprache, die damit zusammenhängen – erweist sich als therapeutisch notwendig und erfolgreich; dies wird empirisch durch Vergleichsstudien im Turkuprojekt belegt.

Im *zweiten Kapitel* werden die wichtigsten Entwicklungsprojekte, ihre konzeptionellen Eckpfeiler, therapeutischen Programme und Ergebnisse sowie Fallstudien dargestellt: Das »Pionierprojekt« in Turku/Finnland, das »West-Lapplandprojekt« und die »Parachuteprojekte« in Schweden sind die herausgehobenen Beispiele. Alle Projekte wurden empirisch evaluiert und zeitigen positive Ergebnisse.

In den *weiteren Kapiteln* werden einzelne Therapieansätze, spezifische Vorgehensweisen und Erfahrungen detaillierter dargestellt: ambulante Krisenintervention, Familientherapie, Einzelpsychotherapie, Milieutherapie in Krisenwohnungen und auf Stationen, gering dosierte und zeitlich begrenzte Pharmakotherapie. Eine neu entwickelte systemische Intervention, die »Therapieversammlung« steht als bahnbrechende Form der Krisenintervention im Zentrum der Darstellung. Hier planen Betroffene, Angehörige aus dem sozialen Umfeld und Behandler in wiederholten gemeinsamen Verhandlungen, um welche Ziele, Unterstützungsformen und Veränderung es gehen kann. So wird in der unmittelbaren therapeutischen Interaktion die zentrale Problematik des schizophrenen Daseins als misslungene Autonomie ernst genommen: Als Wunsch nach Subjekthaftigkeit und Unabhängigkeit wird sie in der bedürfnisorientierten Selbstartikulation und Vielstimmigkeit des gemeinsamen Verhandelns zum Motor der Therapie. Eine lediglich objektivierende Diagnostik, symptomzentrierte Pharmakotherapie und Versorgung im »komplementären Ghetto« greifen für diese Konzepte zu kurz.

Neben Daten aus Katamneseuntersuchungen belegen viele Praxisbeispiele und Fallgeschichten, wie »bedürfnisangepasste Behandlung« zu verstehen ist und was damit erreicht werden kann. Abschließende Stellungnahmen sozialpsychiatrisch orientierter Kollegen legen nahe, dass auch unter unseren Bedingungen in der BRD eine »bedürfnisangepasste Behandlung« als integriertes Vorgehen der hiesigen Psychiatrie Impulse verleihen kann. Dies könnte Menschen mit funktionellen Psychosen und ihren Angehörigen, die oft unter erheblichen und zum Teil vermeidbaren Belastungen leiden, neue Hoffnung geben.

Anmerkung

1 Der englische Begriff wird hier als »bedürfnisangepasste Behandlung« übersetzt. In den Diskussionen um eine angemessene Übersetzung plädierte Y. Alanen für diesen deutschen Begriff, der in besonderer Weise die Anforderungen an die Behandler, sich den Bedürfnissen der Patienten anzupassen, deutlich macht.

Kapitel 1

Ätiologische Grundlagen und bio-psycho-soziales Krankheitsverständnis

Schizophrene Vulnerabilität – auf dem Wege zu einer integrativen Sichtweise

Yrjö O. Alanen

Meine Auffassung von schizophrenen Psychosen und ihrer angemessenen Behandlung hat sich aus meiner über 40-jährigen Erfahrung als Familienforscher und Psychotherapeut betroffener Patienten allmählich entwickelt (Alanen, 1997a). Ich bin überzeugt, dass wir uns einen umfassenden Blickwinkel erhalten müssen – dies gilt sowohl für die Faktoren, die zur Entstehung der Schizophrenie beitragen als auch für unsere Behandlungsmaßnahmen – und dass wir uns nicht auf Ansätze beschränken dürfen, die lediglich einzelne ätiologische Aspekte berücksichtigen. In aller Kürze möchte ich hier aufzeigen, wie biologische und psychosoziale Faktoren zusammen zu einer schizophrenen Vulnerabilität führen. Mein Ziel ist es, zu verdeutlichen, dass diese Faktoren heterogen und im Einzelfall jeweils unterschiedlich gewichtet sind. Eine integrative Hypothese der Entwicklungsstränge, die in eine schizophrene Psychose führen, kann einen umfassenden und doch individuellen therapeutischen Zugang zum einzelnen Patienten erleichtern (vgl. Alanen u. a., Kapitel 2). Weiterhin möchte ich diesen kurzen Überblick mit einem Hinweis auf die sehr aktuellen neurobiologischen Forschungen abschließen, die vermutlich für eine künftige Integration der verschiedenen Ansätze besonders geeignet sind.

Studien zur Vulnerabilität: die biologischen Faktoren

Forschungsarbeiten zum Einfluss biomedizinischer Faktoren bei der Entstehung der Vulnerabilität von Schizophrenen sind ziemlich umfangreich und vielseitig – dabei beschränkt man sich bis heute immer noch (fast) ausschließlich auf die organische Verursachung. Ich werde mich hier auf zwei Arten von Faktoren konzentrieren, die in den letzten Jahrzehnten des vergangenen Jahrhunderts im Vordergrund standen: geringfügige strukturelle Abweichungen im Gehirn einerseits und Auswirkungen genetischer Faktoren andererseits.

Unser Wissen über *strukturelle Abweichungen* beruht auf Erkenntnissen aus Abbildungen des Gehirns, die erweiterte Ventrikel im Verhältnis zum Gehirnvolumen zeigen (bereits Johnstone u. a., 1976, Weinberger u. a, 1979). Seit dieser Zeit halten die meisten Neurobiologen diese Argumente für den überzeugenden Nachweis, dass schizophrene Störungen organisch bedingt sind (so Weinberger 1987, 1995, Andreasen u. a., 1994, Harrison, 1999). Weitere Forschungsresultate belegen ein geringeres Gehirnvolumen im Bereich des zerebralen Kortex (besonders im präfrontalen und temporalen Bereich), im limbischen System (besonders Hippocampus) und im dorsalen Thalamus, wenn man es mit unauffälligen Kontrollgruppen vergleicht. Allerdings treten die Befunde nur bei einem Teil der schizophrenen Patienten auf: Ihre Prävalenz liegt in den verschiedenen Studien zwischen 6% und 40% der Patienten (Syvälahti, 1994). Nach Ansicht der meisten Forscher haben sie einen frühen Ursprung und sind nicht unmittelbar mit dem Krankheitsbeginn und dem Verlauf verknüpft. Bei Nachuntersuchungen sind sie unverändert (Nasrallah u. a. 1986, Illowsky u. a., 1988, Vita u. a. 1997), auch wenn hierzu widersprüchliche Erkenntnisse vorliegen (Gur u. a., 1998). Vielleicht kann der Hinweis am besten überzeugen, dass bei monozygoten Zwillingen, die hinsichtlich der Schizophrenie diskordant waren, die jeweils erkrankten Zwillinge größere Ventrikel hatten als ihre gesunden Zwillingsgeschwister, mit denen sie verglichen wurden – selbst wenn deren Ventrikel bezogen auf eine Durchschnittsgröße eher klein waren (Reveley u. a., 1982, Suddath u. a., 1990).

In einer neuen interessanten Pilotstudie wurde ein dreidimensionales Mapping der Gehirnrinde vorgenommen (T. D. Cannon u. a., 2002). Die durchschnittlichen Unterschiede zwischen schizophrenen Patienten und ihren diskordanten monozygoten Zwillingsgeschwistern schienen größer zu sein als die dizygoter, hinsichtlich der Schizophrenie diskordanter Zwillingsgeschwister – insbesondere im polaren, inferioren und dorsolateralen präfrontalen Kortex, d. h. in Hirnregionen, die zuständig für die Integration höherer kognitiver Funktionen sind. Die Defizite in der grauen Substanz korrelierten mit der Schwere der Symptomatik und kognitiven Dysfunktionen, nicht aber mit der Dauer der Erkrankung oder antipsychotischer Medikation.

Die Ursachen dieser strukturellen Abweichungen sind wohl eher heterogen. Es gibt verschiedene ätiologische Möglichkeiten – in einem älteren Forschungsbericht zählt Weinberger (1987) die folgenden auf: eine erblich bedingte Enzephalopathie oder Prädisposition für eine umweltbedingte Verletzung, ein infektiöser oder postinfektiöser Zustand, eine Immunstörung, toxische oder metabolische Störungen, perinatale Traumata oder andere frühe Faktoren, die die Entwicklung des Nervensystems beeinträchtigen. Er erwähnt noch zwei weitere Faktoren, die er aber für »sehr unwahrscheinlich« hält, wenn er sie auch nicht ganz ausschließt: nämlich frühe psychosoziale (d. h. interpersonelle) Faktoren, die eine Schädigung des Gehirns als plastischem neuronalen System bewirken könnten, oder sogar die grundsätzlich andere Vorstellung, dass die Schizophrenie überhaupt nicht mit einem besonderen Ereignis oder Krankheitsprozess zusammenhängt, sondern dass sie das Ende eines Spektrums möglicher Entwicklungsprozesse darstellt, das bei etwa 0,5% der Bevölkerung auftritt – sei es aus genetischen und/oder anderen Gründen.

Häufig diskutierte ätiologische Faktoren für strukturelle Abweichungen sind eine Virusinfektion von Müttern im zweiten Trimester der Schwangerschaft (Mednick u. a., 1988) und pränatale Traumata. In genetischer Hinsicht fanden T. D. Cannon u. a. (1998) strukturelle Veränderungen im zerebralen Kortex, besonders im Frontal- und Temporallappen, die sowohl bei schizophrenen Patienten als auch bei deren gesunden Geschwistern auftreten. Allerdings wiesen sie darauf hin, dass vergrößerte Ventrikel im Hinblick auf den klinischen Phänotyp eher außergewöhnlich sind und deshalb wahrscheinlich nicht vorrangig als gemeinsame, genetisch determinierte Faktoren in Frage kommen. Virusinfektionen bei Müttern können Schäden der Zellverbindungen (Zytoarchitektur) zum dem Zeitpunkt bewirken, an dem die Neuronen in der mittleren Entwicklungsphase des Embryos von den unteren Schichten der Gehirnrinde aufwärts wandern. Jedoch konnte in einer großen englischen Untersuchung das Vorliegen solcher Infektionen nur für einen sehr geringen Anteil aller Patienten nachgewiesen werden (Sham u. a., 1992). Untersuchungen zum frühen Auftreten von Anomalien in der Zytoarchitektur führten zu widersprüchlichen Ergebnissen (z. B. Akbarian u. a., 1993, 1996). Das trifft auch für die Signifikanz perinataler Schädigungen zu, die ebenfalls als ätiologische Faktoren in einigen Fällen anzutreffen sind (z. B. McNeil u. a., 1994, M. Cannon u. a., 2002).

Wie auch immer – die meisten Forscher gehen davon aus, dass diese strukturellen Ergebnisse früh auftreten und ziemlich stabil bleiben, was für eine gestörte neuronale Entwicklung und nicht für eine neurodegenerative Erkrankung (wie zum Beispiel bei der Demenz vom Alzheimertyp) spricht. Diese Ansicht untermauern auch zahlreiche neuropsychologische Studien (Rund 1998). Ein interessanter Diskussionspunkt liegt darin, dass es Spuren im Gliagewebe geben müsste, wenn es sich um Verletzungen handelte, die nach der pränatalen Wanderungsphase der Zellen auftreten (Roberts, 1990). Nach dem umfassenden Bericht von Harrison ist eine solche Gliose kein übliches Merkmal: »Dieses Fehlen unterstützt die gängige These – wenn sie auch als Beweis nicht ausreicht –, dass es sich bei der Schizophrenie um eine Störung der pränatalen Nervenentwicklung handelt« (Harrison, 1999, S. 593).

Es gibt interessante Hypothesen über den Zusammenhang zwischen einer erhöhten Anzahl abgestorbener Nervenzellen (Apothosis) und/oder der Reduzierung synaptischer Verbindungen. So fand man eine geringere Anzahl von »Neuropili«, d. h. winzigen Dendriten, ihren Verzweigungen und Axonterminalen im Vergleich mit altersentsprechenden Kontrollgruppen. Garety u. a. (1998) entdeckten in post mortem Material eine Verminderung der dendritischen Spinaldichte bei kortikalen Pyramidalenzellen Schizophrener. Vergleichbare Befunde fanden sich auch im Neokortex, im Hippcampus und im parahippocampalen

Gyrus: hier hat man ein reduziertes Niveau von synaptischen Proteindeterminanten wie Synaptophysin gefunden, das in der Synapse als Proxie dient (vgl. Harrison, 1999). Diese Befunde hängen offensichtlich mit der verminderten Anzahl synaptischer Verbindungen des neuronalen Netzes zusammen – eine zentrale Frage in diesem Zusammenhang, auf die ich am Ende noch einmal eingehe.

Sind solche strukturellen Abweichungen spezifisch für Schizophrenie? Zwar sind diese Befunde, wie erwähnt, häufig verallgemeinert worden (6–40%); sie lassen sich jedoch nur bei einem Teil der Patienten nachweisen – ein Tatbestand, der sich oft dahinter »verbirgt«, dass Forschungsresultate nicht auf den Einzelfall bezogen, sondern nur als statistischer Durchschnitt im Vergleich von Patienten- und Kontrollgruppen erhoben werden. Weiterhin ignoriert man oft Erkenntnisse aus CT- und MRI-Studien in den achtziger Jahren, die diese Zusammenhänge auch bei psychotischen Patienten mit affektiven und bipolaren Psychosen nachweisen (Nasrallah u. a., 1982, Rieder u. a., 1983, Hauser u. a., 1989) und Untersuchungsergebnisse, die ähnliche Abweichungen, wenn auch in geringerem Ausmaß bei »normalen« Kontrollgruppen finden. Daraus leite ich die Schlussfolgerung ab, dass man diese Ergebnisse aus Untersuchungen, die das Gehirn abbilden, nicht als spezifisch für Schizophrenie ansehen kann, sondern lediglich als einen prädisponierenden Faktor, der ein erhöhtes Risiko konstituiert. Weiterhin ist zu vermuten, dass dies auch für andere psychotische Störungen gilt.

Studien mit der Positron-Emissions-Tomographie (PET) haben – entgegen den ersten Berichten von Wong u. a. (1986) – in neueren Untersuchungen ersterkankter schizophrener Patienten ohne Neuroleptikabehandlung die Hypothese einer dopaminergen Hyperaktivität nicht bestätigt (Farde u. a., 1990, Martinot, 1990). In finnischen PET-Studien zeigte sich eine große Streuung innerhalb der schizophrenen Patienten im Vergleich zu Kontrollgruppen, die von Untergruppen der Schizophrenie abhing (Hietala u. a., 1995). So wiesen einige Patienten eine ziemlich hohe striatale D2-Dichte auf; in einer Langzeitstudie ließen sich jedoch keine signifikanten Zusammenhänge zwischen diesen Befunden, der klinischen Morbidität, dem Ausmaß positiver Symptome oder der Krankheitsdauer feststellen. Neben dem Dopamin als Transmittersubstanz ist es weiterhin von Interesse, die glutaminergen Aktivitäten zu untersuchen, auf die bereits Carlsson und Carlsson (1990) hingewiesen haben. Eine weitere interessante Arbeit auf diesem Gebiet haben Theberge u. a. (2002) vorgelegt. In einer MRI-Untersuchung fanden sie ein überdurchschnittliches Glutaminniveau im linken vorderen Cingulat und Thalamus bei unbehandelten Schizophrenen.

Es ist typisch für einen großen Teil der neurobiologischen Forschung zur Schizophrenie, dass der Zusammenhang zwischen Gehirnentwicklung (einschließlich der funktionellen Ebene) und interaktionellen Umwelteinflüssen nicht beachtet wird. Es ist mittlerweile völlig klar, dass biologische Mechanismen nicht einseitig auf die psychosoziale Ebene einwirken, sondern es handelt sich um Wechselwirkungen (vgl. Bandura, 1978, »reciprocal determinism«). *Interaktionsbeziehungen mit anderen sind Teil der menschlichen Biologie* und der psychosozialen Entwicklung, und dazu gehören auch die zerebralen Funktionen, die dieser zugrunde liegen. Ich bin nicht der Ansicht, dass Menschen, die an einer schizophrenen Psychose erkranken, in dieser Hinsicht eine Ausnahme darstellen.

Die Beteiligung der *genetischen Faktoren* an der Schizophreniegenese galt als sicherer Wissensbestand. Dies trifft auch angesichts neuerer Studien noch zu, obwohl diese Faktoren nur schwer spezifiziert werden konnten und eher relativer Natur sind, wenn man sie mit den traditionellen Positionen vergleicht.

Untersuchungen von monozygoten Zwillingen haben – im Gegensatz zu früheren Annahmen – gezeigt, dass bei höchstens 40% eine Konkordanz hinsichtlich einer Schizophrenie besteht (Kringlen, 1967, Tienari, 1975, Kendler u. Robinette, 1983, Onstad u. a., 1991). Viele der diskordanten Zwillinge wuchsen psychisch ziemlich normal auf (Tienari, 1963, Kringlen, 1967, Onstad u. a., 1991). Dasselbe gilt für Kinder zweier schizophrener Eltern (Kringlen, 1978). Diese Erkenntnisse widersprechen einer monogenetischen Schizophrenietheorie, vielmehr sprechen sie für eine polygenetische Form – also der Vererbung einer Prädisposition. Schließlich wurden schizophrene Psychosen auch in besonders rigiden Familien beobachtet, in denen in früheren Generationen keine dieser Störungen auftraten (so bei Alanen u. a., 1966).

Die Ergebnisse der bekannten dänisch-amerikanischen Adoptionsstudie (Rosenthal u. a. 1968, 1971, Kety u. a., 1968, 1994) wiesen nachdrücklich auf genetische Faktoren bei der Entstehung schizophrener Psychosen hin. Bei einer Untersuchungsreihe von 76 Adoptivkindern, die zur Risikopopulation mit einem psychotischen leiblichen Elternteil gehörten, fanden Rosental u. a. (1971) lediglich eine Schizophrene, die im Krankenhaus behandelt wurde; zwei Adoptierte wiesen die Diagnose »schizophrene Psychose« auf, während in der Kontrollgruppe von 67 Personen kein Fall von Schizophrenie auftrat. Obwohl also die Zahlen für einen genetischen Einfluss sprechen, weisen sie anscheinend auch darauf hin, dass eine Aufnahme in Adoptivfamilien das Auftreten von Schizophrenie bei den Kindern – verglichen mit den Kindern, die mit psychotischen Elternteilen aufwuchsen – reduzierte. Wenn jedoch weitere dem schizophrenen Formenkreis verwandte Störungsformen mit einbezogen wurden, trat der Einfluss genetischer Faktoren deutlicher hervor. Das wurde noch durch die o.a. Studien von Kety u. a. zum Thema biologische Familien vs. Adoptionsfamilien bestätigt. Deshalb haben diese Forscher den erweiterten Begriff des »*Schizophreniespektrums*« vorgeschlagen, wobei die Persönlichkeitsstörungen einbezogen wurden, die einen vergleichbaren genetischen Hintergrund hatten. Die Forschungsmethoden aus diesen Untersuchungen erwiesen sich jedoch als nicht geeignet für die Erfassung von Umwelteinflüssen. Die Interpretationen von Ergebnissen, die so gewonnen wurden, stießen besonders bei psychodynamisch orientierten Familienforschern auf Widerspruch (Lidz u. Blatt, 1983, Wynne u. a., 1976; zur Kritik der genetischen Forschung vgl. auch Ross u. Pam, 1995).

Die umfangreiche *finnische Adoptionsstudie*, die Tienari und seine Mitarbeiter durchführten (Tienari, 1992, Tienari u. a., 1993, 2000, 2001, 2002, Wahlberg u. a., 1997, 2000) ist die einzigen Adoptionstudie, die genetische und psychosoziale Untersuchungsmethoden zusammenführte und umfassende Interviews und Testserien zur Einschätzung der seelischen Gesundheit und der Milieus, in denen die Probanden aufwuchsen, einsetzte (vgl. zum methodischen Vorgehen Tienari u. a., 2000 und den nachfolgenden Aufsatz in diesem Kapitel). In der Gruppe mit dem höchsten Risiko, die 137 Adoptierte von leiblichen Müttern mit Schizophrenie (Diagnose nach DSM-III-R) umfasst (Tienari u. a., 2000, 2002, lag ein hinsichtlich des Alters korrigiertes Lebenszeitrisiko, gleichfalls zu erkranken bei 5,4%+/-1,97%, verglichen mit 1,78%+/-1,02% der Adoptierten der Kontrollgruppe (p=0.063). Andererseits lag in der ursprünglichen Risikopopulation von 190 Adoptierten – hier waren zusätzlich jene einbegriffen, deren biologische Mütter andere Störungen aus dem schizophrenen Spektrum hatten – das Risiko, an einer Störung aus dem weiteren schizophrenen Spektrum zu erkranken bei 23,4%+/-3,76% vs. 4,40%+/-1,53% in der Kontrollgruppe (p=0.001). Somit wird eine genetisch bedingte Anfälligkeit für Schizophrenie, die auch schon bei einem engeren Diagnosespektrum nahegelegt wird, hochsignifikant, wenn man schizoaffektive und schizophreniforme Psychosen und die Persönlichkeitsstörungen des weiteren Schizophrenie-spektrums einbezieht. Diese Hinweise bestätigen die Ergebnisse der dänisch-amerikanischen Adoptionsstudien an einer noch größeren Population.

Tienari und seine Mitarbeiter haben jedoch frühzeitig herausgefunden, dass Schizophrenien bei Adoptivkindern verstärkt in solchen Milieus auftraten, die im globalen Assessment einen hohen Störungsgrad aufwiesen. Dies trifft auf die Versuchsgruppe ebenso zu wie auf die Kontrollgruppe von Adoptivkindern ohne nachweisbare genetische Belastung. In der logistischen Regression aus einer frühen Projektphase (Tienari, 1992) erwies sich das Aufwachsen in einer Familie mit »gestörter innerfamiliärer Kommunikation« als besonders bedeutsamer prädiktiver Faktor für eine spätere psychische Störung. Nach Ausschluss dieser Variablen waren es Konflikte zwischen Eltern und Kindern und als dritte Variable »fehlende Empathie«. Während das Verhältnis von »gestörter innerfamiliärer Kommunikation« zu genetischen Faktoren sich lediglich als ein additives erwiesen hatte, traten die beiden letztgenannten Faktoren, fehlende Empathie und Konflikte, nur in Verbindung mit der genetischen Variablen auf. In der anschließenden Analyse betonen die Autoren noch einmal besonders, dass zusätzlich zu genetischen Faktoren sowohl Brüche in der elterlichen Kommunikation wie auch »einengende« Familienmilieus und Probleme mit Grenzen in der Familiendynamik eine Rolle spielten (Tienari u. a., 2001).

Es ist interessant, dass Adoptivkinder aus der genetisch vulnerablen Gruppe empfänglicher für solche Einflüsse waren als die Kontrollgruppe. Der Zusammenhang zwischen Genen und Umweltfaktoren – also die Hypothese einer genetisch bedingten Umweltempfindlichkeit – ließ sich in einer Analyse der Testresultate verifizieren. Es lag eine signifikante Korrelation zwischen Kommunikationsabweichungen von Adoptiveltern und Denkstörungen der Adoptierten vor, und dies war lediglich bei der Risikogruppe der Fall und nicht bei der Kontrollgruppe (Wahlberg u. a., 1997, 2000).

Besonders hervorzuheben ist die Schlussfolgerung der finnischen Adoptionsstudien, dass ein förderliches Familienmilieu anscheinend auch solche Kinder vor Denkstörungen schützt, deren leibliche Mütter an Schizophrenie erkrankt waren.

Bislang haben die intensiven *molekularbiologischen Untersuchungen der genetischen Marker* noch nicht zu einem Wissensstand geführt, der eine ursächliche Verbindung bestimmter Gene mit der Schizophrenie erlauben würde. Darüber hinaus ist es auch eher unwahrscheinlich, dass solche Gene künftig gefunden werden. Die Ergebnisse der verschiedenen Untersuchungen des menschlichen Genoms ergeben in diesem Punkt (der Beziehung zwischen Schizophrenie und bestimmten Chromosomen) uneinheitliche Ergebnisse, die zu schwach ausgeprägt sind, um eine solche Verbindung nachweisen zu können. Das gilt vor allem für die internationalen multizentrischen Studien.

Moises u. a. (1995) ermittelte beispielsweise fünf verschiedene Loci in den Chromosomenregionen 2p25-21, 4q12-13, 6p21, 9p23-p21-20p12, Levinson u. a. (1998) ermittelte ebenfalls fünf Loci in den Chromosomenregionen 2q12-13, 4q22-23, 9q22, 10q23, 11q21 und Shaw u. a. (1998) ermittelte ebenfalls fünf Chromosomenregionen (1q22-23, 2p14-p13, 4pter-cen, 11pter-p11 und 13q12-q13) oder sogar 12 Regionen – je nach Stärke des nominalen p-Wertes dieser Korrelationen. In Studien, die sich auf bestimmte Bevölkerungsgruppen beschränkten, wurden etwas ausgeprägtere Zusammenhänge ermittelt. Bei einer eingegrenzten finnischen Subpopulation fanden Hovatta u. a. (1999) einen paarweisen LOD Wert Zmax=3,82 (Korrelation von p=0,0076) beim Chromosom

1 (1q32,2-q41), wobei die Studie eine multiple Anfälligkeit der Loci nahe legt. Kürzlich wurde eine ausgewählte kanadische Bevölkerungsgruppe, die aus 22 erweiterten Familien mit häufigen Schizophrenien bestand, untersucht (Brzustowicz u. a., 2000), die hochsignifikante Beweise für eine Verknüpfung mit einer weiteren Region des Chromosom 1 (1q21-q22) und zusätzlich signifikante Hinweise auf einen Locus im Chromosom 13 (13q32) lieferte (LOD Wert Zmax=6,50). In einer großen multizentrischen und internationalen Studie (Levinson u. a., 2002) wurde jedoch noch einmal bestätigt, dass kein Zusammenhang zwischen der Schizophrenie und Chromosom 1 gefunden wurde. Das trifft auch für die Ergebnisse einer neuen multizentrischen Untersuchung des Gesamtgenoms zu (De Lisi u. a., 2002). Hier waren die LOD-Werte am höchsten im Chromosom 10p15-13 und in der zentrometrischen Region von Chromosom 2. DeLisi u. a. schlossen daraus, dass es fraglich ist, ob man mit diesem Vorgehen überhaupt genetische Faktoren für Schizophrenie entdecken kann. Vielmehr schlagen sie als Alternative vor, dass der genetische Beitrag eher epigenetisch ist und sich auf den genetischen Ausdruck und nicht auf die DNA-Sequenzvariation bezieht.

Es ist wahrscheinlich so, dass die genetische Empfänglichkeit polygenetisch bedingt ist und in den Familien von Patienten variiert und dies sowohl im Hinblick auf die Chromosomen als auch hinsichtlich ihrer Ausprägung. Weiterhin hängt die jeweilige Wirkung von der Interaktion der physischen und psychosozialen Umwelt ab. Die Schizophrenie scheint so auch in dieser Hinsicht ein heterogenes Phänomen zu sein. Man kann nicht ausschließen, dass ein Polymorphismus eines bestimmten Gens oder mehrerer Gene weder eine hinreichende, noch eine notwendige Vorbedingung für einen schizophrenen Zustand – oder für einen überwiegenden Teil dieser Erkrankungen – ist. In diesem Fall könnte man die genetische Vulnerabilität lediglich als eine extreme Ausprägung der durchschnittlichen menschlichen genetischen Bandbreite auffassen (Portin u. Alanen, 1997).

Studien zur Vulnerabilität: die psychosozialen Faktoren

Tienaris Ergebnisse unterstreichen die Annahme, dass man biologische und psychosoziale Faktoren nicht strikt trennen kann. Zwischen ihnen besteht eine Wechselwirkung. Eine einfache Vulnerabilitäts-Stress-Hypothese (Zubin u. Spring, 1977) reicht nicht aus, um diese Zusammenhänge aufzuzeigen. Psychodynamische Schizophreniestudien legen nahe, dass wir, wenn wir die Ursprünge der psychosozialen Vulnerabilität aufzeigen wollen, einzelne Faktoren genauer nachhalten müssen und es nicht bei »unspezifischem« Stress bewenden lassen dürfen.

Es gibt jedoch erhebliche methodische Probleme, die integrierte Studien so schwierig machen. Empirische Methoden entsprechend der klassischen naturwissenschaftlichen Forschungskultur taugen nicht für eine vertiefte Klärung psychologischer Fragen – und dies gilt gleichermaßen für innerpsychische wie für interaktionelle Aspekte. Man stößt gelegentlich auf globale Aussagen, wie etwa die der Kopenhagener Hochrisikostudie, in der deutlich wurde, dass genetisch vulnerable Kinder, die später an Schizophrenie erkrankten, im Durchschnitt eher unstete Verhältnisse in ihrer Entwicklung vorfanden, wenn man sie mit Kindern vergleicht, die nicht psychotisch wurden (Parnas u. a., 1985). Andererseits erschienen positive Beziehungen zu Vater und Mutter als protektive Faktoren dieser Hoch-Risiko-Kinder (Schiffman u. a., 2002). Prospektive Daten aus einer Untersuchung des gesamten Geburtsjahrgangs 1966 in Nordfinnland ergaben, dass Kinder, deren Mütter zum Zeitpunkt der Geburt in einer Befragung angaben, dass diese unerwünscht waren, ein größeres Risiko hatten, schizophren zu werden als Wunschkinder oder solche, die zu einem schwierigen Zeitpunkt geboren wurden (Myhrman u. a., 1996).

Wenn es um das Ziel geht, einen genaueren psychologischen Einblick zu bekommen, reichen diese empirischen Vorgehensweisen nicht aus. Vielmehr müssen wir auf unser empathisches Verständnis des »Untersuchungsgegenstandes« zurück greifen, das aus dem Kontakt speziell ausgebildeter Fachleute resultiert – dazu gehört auch die gründliche Klärung von Übertragungs- und Gegenübertragungsprozessen. Ein bestimmtes Maß von Subjektivität ist mit der Position eines »teilnehmenden Beobachters« (Sullivan, 1954) notwendigerweise verbunden. Sowohl der Gegenstand der Untersuchung als auch die wissenschaftliche Begrifflichkeit unterscheiden sich von einem neurobiologischen Vorgehen.

Es gibt noch einen wesentlichen Gesichtspunkt, wenn man psychosoziale Vulnerabilitätsfaktoren psychodynamisch untersucht, nämlich den Zeitpunkt der Untersuchung, der in der Regel erst nach dem Auftreten der Psychose liegt. Wenn wir die Bedeutung des Familienmilieus für die Entwicklung der präpsychotischen Persönlichkeit erfassen wollen, müssen wir auch innerfamiliäre psychische Einflüsse vor Ausbruch der Krankheit berücksichtigen. Mischler und Waxler (1968) schlugen vier alternative Erklärungen für das Verhältnis zwischen elterlichen Störungen und der Krankheit der Kinder vor.

Ätiologisch: Elterliche Störungen verursachen die Schizophrenie der Kinder.

Reaktiv: Elterliche Störungen sind eine Folge der Schizophrenie der Kinder (diese Erklärung bezieht sich auch auf die elterliche Reaktion auf frühe Manifestationen der kindlichen Vulnerabilität: z. B. besondere Sensibilität oder Tendenz, sich zu isolieren).

Situativ: Familien, deren Kind die Diagnose schizophren bekommt, verhalten sich in der Untersuchungssituation verstört.

Interaktionell: Es gibt eine komplexe Abfolge von »feedbacks« im familiären Binnensystem hinsichtlich pathogener Interaktion.

Dell (1980) prüfte die Erklärungen und hielt die letzte für am ehesten wahrscheinlich und gleichzeitig für fast nicht überprüfbar.

Das Hauptaugenmerk hat man in empirischen Studien lange Zeit auf die Denkstörungen gelegt, welche für schizophrene Patienten und Familienangehörige kennzeichnend sind (vgl. besonders Forschung zu Kommunkationsabweichungen von Wynne u. Singer, 1963, Wynne u. a., 1977, Rund, 1986). Wenn Eltern Denkstörungen aufweisen, sind die Möglichkeiten des Kindes, seine Ich-Funktionen auf einer soliden Basis zu entwickeln, eingeschränkt – dies haben auch Wahlberg u. a. (1997), wie bereits erwähnt, gezeigt. Ich beziehe mich hier auch auf den anschaulichen Begriff der »Transmission von Irrationalität«, den Lidz und Mitarbeiter (1958) schon in den fünfziger Jahren prägten. Das bedeutet, dass Kinder von ihren Eltern eine verwirrte Art des Denkens übernehmen, und zwar zunächst auf dem Wege über unbewusste introjektive Prozesse und später auch auf bewusstem Wege. So wird dieses Merkmal von einer Generation an die nächste weitergegeben – eine solche Erfahrung wurde von zahllosen Therapeuten und Forschern, die mit Familien arbeiteten, berichtet.

Die psychosozialen Faktoren, die einen Einfluss auf die Vulnerabilität für Schizophrenie haben, sind allerdings offensichtlich ebenso vielgestaltig wie die biologischen. Wie viele andere Familienforscher und Psychoanalytiker nehme auch ich an, dass die Wirkungen von Faktoren, die auf emotionalen Bindungen beruhen, noch wichtiger sind als die kognitiven. Diese Faktoren sind allerdings mit quantifizierenden Methoden schwer zu erfassen, wenngleich man dies in den UCLA-Langzeitstudien versucht hat (z. B. Goldstein, 1987). Es ist unerlässlich, auf qualitative Studien zurückzugreifen, indem man psychologisches Verstehen mit Einzel- und/oder Familientherapie verbindet.

Die klassische psychoanalytische Theorie der Schizophrenie lenkte die Aufmerksamkeit überwiegend auf Probleme der frühkindlichen Entwicklung (so bei Tähkä, 1993). In einem gewissen Gegensatz dazu stehen die Erkenntnisse aus Familienstudien (Lidz u. a. 1965, Alanen, 1958, Alanen, 1965). In Verbindung mit meinen Familienstudien wurde mir dieser Gegensatz überdeutlich, als ich bemerkte, dass für viele Mütter (und einige Väter) der spätere Patient ein besonders wichtiges Kind und die Beziehung zu diesem keineswegs eine ablehnende war – dies gilt jedoch mit der Ausnahme von besonders schwierigen frühen Milieus, die wir auch fanden. Das verweist also darauf, dass Probleme vor allem hinsichtlich Trennung und Individuation zu erwarten sind, nicht aber frühe Frustrationen. In vielen Arbeiten (z. B. Beres u. Obers, 1950, Stabenau u. a., 1965) hat man nachgewiesen, dass Kinder, die in einer besonders unzureichenden Umgebung aufwuchsen, nicht vornehmlich an schizophrenen oder anderen Psychosen erkranken (obwohl sie leicht überdurchschnittlich auftreten), sondern eher dissoziales Verhalten mit einem Mangel an Objektkonstanz und unzulänglicher sozialer Anpassungsfähigkeit entwickeln. In einer frühen Arbeit (Alanen, 1960) habe ich versucht, diesen Widerspruch zu erklären, indem ich darauf hinwies, dass Fixierung oder Regression auf Probleme einer frühen Phase nicht (ausschließlich) von Traumatisierungen aus dieser Zeit hervorgerufen werden, sondern auch von einer Diskontinuität der psychischen Entwicklung, die in den nachfolgenden Phasen erlebt wurde. Wie schon Sullivan (1931) zeigte, müssen wir auch außerfamiliäre Beziehungen besonders während des Schul- und Jugendalters berücksichtigen, um zu beurteilen, inwiefern eine erfolgreiche oder weniger erfolgreiche Entwicklung ausschlaggebend dafür werden kann, dass jemand mit dem Risiko einer schizophrenen Psychose fertig wird oder nicht.

Ich stimme Sullivan zu, wenn er die Bedeutung eines gestörten Selbstwertgefühls als Vulnerabilitätsfaktor herausstellt (auch wenn dies oft eng mit libidinösen oder aggressiven Gefühlen verbunden ist). In einer Studie über die auslösenden Faktoren von Psychosen wies Räkköläinen (1977) besonders auf narzisstische Verletzungen und auf die große Bedeutung der Übergangsphasen im Leben von Patienten hin. Patienten waren dann besonders gefährdet, wenn es um eine Trennung oder den Versuch ging, sich von den Elternobjekten oder ihren Stellvertretern zu lösen.

Menschen, die durch schizophrene Psychosen gefährdet sind, weisen als deutliches Persönlichkeitsmerkmal eine unzureichende Individuation auf. Sie sind so, wie August Strindberg in seinem biographischen Roman »Der Sohn der Magd« sein alter Ego beschrieb: »auf ewig unvollständige Persönlichkeiten«. Dies lässt sich sowohl auf der psychischen Ebene als Mangel klar definierter Selbst- und Objektrepräsentanzen im Sinne Mahlers u. a. (1975) als auch auf der interaktionellen Ebene im Sinne Stierlins (1983), dann als unzureichende »bezogene Individuation«, darstellen, die zu Schwierigkeiten im Umgang mit Menschen führen kann. Gemeint sind hier Probleme, die schließlich auch Ursachen für weitere Störungen werden können, wie die Tendenz zu symbiotischen Bindungen einerseits und zu autistischem Rückzug andererseits.

Ich fand die Theorie Heinz Kohuts (1971, 1977) über *Selbstobjekt-Beziehungen* als Schizophrenieforscher und als Familientherapeut für einen integrativen Ansatz hilfreich. Auch wenn Kohut seine Theorie nicht auf Psychosen bezieht, so bietet sie doch einen guten Ausgangspunkt für die Untersuchung der Charakteristika schizophrener Patienten: Selbstobjekte sind »Objekte, welche im Dienste des Selbst oder im Dienste der Aufrechterhaltung der triebmäßigen Ausstattung benutzt werden, oder Objekte, die ihrerseits als Teil des Selbst erfahren werden« (Kohut, 1971, S. XIV). Dieses Konzept ermöglicht einen

Ansatz in zwei Richtungen, nämlich als Psychologie des Individuums und der Familie, die für meine Überlegungen zur Frage der Ätiologie und der Behandlung zentral wurden (Alanen, 1980, 1994, 1997a). Aus Kohuts Konzept folgt, dass die Beziehungen zwischen Eltern und Kindern in einem wesentlichen Bereich Selbstobjekt-Beziehungen sind. Dies gilt besonders für jene grundlegenden Prozesse, in denen Kinder ihre Persönlichkeit herausbilden, sei es durch die empathische Zustimmung, die Eltern ihren Gefühlen und Handlungen entgegenbringen oder sei es auf dem Wege der Identifikation mit den Eltern. Wenn ein Individuum eine schizophrene Vulnerabilität entwickelt, ist diese Entwicklung anscheinend unvollständig geblieben.

Tähkä (1993) bezeichnete Eltern in dieser Hinsicht als »funktionale Objekte«. Ich möchte in seinem Sinne die Bedeutung, die diese Funktionen für Kinder haben, unterstreichen. Allerdings ziehe ich Kohuts Begriff »Selbstobjekt« vor, weil man ihn auch auf die weiter unten beschriebene Pathologie der Selbstobjekt-Beziehungen anwenden kann. Nicht nur die Kinder benutzen ihre Eltern als Selbstobjekte, sondern auch diese erleben ihre Kinder zum einen als Individuen, die unabhängig von ihnen sind, und zum anderen als Ergänzungen ihrer selbst. In diesem Sinne sind Kinder auch Selbstobjekte für die Eltern. Dieser narzisstische Aspekt wird erst dann pathologisch, wenn er zu stark bleibt im Vergleich zu den reiferen Objektbeziehungen, in denen das Kind als getrennte Person erlebt wird (Alanen, 1978). Narzisstische Selbstobjekt-Bedürfnisse der Eltern können die altersangemessene Entwicklung des Kindes beeinträchtigen. Das gilt vor allem dann, wenn unerfüllte Wünsche, die aus der Beziehung der Eltern untereinander resultieren, unbewusst an das Kind herangetragen werden und zur Aufrechterhaltung einer wechselseitigen, symbiotischen Beziehung führen.

In meinem Buch (Alanen, 1997a; dt. 2001, S. 94f) habe ich diese Zusammenhänge mit dem Ziel der Integration von psychoanalytischen und psychodynamischen Ansätzen in fünf Thesen zusammengefasst:

1) Psychodynamische Faktoren, die eine Vulnerabilität für Schizophrenie bedingen, sind nicht auf die frühe Mutter-Kind-Beziehung beschränkt; Familienforscher betonen die Kontinuität innerfamiliärer Störungen.
2) Die Persönlichkeiten der Eltern und ihre Wirkungen auf Eltern-Kind-Beziehungen sind entscheidend wichtig.
3) Primitive psychische Abwehrmechanismen – speziell projektive Identifikation – treten üblicherweise in der Psychodynamik dieser Familiennetzwerke auf und können die individuelle Entwicklung behindern.
4) Das Fortbestehen symbiotischer Bedürfnisse ist typisch für schizophrene Vulnerabilität. Diese Bedürfnisse sind auch charakteristisch für die Übertragungsbeziehungen Schizophrener; selbstpsychologische Gesichtspunkte

könnten verstehen helfen, worum es dabei geht: verspätete Bedürfnisse, primitive Selbstobjekt-Beziehungen beizubehalten, aber auch Ambivalenz, sich auf neue Selbstobjekte zu beziehen, die eine weitere Persönlichkeitsentwicklung ermöglichen würden.

5) Das Gesamtmuster innerfamiliärer Beziehungen – einschließlich der Einflüsse der Kinder mit ihren verschiedenen angeborenen Neigungen – ist von entscheidender Wichtigkeit.

Die Störungen der Selbstobjekt-Beziehungen, die zur Vulnerabilität für Schizophrenie beitragen, haben in den verschiedenen Fällen eine unterschiedliche Gewichtung. Einerseits gibt es Patienten, die daran leiden, dass frühe Selbstobjekt-Beziehungen schwer in Gang kamen, was wohl oft an einem Mangel an emotionaler Einstimmung (Stern, 1985) und an schwierigen Milieubedingungen lag. Andererseits gibt es Patienten mit einer verwirrenden Bindungsqualität in diesen Beziehungen. Der gemeinsame Nenner ist also ein Mangel an genügend empathischen Beziehungen, so dass die Persönlichkeitsentwicklung nicht genügend gefördert wurde. Eine Folge ist eine Abhängigkeit des Kindes von seinen Eltern – meist der Mutter – die überdurchschnittlich lang aufrecht erhalten wird, und dies wiederum führt zu der bereits erwähnten symbiotischen Tendenz und zu Loyalitätskonflikten. Als Therapeuten begegnen wir einerseits Patienten mit ausgeprägten und ambivalenten Neigungen, ihre alten Selbstobjekt-Beziehungen aufrechtzuerhalten; auf der anderen Seite zeigen sie kein Bedürfnis nach neuen Selbstobjekten, einschließlich therapeutischer Übertragungsbeziehungen, die ihre Selbstkontrolle und Persönlichkeitsentwicklung unterstützen könnten.

Ich möchte hierzu betonen, dass das Konzept von Selbstobjekten nicht andere psychoanalytische Ideen ersetzt, die auf anderen Ansätzen beruhen. Es handelt sich vielmehr um ein Konstrukt, das durch detaillierte psychoanalytische Beobachtungen zu füllen ist. Die Psychologie der Objektbeziehungen beschäftigt sich mit primitiven Projektions- und Introjektionprozessen, die früh ausgebildet werden und der Abwehr dienen (Klein, 1946, Bion, 1967, Kernberg, 1975, Odgen, 1979, Volkan 1987). Sie sind äußerst wichtig zum Verständnis psychodynamischer Vorgänge bei Borderline- und psychotischen Patienten und auch für die Entwicklung einer angemessenen Psychotherapie, wie Murray Jackson (2001) kürzlich in seinem hervorragenden Buch »Weathering the Storm – Psychotherapy for Psychosis« aufzeigte. Hinzufügen möchte ich, dass die Psychologie der präödipalen Objektbeziehungen nicht auf unsere Patienten beschränkt werden sollte, sondern auch besonders hilfreich für das Verständnis der Familie als System ist.

Bion (1967) und Volkan (1995) haben aus unterschiedlichen Perspektiven vorgeschlagen, einen »archaischen« schizophrenen Persönlichkeitskern anzunehmen, der nach einer sehr frühen Entstehung vielleicht fortbesteht und, vom Bewusstsein abgespalten, nicht in ein (deshalb »hohles«) Wachstum der Restpersönlichkeit einbezogen wird. Ein solcher schizophrener »Kern« tritt dann in einer späteren Regression hervor, welche durch schwere Ängste und einen psychotischen Zusammenbruch ausgelöst wurde. Bion (1967) schreibt, dass projektive Identifikation bis auf die frühe paranoid-psychotische Position zurückgeht und den Versuch darstellt, alle innerpsychischen Repräsentanzen des Selbst und der Objekte auszulöschen. Volkan (1995) nennt diese archaischen Persönlichkeitsanteile »infantiles psychotisches Ego«. Er betont, dass es mit unerträglichen aggressiven Affekten aufgeladen ist, die mit Erfahrungen im Familienkreis zusammenhängen. In der Adoleszenz oder als junger Erwachsener tritt dieses infantile psychotische Selbst in einen Zustand »organismischer Panik« (Pao, 1979), verbindet sich mit aktuellen Konflikten und bildet so ein psychotisches Selbst des nun erwachsenen Individuums. Es bildet weiterhin ein psychotisches Symptombild aus, das auf eine »bestmögliche Lösung« abzielt. Volkan (1995) nimmt sogar an, dass es gerade »der Verlust von Mechanismen ist, die zuvor das Selbst unterstützt und das infantile psychotische Selbst abgekapselt und seine Fragilität kompensiert oder verborgen haben« (S. 59), der im Erwachsenenalter zum psychotischen Zusammenbruch führt. Die Eigenart des psychotischen Selbst im Erwachsenenalter ist dann entsprechend der Eigenart des infantilen psychotischen Selbst geprägt und beide bleiben aufeinander bezogen.

Für viele psychoseanfällige oder psychotische Patienten bedeuten die engen wechselseitigen, symbiotischen Beziehungen mit Elternobjekten (oder ihrem Ersatz) eine schützende Beziehungskonstellation, die auch für die Prognose der psychotischen Entwicklung von Bedeutung sind (Räkkoläinen u. a., 1979). Andererseits bedeutet dies auch, dass Loyalitätsbindungen die Ablösung von den Eltern im Sinne von Individuation und altersgemäßer Aufnahme persönlicher Beziehungen erschweren bzw. verhindern können. Ambivalenzkonflikte zwischen solchen widerstreitenden Bedürfnissen kann man bei akuten Psychosen häufig erleben, und sie verweisen darauf, *wie sehr familientherapeutische Unterstützung indiziert* ist. Wenn dies zu einem besseren gegenseitigen Verständnis und zu einer Lockerung der symbiotischen Bande führt, kann ein »Neubeginn« erleichtert werden (Balint, 1969), und dies wiederum kann die entscheidende Voraussetzung für eine erfolgreiche psychoanalytisch orientierte Einzeltherapie werden. Sie eröffnet meiner Ansicht nach weiterhin die beste Möglichkeit, einen inneren Entwicklungsprozess der Persönlichkeit zu unterstützen. Dabei ist dann der Therapeut ein neues wichtiges Selbstobjekt für den Patienten, und er wird zu einem Katalysator für seinen Entwicklungsprozess.

Auf dem Wege zur Integration

Der Psychoanalytiker und Neurophysiologe Lehtonen (2001) bemerkte kürzlich, dass die überkommenen »entweder-oder-Fragestellungen« zur organischen oder psychosozialen Genese psychotischer Syndrome inzwischen wohl überholt sind. Die neuen Erkenntnisse, auf die er sich bezieht, haben die Schizophrenieforschung bislang noch nicht erreicht. Wir können jedoch damit rechnen, dass ähnliche Entwicklungen auch in diesem Bereich auf der Tagesordnung stehen.

Zusammen mit einem anderen finnischen Gehirnforscher, Eero Castren, stützt sich Lehtonen (Lehtonen u. Castren, 2001, Castren, 2001) vor allem auf die Forschungen von Nobelpreisträger Eric Kandel (1998, 1999). Diese besagen, dass das Wachstum des Gehirns, auch wenn die Grundstruktur dieser Entwicklung genetisch bedingt ist, eine Wechselwirkung mit der Umwelt in Form von Lernprozessen erfordert. Die Menge der Neuronen bleibt gleich, aber das Netz zahlloser synaptischer Verbindungen zwischen ihnen nimmt im Laufe der Entwicklung zu und wird ganz wesentlich durch Umwelteinflüsse angestoßen. Aktive Verbindungen werden aufrechterhalten und neue bilden sich; »überflüssige« Gehirnzellen sterben ab.

Selbst wenn die Grundstruktur der menschlichen Persönlichkeit im Zusammenspiel zwischen den genetischen und Umweltfaktoren entsteht und relativ stabil bleibt, so beeinflussen spätere Erfahrungs- und Lernprozesse doch das genetische Skript und führen zu Veränderungen im Netzt synaptischer Verbindungen. Kandel (1998) kommt zu dem Schluss, dass sowohl Psychotherapie wie auch Pharmakotherapie vermutlich langfristige Veränderungen des neuralen Netzes herbeiführen können, die dann eine psychobiologische Basis unserer therapeutischen Interventionen darstellen. Ich möchte noch hinzufügen, dass solche Erkenntnisse auch so zu verstehen sind, dass bei der Pathogenese der Schizophrenie *sowohl* früheste Störungen der Mutter-Kind-Beziehung *als auch* fortgesetzte Umwelteinflüsse – dies gilt abweichend von einem engen psychoanalytischen Standpunkt – anzunehmen sind. Wenn wir auch die grundlegende Bedeutung instinktgeleiteter, libidinöser Triebstrebungen anerkennen, so ist doch daran zu erinnern, dass es sich bei der Schizophrenie wesentlich um eine Störung der Ich-Funktionen handelt – die Entstehung und Stabilisierung dieser Funktionen aber geschieht in einem langfristigen Prozess.

Zu diesen neuen Erkenntnissen der Gehirnforschung zählen jene der »Neuronenspiegel-Systeme« (oder besser Neuronen-Spiegelfunktionen), die vielleicht für eine psychodynamische Perspektive wichtig sind. Damit ist unsere Fähigkeit gemeint, Handlungen und Gefühle anderer Leute zu »kopieren«, die integraler Bestandteil beim Erlernen sozialer Kommunikation sind (Rizzolalti u.

Arbid, 1998, Mishitami u. Hari, 2000). Dies wurde auch in einer finnischen Untersuchung aufgezeigt, die sich mit dem Erwerb von Zeichensprache von gehörlosen Menschen beschäftigt (Levänen u. a., 2001). Diese Untersuchungen stimmen in der Hypothese überein, dass sich die Sprachentwicklung auf der Grundlage von Mund-/Gesichtsausdruck und Arm-/Handgesten vollzieht.

Es ist sicher sehr wichtig, wenn möglich, diesen frühen Neuronen-Spiegelfunktionen bei autistischen Kindern nachzugehen. Man könnte annehmen, dass diese fehlerhaft sind, und dass sie bei vielen Menschen, die später an einer Schizophrenie erkranken, auch nicht ausreichend entwickelt werden. Diese Funktionen sind vielleicht eine Grundlage dafür, dass frühkindliche Identifikationsprozesse mit den Eltern gelingen, womit eine wichtige Voraussetzung für die Entwicklung empathischer Fähigkeiten erfüllt wird.

Die Interaktion zwischen psychosozialen und biologischen Vulnerabilitätsfaktoren ist äußerst vielfältig – dies hat die Untersuchungen der Gruppe von Tienari zu den genetischen Faktoren und den Bedingungen des Entwicklungsmilieus überzeugend nachgewiesen (vgl. nachfolgenden Aufsatz). In meinem Buch habe ich betont (Alanen, 1997a), dass Kinder mit geringen strukturellen Gehirnabweichungen höchstwahrscheinlich im Vergleich mit anderen Kindern bei der Entwicklung integrativer Ich-Funktionen beeinträchtigt sind. Wir können daher annehmen, dass sie auch mehr Probleme als andere haben, wenn es darum geht, emotionale Beziehungen mit den Menschen, die ihre Selbstobjekte sind, aufzunehmen und dies kann dann schließlich ihre Entwicklung in der Individuations-/Trennungsphase problematischer als üblich gestalten.

Ähnliche Aspekte hat Robbins (1993) herausgestellt, als er sich um eine Integration von neurobiologischen Erkenntnissen und einen psychotherapeutischen Ansatz für psychotische Menschen bemühte. Seiner Meinung nach gibt es zwei Hauptfelder einer konstitutionellen Vulnerabilität. Das erste besteht aus der Abneigung, Kontakt mit anderen aufzunehmen (zuerst mit den elterlichen Selbstobjekten – wie geschildert), was zu Passivität und einer unzureichenden Entwicklung der psychischen Differenzierung und Integration führt. Der zweite Bereich, in dem es möglicherweise Beeinträchtigungen gibt, tritt dann auf, wenn es um die Regulierung der Intensität innerer oder äußerer Stimuli, besonders der Kontrolle von Wutgefühlen, geht. Nach meiner Kenntnis gibt es offensichtlich viele Patienten, die im Verlaufe der Therapie ihre Persönlichkeit aktiv weiterentwickeln, und die beispielsweise studieren, schreiben oder malen. Dies verweist doch eher auf Einschränkungen im frühen Entwicklungsmilieu als auf eine primär konstitutionelle Passivität. Anderen Patienten sind solche Aktivitäten nicht oder nicht in diesem Maße möglich, und dies sind oft jene, die sich auch mit einem therapeutischen Bündnis schwer tun. Handelt es sich dabei – wie ich eingangs erörtert habe –

um Patienten, die bei einer biologischen Untersuchung eine abweichende Gehirnstruktur aufweisen würden?

Meine Auffassung stimmt mit der systemischen Familientherapie insofern überein, dass Eltern-Kind-Beziehungen nicht wie eine Einbahnstraße verlaufen – die Eltern beeinflussen nicht nur die Entwicklung ihrer Kinder, sondern die Kinder haben mit ihren unterschiedlichen angeborenen Neigungen auch einen Einfluss auf ihre Eltern. Weder kann man daher Eltern als »Sündenböcke« hinstellen, wenn es um die Störungsgenese geht, wie familientherapeutische Positionen oft missverstanden wurden, noch dürfen wir die Ursache allein bei den Kindern suchen, worauf eine unreflektierte Haltung hinauslaufen kann, die mit verkürzten neurobiologischen Ansätzen einhergeht. Gestützt auf Empathie sollten wir natürlich versuchen, *sowohl* den Patienten als *auch* ihren Familienangehörigen zu helfen.

Es ist zu erwarten, dass eine integrierte neurobiologische und psychodynamische Forschung schon bald unsere Einsichten in die schizophrenen Störungen erweitern wird, so dass wir vermutlich sogar zu einer neuen diagnostischen und prognostischen Einteilung kommen. Dabei ist allerdings zu berücksichtigen, dass die Paradigmen und die Begrifflichkeit dieser Disziplinen sehr verschieden voneinander sind und nicht gleichgeschaltet werden können. Abschließend möchte ich betonen, dass neurobiologische Erkenntnisse sicherlich nicht verhindern sollten, in jedem einzelnen Fall auf der Basis eines empathischen Verstehens angemessene und methodisch vielfältige Perspektiven mit den Patienten zu formulieren.

Die Adoptionsstudien der Schizophrenie und ihre klinische Bedeutung

Pekka Tienari, Lyman Wynne und Karl-Erik Wahlberg

Verständnis und Behandlung der Schizophrenie waren lange Zeit enge Grenzen gesetzt, weil Unsicherheit über die Ätiologie bestand und man sich über die diagnostische Einteilung nicht einig war. Adoptionsstudien tragen dazu bei, diese Probleme aufzuklären. Wenn wir versuchen, die Beteiligung von Genen und den Einfluss des Familienmilieus getrennt sichtbar zu machen, können unsere Adoptionsstudien helfen, diese ätiologischen Aspekte zu erhellen. Und indem wir zwischen Störungen, die einen gemeinsamen genetischen Hintergrund haben, und jenen unterscheiden, die nicht mit schizophrenen Störungen oder dem weiteren Spektrum zusammenhängen, lässt sich die diagnostische Einteilung verbessern (Tienari u. a., 2002, Kety u. a., 1994, Kendler u. a., 1994).

Ähnlichkeiten zwischen adoptierten Verwandten enthüllen den Einfluss der Vererbung, wohingegen Milieuvariablen in Adoptionsfamilien als Prädiktoren für die Entwicklung gemeinsam erzogener Nachkommen gelten. Die Weitergabe durch Vererbung und diejenige durch soziale Erfahrung lassen sich voneinander trennen, weil die leiblichen Eltern nicht die Eltern sind, die diese Kinder aufgezogen haben. Zusätzlich lassen sich mit den Adoptionsstudien diagnostische Kriterien identifizieren, die genetisch relevant sind.

Verschiedene Typen von Adoptionsstudien

In den wichtigsten Adoptionsstudien hat man unterschiedliche Vorgehensweisen eingeschlagen, deshalb unterschieden wir zunächst folgende vier methodischen Ansätze in der Forschung: Erstens gibt es Studien, in welchen die Adoptivkinder im Mittelpunkt stehen und die zur Adoption gegebenen Nachkommen von schizophrenen Indexeltern (und solchen mit Störungen aus dem weiteren schizophrenen Spektrum) mit denjenigen »gesunder« Eltern einer Kontrollgruppe verglichen werden. Dabei werden die Prävalenzraten dieser Störungen bei Adoptivkindern von schizophrenen vs. nicht-schizophrenen leiblichen Eltern eingeschätzt. Der Vergleich von Adoptivkindern ermöglicht die Untersuchung eines hohen vs. eines geringen Risikos. Diese Methode haben Heston (1966), Rosenthal u. a. (1971) und Tienari u. a. (2000) angewendet. Zusätzlich ermöglicht dieses Vorgehen, das Ausmaß von hohen vs. geringen Belastungen einzuschätzen, die aus dem Milieu der Adoptionsfamilie resultieren. Darüber hinaus lässt sich eine Interaktion zwischen genetischen und Milieu(-Environment)-Faktoren (G x E) untersuchen (Wahlberg u. a., 1997, Tienari u. a., 2002).

Die zweite methodische Variante konzentriert sich auf die *Verwandten von Adoptivkindern.* Man geht von den Kindern aus, von denen man weiß, dass sie entweder gestört oder dass sie nicht gestört sind, und man untersucht dann ihre biologischen und Adoptiverwandten. Prävalenzraten der Schizophrenie und verwandter Störungen bei biologischen Verwandten der gestörten Indexgruppe vs. nicht-gestörte Kontrollgruppe (Adoptivkinder, die keine Störungen hatten) werden verglichen. Dabei sind besonders Geschwister und Halbgeschwister erreichbar, aber diese stehen üblicherweise nicht für das Familienmilieu, das in diesem Zusammenhang interessiert. Dieses Design haben Kety u. a. (1994) entwickelt und sie haben damit nachgewiesen, dass genetische Faktoren für eine weiter gefasste Definition des schizophrenen Syndroms wirksam sind. Jedoch lässt dieser Ansatz es nicht zu, das Familienmilieu der Adoptionsfamilie oder die G(enotyp) x E(nvironment)-Interaktion einzuschätzen.

Um eine *dritte* Methode, die weniger entwickelt ist, handelt es sich bei der »Crossfostering-Studie« von Wender u. a. (1974). Wie bei der ersten Methode (mit den Adoptivkindern als Ausgangspunkt) werden hier die von gestörten Eltern zur Adoption freigegebenen Kinder mit solchen von »gesunden« Eltern verglichen, und zusätzlich wurden Kinder von gesunden Eltern untersucht, die bei gestörten Adoptiveltern aufwuchsen. Mit anderen Worten sind also diese Nachkommen von gesunden Eltern »über Kreuz« bei Adoptiveltern erzogen worden, die beispielsweise an einer Schizophrenie erkrankt waren. *Crossfostering*-Studien sind theoretisch eine interessante Variante. Leider war die kleine Population von Wender u. a. (1974) nicht auf klinische Diagnosen, sondern lediglich auf Pathologiekonzepte auf der Grundlage der statistischen Verteilung aufgebaut.

In einem *vierten* Ansatz sind die *Adoptiveltern* die Zielgruppe: Die Adoptiveltern von schizophrenen Adoptierten wurden verglichen mit einer Kontrollgruppe von Eltern »gesunder« Adoptierter und von leiblichen Eltern, die ihre schizophrenen Kinder selbst erzogen haben. Wender u. a. (1971) fanden heraus, dass die leiblichen Eltern Schizophrener häufiger an Störungen litten als die Adoptiveltern von Schizophrenen, und diese wiederum geringfügig mehr Störungen aufwiesen, als die Adoptiveltern normaler Probanden. Es lässt sich jedoch bezweifeln, so bemerkten Wynne u. a. (1976), ob und in welchem Ausmaß die psychopathologische Symptomatik der Eltern eine Relevanz hinsichtlich der Qualität ihrer Erziehung hat. Sie stellen vielmehr die Vermutung an, dass die Wahrscheinlichkeit, dass ein bestimmtes Kind in diesen Familien später eine Störung und eine psychiatrische Diagnose bekommt, von seiner persönlichen biologischen Vulnerabilität abhängt, die mit einer Reihe von

Faktoren interagiert – wie etwa die Möglichkeit, alternative Erfahrungen außerhalb der Familie zu machen. Wynne und Singer (1976) untersuchten die Kommunikation der Eltern aus der Adoptionsstudie von Wender u. a. (1971), indem sie das Ausmaß kommunikativer Abweichungen (CD = communcation deviance) anhand von Rohrschachprotokollen blind einschätzten. Dabei fanden sie keinen Unterschied zwischen den beiden (leiblichen oder Adoptiv-) Elterngruppen, deren Kinder schizophren geworden waren. Beide Gruppen wiesen einen deutlich höheren CD-Index auf als die Eltern einer Kontrollgruppe, die »gesunde« Kinder hatten. Diese Resultate belegen wohl einen genetischen und auch einen psychosozialen Einfluss.

Grenzen und Fallstricke

Bei diesen unterschiedlichen Forschungsansätzen müssen in jedem Fall wichtige Voraussetzungen erfüllt werden, die leicht übersehen werden (Pogue-Geile u. a., 1987). So wurde fälschlicherweise angenommen, dass Adoptivkinder ebenso wie ihre leiblichen und Adoptiveltern repräsentativ für die allgemeine Bevölkerung sind im Hinblick auf die Merkmale und die Krankheiten, die untersucht werden. Eine andere Annahme besagt, dass Gene und Milieu sich nicht wechselseitig beeinflussen, soweit relevante Faktoren für eine bestimmte Erkrankung betroffen sind. Aber ebenso wie eine selektive Platzierung bei der Adoption den genetischen Einfluss aufheben könnte, so kann eine solche Platzierung auch Zweifel an der Wirksamkeit der Milieufaktoren aufwerfen. So zeigen einige Adoptionsstudien einen Zusammenhang zwischen dem sozio-ökonomischen Status der leiblichen und der Adoptionseltern auf (Wender u. a., 1973). Im Allgemeinen sind Adoptiveltern älter als die leiblichen Eltern. Normalerweise werden Adoptiveltern von den Vermittlungsstellen unter Gesichtspunkten wie ökonomischem und Gesundheitsstatus ausgewählt. Diese Einengung der Vielfalt von Adoptionsfamilien reduziert den Einfluss der Milieufaktoren auf die Psychopathologie von Adoptivkindern. Schließlich sind die Partner von Schizophrenen, deren Kinder adoptiert werden, im Vergleich zu anderen Partnern eher auffällig (Rosenthal, 1975). Es sieht so aus, als könnten alle diese methodischen Verzerrungen bei den Untersuchungspopulationen dazu beitragen, die Bedeutung genetischer Faktoren zu überschätzen (Kringlen, 1991).

Methode der Adoptivkinderstudie

Wenn man sich die *Adoptivkinderstudien* genauer anschaut, so ist auf vier Aspekte hinzuweisen:

Der erste betrifft den genetischen Einfluss auf die Entstehung einer Schizophrenie, der überzeugend belegt ist durch die höhere Prävalenz der Erkrankung unter Adoptivkindern, deren leibliche Eltern an Schizophrenie leiden, im Vergleich mit solchen, die keine schizophrenen Eltern haben (Rosenthal u. a., 1971, Tienari u. a., 2000).

Das Vorgehen wird durch einen zweiten Aspekt gekennzeichnet, dem man weniger Beachtung geschenkt hat, nämlich einer Untersuchung der Beziehungen in den Adoptivfamilien. Auf diese Weise ist es möglich, die modifizierenden oder verstärkenden Einflüsse des Familienmilieus auf das genetische Risiko, das die leiblichen Eltern weitergegeben haben, zu erforschen.

Man kann drittens den Ansatz zugunsten einer Längsschnittuntersuchung erweitern, indem man die Beziehung zwischen der Vulnerabilität des Adoptierten und dem Milieu seiner Adoptionsfamilie untersucht. Adoptivkinder und Adoptionsfamilien sollte man am besten zu einem Zeitpunkt erfassen, bevor ein Symptom auftritt, und später noch einmal, nachdem das Lebensalter mit dem höchsten Erkrankungsrisiko überschritten ist.

Der vierte Aspekt betrifft die Möglichkeit der Methode, dass man die Adoptionskinder selbst auf vermutliche Vulnerabilitätsindikatoren hin untersuchen kann. Die Untergruppe, die eine tatsächlich messbare Empfänglichkeit für Schizophrenie aufweist, ist am stärksten gefährdet, mit einer Erkrankung aus dem schizophrenen Spektrum zu dekompensieren.

Insgesamt eröffnet die Methode der Adoptivkinderstudie die Möglichkeit, auf der Basis des Vulnerabilitäts(-Diathese)-Stress-Modells der Schizophrenie (Fowler, 1992) komplexe Zusammenhänge zu erfassen, indem man sowohl genetische als auch Milieueinflüsse nachweist.

Als *erster* untersuchte Heston die genetische Hypothese, indem er die psychosoziale Anpassung von 47 Erwachsenen, deren Mütter an Schizophrenie erkrankt waren, mit 50 einer Kontrollgruppe verglich, die er nach dem »matched pair«-Verfahren bildete. Fünf dieser 47 Nachkommen einer schizophrenen Mutter entwickelten eine Schizophrenie, verglichen mit keinem in der Kontrollgruppe, ein Ergebnis, das für die genetische Hypothese spricht. Jedoch fand man nicht nur schizophrene, sondern auch soziopathische, neurotische und kreative Menschen in größerer Zahl unter den Nachkommen schizophrener Mütter. Die Interpretation war allerdings aufgrund von methodologischen Problemen schwierig. So wurden nur 42% der Untersuchten auf einer rechtlichen Grundlage adoptiert und dies meist von Verwandten väterlicherseits, denen die mütterliche Schizophrenie bekannt war. Von 47 Indexfällen wuchsen 25 als schwer deprivierte Findelkinder in Kinderheimen auf, was immerhin auf die Bedeutung des Milieus verweist – dieses wurde aber nicht untersucht. Mit der Untersuchung von Heston (1968) wird auch das Problem des »assortative mating« aufgeworfen, was bedeutet, dass eine Partnerwahl sich nicht nach forschungstauglichen, randomisierten Kriterien vollzieht – das wiederum beeinflusst den genetischen Beitrag in Adoptionsstudien. In Hestons Studie gab es auch nur wenige Hinweise auf die leiblichen Väter der Adoptionskinder. Während also die Studie für die genetische Hypothese sprach, wurden gleichzeitig viele Fragen zu den Milieueinflüssen aufgeworfen, denen im Einzelnen nicht nachgegangen werden konnte. Hestons Stichprobe von Adoptivkindern stammt ausschließlich von Müttern, die zum Zeitpunkt der Entbindung schon erkrankt waren. Natürlich war es den Pflegepersonen bekannt, dass diese Kinder von kranken und hospitalisierten Müttern abstammten. Die Wahrnehmung und Erwartungen der Adoptiveltern oder der Erzieher in Einrichtungen stellten Variablen dar, die nicht kontrolliert werden konnten.

In einer *zweiten* Studie mit der Adoptivkinder-Methode stellten Rosenthal u. a. (1971) eine Population von 5483 adoptierten Kindern zusammen und glichen die Namen ihrer biologischen Eltern mit dem Psychiatrieregister ab, um eine Gruppe von psychotischen Eltern zu ermitteln, die ihre Kinder zur Adoption freigegeben hatten. Von den 76 ursprünglich ermittelten Eltern (einschließlich manisch-depressive), konnten nur 44 zum breiteren Schizophreniespektrum (nach DSM-II) zugeordnet werden. Während die Differenz hinsichtlich der Psychopathologie zwischen Adoptierten von Index- und Kontrolleltern mit 5% signifikant war (bei Bezug zum breiteren Schizophreniespektrum), fiel der Unterschied nicht signifikant aus, wenn auf die diagnostischen Kriterien der Schizophrenie im engeren Sinn zurückgegriffen wurde. Es fanden sich lediglich drei schizophrene Nachkommen (davon nur einer hospitalisiert) von Indexeltern, keiner von Kontrollgruppeneltern. Der Anteil von 1,3% hospitalisierter Schizophrener bei den Indexadoptivkindern lag also überraschend niedrig, wenn man sie mit der Rate verglich, die man üblicherweise erwartet hätte. Als Erklärung schlug Rosenthal (1971) vor, dass *günstige Adoptionsmilieus dafür gesorgt haben können, dass die Schizophrenierate in der Indexgruppe niedrig ausfiel.*

Später haben Lowing u. a. (1983) die Daten der Adoptivkinder aus dieser Studie einer erneut einer diagnostischen Überprüfung unterzogen. Auf der Grundlage der DSM-III-Klassifikation konnten sie so einen signifikanten Überschuss (Überzahl) ($p=0.035$) an Fällen aus dem Schizophreniespektrum (Schizophrenie, schizotype und schizoide Persönlichkeitsstörungen) bei Kindern chronisch Schizophrener ermitteln, nämlich 11/29, verglichen mit 4/29 bei Nachkommen von Kontrolleltern.

Rosenthal u. a. befragten die Adoptiveltern nicht, und sie stellten auch keine Beobachtungen zu den Beziehungen in den Adoptivfamilien an. Die Einbeziehung von Daten zum Milieu beschränkte sich auf retrospektive Berichte, welche von den inzwischen erwachsenen Adoptivkindern stammten und in denen sie ihre Beziehung zu den Adoptiveltern beschrieben. Eine statistische Zuordnung der gestuften Punktwerte legte nahe, dass die Erziehungsmuster sich nur geringfügig auf Personen, die mit einem genetischen Risiko belastet waren, jedoch vorteilhaft bei denen auswirkten, die kein bekanntes Risiko hatten. Rosenthal u. a. (1975) spekulierten, dass eine genetische Empfänglichkeit für Schizophrenie die Entwicklung von Verhaltensmustern in irgendeiner Weise beeinträchtigen könnte.

Die *dritte* und umfassendste Studie mit der Methode der Adoptivkinder haben wir in Finnland durchgeführt (Tienari u. a., 2000, 2003). Wir haben eine Population von 186 Adoptivkindern zusammengestellt, die von schizophrenen Müttern aus finnischen psychiatrischen Krankenhäusern in den Jahren von 1960–79 zur Adoption gegeben wurden, und mit 203 sozio-demographisch ausgewählten und paarweise zusammengestellten Kontrolladoptierten verglichen (d. h. Adoptivkindern von nicht-schizophrenen leiblichen Eltern). Während Rosenthal u. a. (1975) die Adoptiveltern indirekt und retrospektiv in die Untersuchung einbezogen haben, untersuchten wir die Adoptivfamilien, indem wir Familien-, Eltern- , Einzelgespräche und psychologische Tests durchführten.

Zunächst ermittelten wir mehr Personen mit schweren psychischen Störungen bei der Indexgruppe als bei der Kontrollgruppe (Tienari u. a., 2000). Die Diagnose der biologischen Indexmütter wurde mit einem persönlichen Interview auf der Grundlage des DSM-III-R überprüft (ebenso mit Adoptiveltern und Adoptivkindern), und aus Krankenhausakten erschlossen, wenn die Mütter verstorben waren oder das Interview verweigerten. Für die H(och)-R(isiko)-Adotivkinder der Mütter, die an einer eng definierten schizophrenen Störung litten, lag das auf ihre gesamte Lebenszeit bezogenen alterskorrigierte Krankheitsrisiko (MR – morbid risk) für Schizophrenie bei 5,34%, verglichen mit 1,78% für die L(eicht=low)-R(isiko)-Patienten ($p=0,063$, log-rank-test). Für die Adoptivkinder, deren Mütter an einer Störung aus dem breiteren Spektrum litten (d. h. einschließlich Auffälligkeiten aus dem Bereich der Persönlichkeitsstörungen, nicht-affektiven und affektiven Psychosen), lag das entsprechende MR, eine Störung aus diesem breiteren Spektrum zu bekommen, bei 23.4% +/- 3,76% vs. 4.40% +/- 1,53%, $p>0.001$ (log-rank-test). Die schizotype Persönlichkeitsstörung war die einzige spezifische Störung, die eine signifikante Unterscheidung von HR- und LR-Adoptivkindern ermöglichten. Wenn jedoch die Diagnosen der Adoptivkinder unter »odd cluster« Persönlichkeitsstörungen und ergänzend »nicht-schizophrene und nicht-affektiven« Psychosen zusammengefasst wurden, traten Unterschiede zwischen HR- und LR-Adoptivkinder deutlich hervor. Bei den Nachkommen, die zur Adoption gegeben worden waren, war die genetische Empfänglichkeit für eine mit der Schizophrenie zusammenhängende Krankheit hoch signifikant, wenn wir eine diagnostische Erweiterung um die Restkategorien »Persönlichkeitsstörungen« und

»nicht-affektive Psychosen«, die wir versuchsweise als zwei Spektren konzipierten, vornahmen. Man sollte also genetische Studien von Störungen, die im weiteren Sinn zur Schizophrenie gehören, und die Untersuchung der Genotyp-Umwelt-Interaktion nicht auf die Phänotypen der typischen Schizophrenie beschränken, sondern auf das breitere Spektrum ausdehnen (Tienari u. a, 2003). Diese Ergebnisse bestätigen *einen signifikanten genetischen Einfluss, der für das breitere Schizophreniespektrum deutlicher ausfällt als bei der eng definierten Schizophrenie.*

Zusätzlich wurde ein Umweltfaktor angenommen, weil eine Differenz zwischen den beiden Gruppen nur dann auftrat, wenn es sich um Familien handelte, für die der Befund »Beziehungsstörung« erhoben wurde (Tienari u. a., 2002, Tienari u. a., 1987, Tienari u. a., 1994).

Das MR für Schizophrenie war für LR-Adoptierte, die in »gesunden« Familien aufwuchsen, 0% (kein genetisches und kein Umweltrisiko), aber für HR-Adoptivkinder bei 1,49% (genetisches Risiko, aber kein Umweltrisiko). Das MR für Schizophrenie bei LR-Adoptivkindern aus dysfunktionalen Familien lag bei 4,84% (Umweltrisiko, aber kein genetisches Risiko), aber bei 13,04% bei HR-Adoptionskindern (sowohl genetisches als auch Umweltrisiko) (Tienari u. a., 2002).

Um die Wirkungen von Geschlecht, Alter, Zeitpunkt der endgültige Aufnahme in die Adoptionsfamilie auf die Beziehung zwischen genetischer Vulnerabilität, Familienmilieu und Entwicklung des Adoptivkindes (Störung aus dem Schizophreniespektrum vs. Nicht-Spektrum-Diagnose oder keine Diagnose) zu überprüfen, wurde eine logistische Regression vorgenommen. Die Einschätzung der Wahrscheinlichkeit und des Konfidenzintervalls für die genetische Vulnerabilität hängt von der Interaktion zwischen Umweltvariablen und genetischen Variablen ab. Wenn eine Interaktion zwischen G(enotyp) und E(nvironment) vorliegt, lag die berechnete Wahrscheinlichkeit für die Genetik bei 10,59 (Tienari u. a., zur Veröff. eingereicht). Diese Ergebnisse unterstützen die Annahme, dass *genetisch vulnerable Adoptivkinder sensibler auf ein dysfunktionales Milieu reagieren.*

Somit wurde der genetische Einfluss – der Unterschied zwischen einer ausgeprägten und einer geringen genetischen Veranlagung – vorrangig als psychische Störung in einem dysfunktionalen Familienmilieu entwickelt. Der Einfluss dysfunktionaler und protektiver Familienbeziehungen fiel am stärksten aus, wenn es sich um einen entsprechenden Genotyp handelte. Das belegt ganz offensichtlich *eine Interaktion von genetischen und Milieufaktoren.*

Wahlberg u. a. (1997) ermittelten – Grundlage waren Tonbandaufnahmen und Transkripte von Rohrschach-Protokollen – einen signifikanten Zusammenhang zwischen Kommunikationsabweichungen bei finnischen

Adoptiveltern und Denkstörungen bei genetischen HR-Adoptivkindern, jedoch nicht bei LR-Adoptivkindern. Dies stimmt überein mit der Hypothese einer genetischen Kontrolle der Umweltsensibilität. Wichtig war, dass es keinen Unterschied zwischen den Kommunkationsabweichungen von Adoptiveltern der HR-Adoptivkinder vs. LR-Adoptionskindern gab. Das legt nahe, dass *Adoptivkinder mit einem genetischen Risiko keinen verstärkenden Einfluss auf die Kommunikationsabweichungen ihrer Erziehungspersonen ausüben.* Kommunikationsabweichungen blieben während des Erwachsenenalters stabil, jedoch nicht zwischen Adoleszenz und Erwachsenenalter, wie es im Rahmen einer 12-Jahres-Katamnese beobachtet wurde (Wahlberg u. a., 2000). Auch sind spezifische subsyndromale Denkstörungen als Vulnerabilitätsindikatoren aufzufassen. Genetisches Risiko und Kommunikationsmuster der erziehenden Personen bewirken durch Interaktion einen signifikanten gemeinsamen Effekt, und darin unterscheiden sich die Adoptivkinder schizophrener Mütter von den Adoptivkindern der Kontrollgruppe.

Kritische Bemerkungen: In den Studien von Heston, Rosenthal und Tienari war der Ausgangspunkt jeweils ein schizophrener Elternteil, der ein Kind zur Adoption gegeben hatte. Aus den Familienstudien der Schizophrenie wissen wir, dass das alterskorrigierte Risiko für die Nachkommen, ebenfalls an einer Schizophrenie zu erkranken, bei 13% liegt, wenn ein Elternteil erkrankt war (Gottesmann, 1991). Mit der Methode, Adoptivkinder zu untersuchen, konnten wir herausfinden, ob dasselbe Erkrankungsrisiko vorliegt, wenn die Kinder von ihren schizophrenen Eltern getrennt werden und in einer anderen Familie aufwachsen. Wenn dies zutrifft, so unterstützt das die genetische Hypothese ganz erheblich. Es ist jedoch auch möglich, dass ein Umwelteinfluss, vor allem ein protektiver Einfluss eines »gesunden« Familienmilieus, wirksam ist. In diese Richtung weisen die Ergebnisse unserer finnischen Untersuchung. Weil 90% der schizophrenen Patienten von nicht-schizophrenen Eltern stammen, benötigen wir ein besseres Verständnis für diese große Gruppe. Könnte es sein, dass der genetische Beitrag zur Schizophrenie in dieser Untergruppe, die aus Nachkommen von Schizophrenen besteht, größer ist (Kringlen, 1991)?

Methode der Adoptivverwandten-Studie

Mit diesem Ansatz, bei dem die Verwandten im Mittelpunkt stehen, vergleicht man leibliche Angehörige schizophrener Index-Adoptierter mit einer Kontrollgruppe nicht-schizophrener Adoptierter. Vergleiche der Prävalenz zwischen Verwandten von leiblichen Index- und Kontrollfamilien ermöglichen es, den Einflusses genetischer Faktoren einzuschätzen.

Dieses Vorgehen haben Kety u. a. (1994) in einer Studie in Dänemark gewählt. Sie sammelten im ganzen Land eine Stichprobe von Adoptionskindern (N=14427, Kopenhagener Stichprobe =5483, übrige Stichprobe =8922), zu der alle Personen zählten, die auf juristischer Grundlage zwischen 1924 und 1948 in Dänemark von anderen als ihren leiblichen Verwandten adoptiert wurden. Über Angaben aus dem Krankheitsregister konnten alle jene Personen identifiziert werden, die wegen psychischen Erkrankungen hospitalisiert wurden. Mit Hilfe von Interviews, genauer Durchsicht von Krankenakten und Informationen aus der Zeit nach der Entlassung konnten diejenigen Indexadoptierten herausgefiltert werden, die an chronischer Schizophrenie litten (N=47). Eine Kontrollgruppe von Adoptivkindern (N=47) war nicht psychiatrisch hospitalisiert worden und ein Psychiater stellte im Interview sicher, dass sie keine schweren oder beeinträchtigenden psychischen Krankheiten hatten. In der Gesamtpopulation (Kopenhagen und übrige zusammen) ließ sich bei 14 (5%) von 279 leiblichen Verwandten schizophrener Adoptivkinder eine Schizophrenie nachweisen, verglichen mit einem (0,4%) bei 234 leiblichen Kontrollverwandten (p=0,003; Kety u. a., 1994). Bei Verwandten ersten Grades waren es sechs von 81 in der Indexgruppe und null von 60 in der Kontrollgruppe (p=0,003). Kendler u. a. (1994) stellten eine korrespondierende aber unabhängige Diagnose (DSM-III) bei den 68 Verwandten ersten Grades von 31 Adoptivkindern mit Störungen aus dem schizophrenen Spektrum. Davon gehörten 16 der Fälle (23,5%) zum Spektrum, verglichen mit fünf Fällen (4,7%) von 37 Adoptionskindern der Kontrollgruppe (p=0,0005). Diese Ergebnisse unterstützen die genetische Hypothese ganz erheblich.

In dieser Arbeit wurde auch nachgewiesen, dass die zu erwartende Belastung über die DSM-III-R Schizophrenie hinausgeht. Daher ist ein schizophrenes Spektrum anzuwenden, zu dem andere schizophrenieartige Psychosen und eine Teilkategorie Persönlichkeitsstörungen, besonders schizotype, gehören.

In diesem Zusammenhang sind auch Kinney und Jacobsen (1981) zu nennen, die die Adoptiveltern von 34 Schizophrenen aus Ketys Kopenhagener Sample untersuchten. Sie gingen der Hypothese nach, dass der Einfluss des Adoptivelternmilieus stärker zum Tragen kam, wenn die genetische Empfänglichkeit des Adoptivkindes, auf die man kam, indem man sie vom Ausmaß der Spektrumsstörungen bei den leiblichen Verwandten ableitete, eher gering als hoch war. Zur Unterstützung dieser Annahme führten sie Interviewmaterial an, nach dem die Adoptiveltern, die LR-Adoptivkinder aufgenommen hatten, folgende Merkmale aufwiesen: sie waren eher scheue und reservierte, zurückgenommene und wenig spontane Menschen und sie hatten mehr Phobien und waren schlechter in der Schule; und sie wurden als Kinder mehr geärgert. Diese schizoiden Charakteristika kann man wohl als wesentlichen psychosozialen

Beitrag des Milieus zur Entwicklung einer Schizophrenie bei genetischen LR-Adopivkindern ansehen.

Kinney und Holzmann (1997) griffen Ketys Population auf und zeigten, dass die durchschnittlichen TDI-Werte (thought disorder index) bei der Schizophreniegruppe signifikant höher lagen als bei Kontrolladoptivkindern und den leiblichen Verwandten in der Kontrollgruppe, wohingegen die entsprechenden Gruppen der Adoptivverwandten sich nicht signifikant unterschieden. Die Unterschiede fielen hingegen am deutlichsten in der Gruppe der leiblichen Geschwister und Halbgeschwister aus, die größer und repräsentativer war als die der Eltern.

Kritisch anzumerken ist, dass nicht deutlich wird, wie Kety, Rosenthal und Wender die Diagnosen ermittelten, und es fehlen Hinweise zur Reliabilität. Auch änderten die Forscher offensichtlich die Klassifikationskriterien für das Schizophreniespektrum im Laufe der Studie (Kringlen, 1991, Boyle, 2002). Lidz u. a. (1981, 1983) und Rose u. a. (1984) haben eingewendet, dass die statistische Signifikanz der früheren Resultate davon abhing, wie die diagnostische Zuordnung (nämlich wechselnd und unklar) bei einer Reihe von Probanden in der Studie vorgenommen wurde. Jedoch ergab einer spätere unabhängige Analyse nach der DSM-III-Klassifikation insgesamt die gleichen Schlussfolgerungen wie in der ursprünglichen Kopenhagener Population – wie auch in der Provinzpopulation – und dadurch wird der Beitrag der genetischen Faktoren unterstützt (Kendler u. a., 1994, Kendler u. Grünberg, 1984). Diese Arbeit hat auch ergeben, dass die Annahme einer Empfänglichkeit auch für ein Spektrum von Störungen gilt, also über die Schizophrenie im Sinne des DSM-III hinausgeht. *Die Empfänglichkeit gilt auch für schizophrenieartige Psychosen, »odd cluster« Persönlichkeitsstörungen und besonders für schizotype Persönlichkeitsstörungen.*

Diskussion

Man muss davon ausgehen, dass Schizophrenie in Familien weitergegeben wird. Was aber die Details angeht und die Frage, ob dies auf genetischem und/oder milieubedingtem Wege geschieht, so werden diese nur teilweise von den Adoptionsstudien geklärt. Die Vulnerabilitäts-Stress-Hypothese geht davon aus, dass die Schizophrenie dynamisch als das Ergebnis eines Zusammenspiels genetischer, biologischer und psychischer Faktoren zustande kommt. Natur und Erfahrung sind beide erforderlich, um die Schizophrenie zu beschreiben und zu erklären.

Die Resultate der Adoptionsstudien legen eine angeborene Vulnerabilität für Schizophrenie nahe, und darüber hinaus ist vermutlich auch ein dysfunktionales Erziehungsmilieu erforderlich, um das Syndrom hervorzubringen. Man kann also von einer Modifizierung von Effekten sprechen (Ottman, 1990). So kann beispielsweise eine genetische Vulnerabilität für die Erkrankung wohl nur dann aktiviert werden, wenn bestimmte, nicht-genetische Faktoren auftreten (Gottesmann & Bertelsen, 1998).

Die Genotyp-Environment-Interaktion (G x E) lässt sich definieren als genetische Kontrolle einer Sensitivität für Umweltfaktoren oder umgekehrt Umweltkontrolle eines genetischen Potentials (Kendler u. a., 1995). Somit entwickeln einige Genotypen eine bestimmte Krankheit eher als andere, wenn sie einer bestimmten Umgebung ausgesetzt sind. Im Falle der G x E -Interaktion neigen die Erkrankungen nicht aufgrund eines direkten genetischen Einflusses dazu, in bestimmten Familien gehäuft aufzutreten, sondern aufgrund eines verstärkenden Einflusses von Risikofaktoren des Milieus (Van Os u. Marcekis, 1998). Es ist möglich, dass weder die genetische Empfänglichkeit noch das Milieurisiko allein die Erkrankung beeinflussen, jedoch steigt das Gesamtrisiko, wenn beide vorhanden sind (Ottman, 1990). Diese Beispiele sind wichtig, denn sie machen deutlich, dass ein mit der Krankheit verbundener Genotyp keine unabhängige Hauptrolle in der Ursachenkette für die Störung darstellt, sondern als wesentlicher Mediator neben den milieubedingten Ursachenfaktoren gesehen werden muss (Kraemer u. a., 2001).

Ein Hauptanliegen ist es, die Beziehung zwischen genetischen und Milieufaktoren zu verdeutlichen und zu klären, wie diese sowohl bei normalen als auch pathologischen Verläufen zusammenwirken. Bislang sind zwei Haupttypen von Mechanismen untersucht worden. Der erste, den wir mit einem kurzen Überblick über unsere finnische Adoptionsstudie beschrieben haben, ist eine G x E -Interaktion, bei dem genetische Wirkungen nur dann zum Ausdruck kommen, wenn bestimmte Milieubedingungen vorliegen. Mit unserer Studie haben wir die Untersuchung dieses Prozesses bezüglich der Schizophrenie begonnen. Bei dem zweiten Mechanismus einer G x E -Korrelation geht es darum, welche genetischen Unterschiede von Personen auf unterschiedliche Weise in der Umgebung wirken, der sie ausgesetzt sind – sei es, dass die jeweils anderen Beteiligten unterschiedlich auf sie reagieren oder dass sie aufgrund der Qualität ihrer ererbten Fähigkeiten bestimmte Milieus bevorzugen (Plomin u. a., 2001). Ein anderes Anliegen der Schizophrenieforschung ist es, herauszufinden, wie genetische und Milieufaktoren im Laufe des Lebens sich vielleicht in ihrer Stärke verändern. Ein Verständnis des Entwicklungsprozesses kann nur mit einem interdisziplinären Forschungsansatz erarbeitet werden, bei dem es um die zentrale Frage geht, wie die Gene und das fötale und post-natale Milieu auf den verschiedenen Entwicklungsstufen zusammenwirken und so die nachfolgende Entwicklung (epigenetisch) beeinflussen. Auf jeder einzelnen Altersstufe und hinsichtlich verschiedener Verhaltensmerkmale werden bestimmte Aspekte des Milieus in ihrer Bedeutung zunehmen oder abnehmen. Es ist ganz offensichtlich geworden, dass die Beziehung zwischen Milieu und Entwicklung nicht nur in einer Richtung verläuft; vielmehr ist eine Wechselwirkung für diese Entwicklung charakteristisch, d. h. sie verläuft in zwei Richtungen oder »transaktional«. Eine Person wird nicht ausschließlich von ihrem Milieu beeinflusst, sondern sie beeinflusst auch ihre Umgebung. Es liegt auf der Hand, dass die Art und Weise der Entwicklung von Milieubeziehungen viel komplexer ist, als man dies in einem einfachen Ursache-Wirkungs-Schema darstellen könnte.

Das dreidimensionale Entstehungsmodell der psychotischen Vulnerabilität – Konsequenzen für die Behandlung

Johan Cullberg

Klinische Untergruppen sagen nicht viel aus

In den frühen Krankheitsphasen manifestieren sich psychotische Zustände in sehr unterschiedlicher Weise. Nur wenige andere psychische Störungen führen zu so unterschiedlichen Krankheitsbildern, wie dies bei Schizophrenien der Fall ist. Manche Patienten, die zum ersten Mal erkranken, leiden an schweren Wahnvorstellungen und Halluzinationen, während andere zunächst wenige Symptome aufweisen, diese sich aber im Laufe der Jahre allmählich verschärfen. Während ein Patient eine gute Prognose hat, entwickelt ein anderer eine chronische, lebenslange Störung. Der eine respondiert auf eine neuroleptische Behandlung, ein anderer tut dies nicht. Wenn Patienten über mehrere Jahre in einer psychiatrischen Einrichtung behandelt werden und antipsychotische Medikamente erhalten, gleichen sich die Krankheitsbilder an. Dieses iatrogene Bild hat dazu geführt, dass man von der »Schizophrenie« als einheitlicher Erkrankung spricht und dies wurde noch verstärkt, weil die klinisch orientierte Forschung sich sehr viel stärker dafür interessiert hat, chronische Zustände zu untersuchen, anstatt der Dynamik des Krankheitsbeginns nachzugehen.

Obwohl Bleuler schon 1911 von der »Gruppe der Schizophrenien« sprach, haben alle Versuche, Untergruppen zu identifizieren, nicht zu einer nachweisbaren Einteilung geführt. Gleichzeitig erscheint mir eine überzeugende Gruppenbildung sehr wichtig, um genauere Risiko- und Evaluationsstudien zu präventiven Bemühungen und Behandlungsergebnissen durchführen zu können. Wenn es nicht gelingt, zwischen validierten Untergruppen zu unterscheiden, gerät man unweigerlich in eine Falle, indem Durchschnittswerte wesentliche Differenzen beispielsweise hinsichtlich der Reaktion auf unterschiedliche Behandlungsangebote nivellieren und sich positive und negative Resultate statistisch aufheben – was eine fruchtbare Forschung erschwert.

Obwohl die Neo-Kraepelinschen Untergruppen, auf die sich die diagnostische Klassifikation des DSM-IV weitgehend stützt, schon so lange Gültigkeit haben, konnten sie zu einer differenzierten Patientenversorgung wenig beitragen. Man kann darüber hinaus sogar behaupten, dass sie überwiegend negativ wirkten, da die Diagnose Schizophrenie eine sehr pessimistische Erwartung bezüglich der Behandlungsmöglichkeiten fördert, was sich dann als »sich-selbst-erfüllende-Prophezeiung« auswirken kann.

Die Unterscheidung zwischen positiven und negativen Symptomen ist ebenfalls in Frage zu stellen (Breier u. a., 1987, Andreasen u. a., 1990, Arndt, u. a., 1991, Ring u. a., 1991). Negative Symptome, die vermutlich biologisch bedingt sind, kann man in der Praxis schwer von einem Rückzug unterscheiden, der pharmakologisch, sozial oder psychisch bedingt sein kann (Strauss u. a., 1989, W. T. Carpenter, 1992). Es liegt auf der Hand, dass ein Assessment, welches sich ausschließlich auf die Symptome konzentriert, sehr wenig zur Formulierung von Kriterien für eine Früherkennung und von Zielen für eine entsprechende Frühbehandlung beiträgt.

Auf der Grundlage eines biologischen Denkansatzes nahm Crow (1980) vor über 20 Jahren eine strikte Aufteilung nach positiven und negativen Symptomen vor. In seinem Ansatz werden die deskriptiven Unterscheidungen mit ätiologischen und behandlungsrelevanten Theorien verknüpft. Typ 1 mit vorwiegend positiver Symptomatik wird als Ausdruck einer übersteigerten Empfindlichkeit der Dopaminrezeptoren verstanden. Davon zu trennen ist Typ 2, den man allgemein auf eine strukturelle Schädigung des Gehirns zurückführt. Negativsymptome und eine fehlende Ansprechbarkeit auf neuroleptische Behandlung kennzeichnen diesen Typ. Eine Unzulänglichkeit dieses Modells ist die Differenzierung zwischen positiven und negativen Symptomen, die zu stark vereinfacht und so nicht mehr haltbar ist.

Ein anderer Versuch ist die Unterscheidung in sporadische (nicht erblich bedingt) vs. familienabhängige schizophrene Zustände, wobei sich interessante Unterschiede aufzeigen lassen (Leonhard 1986, Murray u. a., 1985). Dies hat jedoch nicht zu einer neuen klinischen Untergruppenbildung geführt.

Schneiders Ansatz, zwischen Symptomen, die zu einer schlechten Prognose führen, und anderen zu unterscheiden, hat man in dem Konzept von Grundsymptomen und akzessorischen Symptomen zusammengefasst. Aber auch dieser Ansatz ist von begrenztem Wert, wie in einer englischen 5-Jahres-Katamnesestudie gezeigt wurde (Shepherd u. a., 1989).

Die in Bonn formulierte phänomenologische Konzeption von »Basissymptomen« (Huber u. a., 1980) ist insofern interessant, als hier die Veränderungen des subjektiven Selbstbildes im Vordergrund stehen, die oft von Patienten im Prodromalstadium einer Schizophrenie erlebt werden.

Hinweise auf verschiedene ätiologische Hintergründe

Heute geht man davon aus, dass Schizophrenie eine multifaktoriell bedingte, vorrangig biologische Erkrankung ist – was besagt, dass die Hintergründe wohl als wenig geklärt angesehen werden. Diese Auffassung ermöglicht es jedoch nicht, eine Behandlung weiter zu differenzieren, welche immer noch von antipsychotischer Medikation als vorrangiger Behandlungsmaßnahme dominiert wird. Die meisten Forscher betonen die Bedeutung einer genetischen Ätiologie, wohingegen andere vorrangig von einer Schädigung des Gehirns durch einen Virus als Ursache ausgehen. Es gibt auch – vor allem außerhalb akademischer Kreise – die Auffassung, dass es sich bei der Schizophrenie um eine psychisch determinierte Störung handele. Der Streit, welchen Ansichten der Vorrang gebührt, hat sich bisweilen zugespitzt. Dabei fehlt es an geeigneten Modellen, welche die Komplexität dieser Störungen sowohl hinsichtlich der Ätiologie als auch der Behandlung abbilden. Im Folgenden möchte ich versuchen, ein dreidimensionales Modell der Ätiologie und der Behandlung unter dem Oberbegriff der »funktionellen« Psychosen vorzulegen, wobei das Etikett Schizophrenie keine besondere Rolle mehr spielt.

Hinweise auf die genetische Dimension

Es ist seit langem bekannt, dass das Krankheitsrisiko bei Geschwistern von Schizophrenen im Vergleich zu anderen zehnmal größer ist; wenn ein Elternteil schizophren ist, tragen die Kinder ein ähnlich großes Risiko. Die Konkordanz zwischen monozygoten Zwillingen andererseits liegt bei 40–60%.

In der dänischen Hochrisikostudie (Mednick u. a., 1987), in der Kinder schizophrener Mütter mit einer Kontrollgruppe verglichen wurden, deren Mütter nicht schizophren waren, wurde in der Versuchsgruppe eine größere Häufigkeit von Psychosen ermittelt. Fast die Hälfte der Kinder von schizophrenen Müttern hatte ebenfalls eine Diagnose aus dem schizophrenen Spektrum (d. h. Persönlichkeitsstörungen vom schizotypen oder schizoiden Typ). Der Prozentanteil in der Kontrollgruppe lag deutlich niedriger. Ornstad u. a. (1991) ermittelten in ähnlicher Weise eine signifikant höhere Inzidenz von schizophrenen Störungen bei nahen Verwandten von schizophrenen Zwillingen im Vergleich zu Versuchspersonen mit anderen Diagnosen.

Der Einfluss eines Milieus, in dem Kinder von psychisch beeinträchtigen Eltern aufwuchsen, kann sicherlich ganz wesentlich sein, so dass wir unser Augenmerk auf Studien richten, in welchen dieser Einfluss geringer ist. Die umfangreiche Adoptionsstudie, die von Tienari soeben abgeschlossen wurde (Tienari u. a., 1987, Tienari u. a., 1992), zeigt eine deutliche Steigerung hinsichtlich der Häufigkeit sowohl schizophrener als auch von Störungen aus dem weiteren Spektrum bei Kindern, die von schizophrenen Müttern zur Adoption freigegeben wurden (verglichen mit Müttern ohne Schizophrenie).

Wenn man aus diesen Hochrisikostudien bei Kindern von schizophrenen Eltern Schlüsse ziehen will, muss man sich allerdings ihrer Grenzen bewusst sein: Die Resultate können sich nur auf solche Formen der Schizophrenie beziehen, bei denen genetische Faktoren eine Rolle spielen. Wenn es nämlich eine Ätiologie ohne Vererbung gibt – und dafür gibt es zahlreiche Belege – dann lassen sich solche Fälle mit den geschilderten Methoden nicht erfassen.

Wir müssen uns auch fragen, auf welchem Wege ein negativer Einfluss der Gene für ein erhöhtes Schizophrenierisiko zustande kommt: über Persönlichkeitsmerkmale, die multi-genetisch determiniert sind, über die Dichte und Verteilung bestimmter Rezeptoren, oder eine empfindliche Transmitterbalance in bestimmten Gehirnregionen. Oder gibt es eine genetische Disposition für eine Placentainsuffizienz, die zu einer Störung der Ernährung des Fötus führt, was dann eine Störung der Gehirnentwicklung bedingt? Die letzte Möglichkeit würde eine kombinierte Ätiologie, nämlich der Gene und Schädigung des Gehirns bedeuten. Der genetische Einfluss wird in dem nachfolgenden Übersichtsschema von hoch (Typ A) bis gering (Typ C), d. h. als nicht kategorial, sondern dimensional angenommen.

Hinweise auf die Dimension einer Hirnschädigung

Mit den abbildenden Verfahren der letzten Jahrzehnte ist es möglich geworden, verschiedene Arten geringfügiger Hirnschäden bei bis zu einem Drittel der Patienten mit der Diagnose »Schizophrenie« nachzuweisen; dieser Anteil könnte noch zunehmen, wenn die Untersuchungsmethoden verbessert werden. Einige Forscher haben Anzeichen einer kortikalen Atrophie gefunden, während andere über vergrößerte Seitenventrikel und manchmal über eine Vergrößerung des dritten Ventrikels berichten. Ein Ergebnis, über das kürzlich öfter berichtet wurde, war die Verminderung der Substanz in der Hippocampusregion (Shelton u. a., 1987). Weiterhin hat man festgestellt, dass eine Ventrikelvergrößerung hauptsächlich bei Patienten männlichen Geschlechts auftritt (Flaum u. a., 1990, Andreasen u. a., 1990).

In einer Untersuchung wurde gezeigt, dass Patienten, die in psychosefreiem Zustand Stimmen hören, häufiger einen vergrößerten dritten Ventrikel aufweisen als Schizophrene, die nicht an dieser spezifischen Störung (also dem Stimmenhören) leiden. Somit könnte, entgegen der Annahme von Crow, auch ein positives Symptom Ausdruck einer strukturellen Hirnschädigung sein.

Die wichtigsten ätiologischen Hypothesen hinsichtlich minimaler struktureller Abweichungen des Gehirns sind die Virus-Hypothese (Cullberg u. a., 1992, Torrey, 1991) und die Hypothese von prä- oder perinatalen Komplikationen

(McNeil, 1991). Auch die Möglichkeit einer Gehirnveränderung als Folge post-traumatischer Stresssyndrome muss in Betracht gezogen werden.

In verschiedenen Studien wird auf eine gewisse Erhöhung der Anzahl von Schizophrenen hingewiesen, die in den Monaten Januar bis April geboren wurden. Mednick u. a. (1988) fanden heraus, dass die Häufigkeit der Schizophrenie bei Kindern, deren Mütter der Grippe-Epidemie in Helsinki im Jahre 1957 während ihres zweiten Schwangerschaftstrimesters ausgesetzt waren, höher lag. Über ein ähnliches Resultat berichteten Sham u. a. (1992).

Die dänische Hochrisikostudie stützt die Annahme von Komplikationen im Zusammenhang mit der Geburt, welche schizophrenogene Schädigungen des Gehirns verursachten. Cannon u. a. (1989) fanden heraus, dass Schizophrene, die vergrößerte Ventrikel hatten, auch mehr Komplikationen bei der Entbindung aufwiesen. Nach Auffassung der Autoren verstärken die Schädigungen des Gehirns das genetische Risiko in diesen Fällen. In einer großen kontrollierten Studie zeigten Dalman u. a. (1988), dass sich das Risiko einer Placentainsuffizienz nach Sauerstoffmangel bei der Geburt und nach Neugeborenenhepatitis um das zwei- bis vierfache vergrößerte.

In verschiedenen Studien bei eineiigen Zwillingen, die hinsichtlich der Schizophrenie diskordant waren und folglich eine geringere genetische Belastung aufwiesen, fand man bei den gesunden im Vergleich zu den kranken Geschwistern regelmäßig vergrößerte Seitenventrikel (Reveley u. a., 1984, Suddath u. a., 1990). Diese Gruppe wird dadurch gekennzeichnet, dass sie ein geringfügiges genetisches Risiko für eine Schizophrenie in Verbindung mit einem Gehirnschaden bei dem betroffenen Zwilling trägt – diese Ergebnisse wurden von Goldberg u. a. (1990) bestätigt.

Handelt es sich bei der Schizophrenie von Männern um eine andere Erkrankung als bei Frauen? Die letzteren haben eine bessere Prognose, und das klinische Bild ist oft ein anderes als bei Männern.

Insgesamt gibt es zahlreiche Hinweise, dass sowohl die genetische Ausstattung als auch Schädigungen des Gehirns ätiologische Faktoren für Schizophrenie sind, die entweder zusammen oder unabhängig wirksam werden. So argumentierten auch Dalen und Hays (1990). Wenn die Faktoren gleichzeitig auftreten, wird das Schizophrenierisiko vermutlich noch größer. Zukünftige Forschungen, die eine weitere Differenzierung der Faktoren zum Ziel haben, müssten bestätigen, ob dies tatsächlich der Fall ist.

In dem nachfolgenden Übersichtsschema werden solche psychotische Störungen, die vorrangig von Gehirnschädigungen beeinflusst werden – was bei den anderen Typen nicht der Fall ist –, als Typ B bezeichnet.

Hinweise auf eine interpersonelle ätiologische Dimension

Ein ungünstiges interpersonelles Milieu als ein ätiologischer Faktor spielt in der wissenschaftlichen Diskussion erneut – wenn auch in einer differenzierteren Form und nicht in dem vereinfachten Modell von Ursache und Wirkung – eine wichtige Rolle. Frühe psychische Traumatisierungen führen üblicherweise zu unspezifischen Persönlichkeitsstörungen, die im späteren Leben bei symbolischen oder realen Stresssituationen psychotische Reaktionen auslösen können. Viele Berichte von psychotherapeutischen Behandlungen bei Patienten belegen, wie wichtig diese Faktoren sind, auch wenn sie in experimentellen Studien noch nicht nachgewiesen wurden. Wir wissen nicht, ob eine Vulnerabilität zu einem langfristigen schizophrenen Zustand führen kann, ohne dass eine biologische Prädisposition vorliegt. Geht es dann eher um psychotische Reaktionen oder schizophreniforme Störungen?

Die Forschung zum Thema der »expressed emotions« hat überzeugende Beweise dafür erbracht, dass die psychische Umwelt die Rückfallhäufigkeit beeinflusst, nachdem einmal die Erkrankung aufgetreten ist. Seitens dieser Forschungsrichtung hat man sich nicht zu der Frage geäußert, ob dies auch heißt, dass eine belastende häusliche Atmosphäre auch den Ausbruch einer latenten schizophrenen Erkrankung herbeiführen kann – mit Ausnahme von Goldstein (1992), der in Studien zur innerfamiliären Kommunikation hinsichtlich des Krankheitsbeginns annimmt, dass ein solcher Zusammenhang tatsächlich besteht. Die Annahme einer schizophrenen Vulnerabilität im Sinne der Diathese-Stress-Hypothese, die heute weit verbreitet ist, stützt ebenfalls diese Sichtweise.

Die überzeugendste Unterstützung für eine psychosoziale Ätiologie lässt sich aus der schon zitierten Hochrisikostudie von Tieanari u. a. ableiten. In keiner der Adoptivfamilien, die als »gesund« eingeschätzt wurden und die 50% der Familien ausmachten, fand man Nachkommen, die später psychotische Symptome entwickelten. Dies ist so zu verstehen, dass eine günstige Umgebung im Verlaufe der Entwicklung davor schützt, dass eine genetisch bedingte Empfänglichkeit zum Tragen kommt. Es besteht jedoch auch die Möglichkeit, dass infolge längerfristiger prämorbider oder prodromaler Symptome die Familie so beeinträchtigt wird, dass sie zum Zeitpunkt der Untersuchung dann diese Störung aufweist. Hierzu müsste man eine genügend große Anzahl von Adoptivfamilien untersuchen, und zwar bevor die Psychose auftritt. Die vorliegenden Daten legen jedoch auch so nahe, dass früher familiärer Stress nicht den gesamten Unterschied erklären kann. Fälle mit einer psychosozialen Ätiologie (Typ C) werden, davon gehe ich aus, auch in gewissem Umfang von genetischen Hintergrundsfaktoren beeinflusst (vgl. nachfolgende Übersicht).

Dominanter ätiologischer Typ	**klinisches Bild**	**Zielsetzung/ Prognose**	**Behandlungsmaßnahmen**
A. Genetisch bedingte Rezeptorüberempfindlichkeit	Positive Symptome, Paranoide Züge, Affektive Züge, Erblichkeit von Psychosen, dramatischer Funktionsverlust in Prodromalphase, häufig intermittierende Intervalle, Suizidversuche	Wiederherstellung oder Stabilisierung als 'ganz gut angepaßter, empfindlicher' Mensch, Introsprektionsmöglichkeiten trotz Psychose	Langfristige 'Low-dose' Neurolepsie, Unterstützung der Familie bzw. Familienedukation bzw. Familientherapie, supportive/ kognitve/psychodynam. Psychotherapie, kleine Wohneinrichtungen, niedriges EE-Niveau
B. Strukturelle Defekte des zentralen Nervensystems, Insuffizienz der Plazenta, prä-/perinatale Traumata	Verminderte prämorbide Funktionen, früher und langsamer Krankheitsbeginn, geringe oder keine Erblichkeit, Vorrang negative Symptome, hartnäckiges Stimmenhören, kognitive Einschränkungen und Empfindlichkeit bei Überstimulation	optimale Anpassung an kognitive Behinderung	neuroleptische Behandlung in sehr niedriger Dosierung (falls wirksam), rehabilitatives Training, kognitive Psychotherapie, unterstützende, edukative Familienarbeit, Betreutes Wohnen, niedriges EE-Niveau
C. Frühe Bindungsprobleme/Traumatisierung, genetische Vulnerabilität	Häufig schizophreniforme Bilder, vollständige Remission, affektive Züge, häufige Persönlichkeitsstörung, Halluzinationen des affektiven Typs, Selbstzerstörung, Suizidalität	Wiederherstellung oder persistierende Persönlichkeitsprobleme	Intensivbehandlung in Wohneinrichtung, psychodynamische/ kognitve Psychotherapie, intermittierende antipsychotische, niedrig dosierte Medikation

Tabelle 1: Ätiologische Dimensionen und Modelle klinischer Typen

Thesen zu den klinischen Schlussfolgerungen

Diese multidimensionale Sichtweise hat Konsequenzen für die klinische Arbeit. Dabei sollte sich der Leser vor Augen halten, dass sich diese Dimensionen überlagern und nicht kategorial ausschließen. Mischtypen sind häufiger als »reine« Typen. Das wichtigste Anliegen dieses Aufsatzes geht dahin, für ein multidimensionales Denken eine Lanze zu brechen. Im Detail lassen sich die klinischen Bilder sicher auch kritisieren, weil sie inkonsistent und nicht genügend empirisch abgesichert sind.

Die vorrangig genetisch bedingte Schizophrenie (Typ A)

Die Störung dieser Menschen unterscheidet sich durch die Tatsache, dass eine genetisch determinierte Vulnerabilität die überwiegende ätiologische Bedingung darstellt. Als Hintergrund kann man eine genetisch angelegte Überempfindlichkeit von bestimmten Neurorezeptorengruppen annehmen, die eine mangelhafte Habituation der Stimuli herbeiführt (»niedrige Stimulationsschwelle«). Im Weiteren sind psychosoziale Faktoren als Hauptverursacher für die Herausbildung und das erneute Auftreten von Symptomen anzunehmen. Dies gilt auch dann, wenn man den biologischen Hintergrund als Vorbedingung annimmt. In bestimmten Fällen kann es auch dazu kommen, dass genetische Vulnerabilität und perinatale Verletzungen zusammentreffen, wodurch sich Krankheitsbild und Prognose verschlechtert.

Eine interessante Hypothese besagt, dass die Hypersensivität der Neurorezeptoren in den frühen Entwicklungsphasen zu einer vergrößerten emotionalen Reaktivität und Aufnahmebereitschaft führt, was symbolische (nicht-traumatische) Stressoren anbelangt. Dabei kann es sich um Fragen verborgener und gehemmter Aggressivität oder langfristiger psychischer Konflikte in der Kindheit handeln. So kann man annehmen, dass ein genetisch verletzliches Kind über intensiver ausgeprägte emotionale Erfahrungen verfügt als andere Kinder und dass die inneren Repräsentanzen der Außenwelt aus diesem Grunde höher aufgeladen sind. Sie könnten leicht Schwierigkeiten bekommen, wenn es um die Integration von positiven und negativen Konzepten von sich selbst und anderen geht. Die Entwicklung des Selbst kann dann entsprechend krisenanfällig verlaufen bis hin zu den inneren Konflikten, die Anlass für eine psychotische Erstmanifestation werden. Dem gehen häufig schon seit Monaten oder Jahren prodromale Symptome voraus, die Ausdruck eines Bewältigungsversuchs sind, in dem die Kontrolle über das eigene Selbst verlorengeht.

Die vorherrschenden Symptome sind hauptsächlich positive – paranoider Wahn, Halluzinationen und Denkstörungen (übrigens sind vergleichbare Zustände häufig bei Amphetaminpsychosen und bestimmten anderen toxisch bedingten Zuständen zu beobachten, die sich auf das Dopaminrezeptorsystem auswirken).

Der Patient reagiert empfindsam auf das Ausmaß der »expressed emotions« in seiner Umgebung, so etwa bei psychischem Stress infolge realer oder symbolischer Trennungen. Krank zu werden ist dann eine spezifische psychische Reaktion dieser besonders verletzlichen Menschen in einer Krisensituation. Ihr Verhalten ähnelt in verblüffender Weise dem so genannten »alexithymen« Verhalten, wenn es um die Schwierigkeit geht, Emotionen zu verbalisieren. Jedoch reagieren diese Menschen auf einen emotionalen Konflikt nicht mit psychosomatischen Symptomen, sondern mit psychotischer Dekompensation. Die Fähigkeit, Affekte zu symbolisieren, ist ähnlich beeinträchtigt.

Eine affektive Symptombildung ist prognostisch ein gutes Zeichen. Es lässt sich manchmal auch damit in Verbindung bringen, dass ein Patient über mehr Möglichkeiten verfügt, sein Leiden auszudrücken, um so einen empathischen Kontakt zu Mitarbeitern herzustellen.

Beziehungsprobleme mit den Familien können in solchen Fällen beträchtlich sein – wie gesagt sind familiäre Persönlichkeitsstörungen eher verbreitet, wenn eine genetische Vulnerabilität besteht. Probleme mit Grenzen zwischen den Familienmitgliedern und andere Kommunikationsprobleme müssen hier genannt werden. So kann man auftretende Familienprobleme einerseits als Folge eines genetischen Faktors und andererseits als psychosozialen Risikofaktor in der Entwicklung eines Heranwachsenden ansehen, der dadurch vielleicht später einen psychotischen Zusammenbruch erleidet.

Ziele und Behandlungsmaßnahmen

Als längerfristiges Ziel kann man erwarten, dass eine Wiederherstellung als recht gut angepasste Person mit kleineren oder größeren Auffälligkeiten gelingt. Bei einigen Patienten ist es möglich, dass es zu einem erneuten psychotischen Rückfall kommt Bei angemessener Behandlung sind sie jedoch einsichtige und kooperative Patienten. Für jene, die vermutlich an einer Rezeptorhypersensitivität bzw. -aktivität leiden, ist eine kurz- bis mittelfristige antipsychotische Medikation im Allgemeinen angezeigt. Eine Lithiumprophylaxe kann in den Fällen hilfreich sein, in denen starke affektive Symptome auftreten.

Psychodynamische und kognitive Therapien sind, üblicherweise als Kombinationstherapie in Ergänzung zu Pharmakotherapie und psychoedukativen bzw. rehabilitativen Maßnahmen angezeigt. Auf diese Weise erhält der Patient die größte Chance, eine naturwüchsige Verbesserung, die in vielen Fällen nach spätestens fünf bis zehn Jahren eintreten sollte, zu erreichen (Bleuler, 1974).

Eine solche umfassende Behandlungsstrategie wurde von Alanen u. a. (1991) als »bedürfnisangepasste« Behandlung beschrieben und eine ähnliche Strategie haben wir auch im »Parachute Project« konzipiert (vgl. Kapitel 2).

Vorrangig neuro-kognitive Beeinträchtigungen (Typ B)

Wenn eine typische Ausprägung vorliegt, so handelt es sich hier um ein deutlich anderes Bild – vielleicht sogar eine andere Erkrankung. Charakteristisch für das Krankheitsbild ist eine längere symptomarme Phase des Krankheitsbeginns. Im Verlauf der kindlichen Entwicklung zeigten sich Verzögerungen, Schwierigkeiten in der Schule und bei der Partnerwahl. Eine Remission ist selten vollständig. Periodische Symptombilder, wie häufiges Stimmenhören, die sogar in symptomfreien Phasen auftreten, verschleiern möglicherweise die überwiegende Negativsymptomatik. Affektive Symptome treten nicht so häufig auf. Insgesamt ist jedoch die Persönlichkeitsstruktur eher adynamisch und flach – in dem Sinne, dass man weniger auf kommunkative oder symbolische Aspekte in der Symptomatik stößt.

Von den zerebralen Atrophien sind häufiger Männer betroffen. Eine hereditäre Belastung kommt hier nicht so stark zur Geltung. Diese Personen sind ebenfalls stimulus-vulnerabel. Diese Verletzlichkeit hat jedoch einen anderen Ursprung als bei der zuvor beschriebenen Gruppe. Anstelle einer spezifischen Überempfindlichkeit für Symbole, können wir eher konkretistisches Denken erwarten, das zu Schwierigkeiten bei der Integration von zu zahlreichen Stimuli und Anforderungen führt (bei einem verengten Reizfenster im neurophysiologischen Sinne). Vor Überstimulation oder Überforderung schützen sich diese Patienten durch Rückzug (Negativsymptom) oder sie reagieren verstärkt mit Desintegration bzw. Spaltung. Bei Patienten mit schweren kognitiven Beeinträchtigungen kann man das psychotische Verhalten als eine »natürliche« Reaktionsweise ansehen, die im Verhältnis zu den kognitiven Beeinträchtigungen sekundär ist. Der Vergleich mit einem normalen Kind, das sich bei Überreizung zurückzieht, scheint angebracht.

Ziele und Behandlungsmaßnahmen

Die angemessene Zielsetzung ist eine bestmögliche Anpassung an eine mehr oder weniger ausgeprägte, vorrangig kognitive Behinderung.

Man muss in der Regel akzeptieren, dass die Aussicht auf eine vollständige Wiederherstellung nicht gut ist und es nur zu einer Teilremission kommt. Grundsätzlich lässt sich festhalten, dass eine pharmakologische Behandlung weniger Nutzen bringt – hierher gehören wohl viele Patienten, die resistent gegenüber den Wirkungen der Neuroleptika sind (trotzdem werden sie häufig mit hochdosierten Medikationen beeinträchtigt). Vielmehr ist eine edukativ-kognitive Behandlung erforderlich. Therapie, die auf Introspektion baut, setzt zu viel bei diesen Patienten voraus und führt eher zu einer Verschlechterung. Das psychoedukative Training und eine Unterstützung der Familien stellt zweifellos die Behandlung dar, die sich in dieser Situation am besten eignet (Strauss u. a., 1989). Auch ist die Zusammenarbeit mit Eltern in diesen Fällen einfacher, da die Persönlichkeit der Eltern klarer von den Patienten abgegrenzt ist – wie es sich auch in anderen Fällen früher Entwicklungsstörungen verhält. Längerfristige Beschäftigungs- und Wohnhilfen müssen auf die spezifische Behinderung dieser Gruppe abgestellt sein.

Patienten mit vorwiegend emotional belastenden Entwicklungsbedingungen (Typ C)

Situationen mit schweren Belastungen kommen oft im Verlaufe der kindlichen Entwicklung von Patienten mit schizophreniformen Psychosen vor. Ein ungewöhnlich schwieriger Hintergrund lässt sich auch bei Fällen des Typs C beobachten, die im Sinne des DSM-VI als schizophren diagnostiziert wurden (Carpenter, 1992). Der Typ C umfasst weiterhin oft Personen, die eine Doppeldiagnose mit zusätzlicher Persönlichkeitsstörung (Borderlinestörung oder narzisstische Störung) haben. In emotionalen Stressphasen verstrickt sich die Persönlichkeit immer stärker und bildet ein schizophrenes Syndrom aus. Es lassen sich auch wiederholte psychotische Phasen beobachten, solange die Person noch nicht besser imstande ist, sich mit den Herausforderungen der Wirklichkeit auseinanderzusetzen. Einige dieser Patienten sind überdurchschnittlich begabt – sei es in emotionaler oder intellektueller Hinsicht. Das pathogene Netzwerk verbirgt sich oft hinter der sozialen Kompetenz einer Familie und es kann schwierig sein, den Umfang lang andauernder sozialer und emotionaler Konflikte zu überschauen. Auslösende Erlebnisse, sei es im realen oder symbolischen Sinne (Verlust, narzisstische Kränkung, Versuch der Emanzipation aus familiären Bindungen) liegen meist auf der Hand. Halluzinationen, die in der Akutphase auftreten, sind weniger ausgedehnt und beinhalten eine spezifische Aussage, die in der Regel kongruent mit dem emotionalen Problem der Person ist. Wahngedanken, Agieren und affektive Aspekte können hinzutreten.

Ziele und Behandlungsmaßnahmen

Ziel sollte sein, das psychische Wohlbefinden wiederherzustellen. Die kurzfristige Prognose für eine Remission ist sowohl mit als auch ohne Behandlung gut. Ist die psychosoziale Problemkonstellation jedoch ausgeprägt und wird sie außer Acht gelassen, dann kann dies, in Verbindung mit Persönlichkeitsstörungen, die Genesung gefährden. In solchen Fällen kann sich ein klinisches Bild entwickeln, das von anderen chronischen Verläufen kaum noch zu unterscheiden ist (Carpenter, 1992). Die Weigerung, eine Psychose aufzugeben, kann sehr gravierend sein, weil es dann schmerzhafter ist, sich mit den Realitäten auszusetzen, als psychotisch zu sein. Dies wird noch verstärkt, wenn die neuroleptische Medikation in zu hoher Dosierung oder zu lange verabreicht wird, und das Gleiche gilt für eine zu ausgedehnte institutionelle Versorgung.

Es ist wichtig, dass man Patienten aus dieser Gruppe identifiziert, da sonst die Gefahr besteht, dass sie falsch behandelt werden und sie nicht die Chance bekommen, eine Psychotherapie zu machen.

Die antipsychotischen Medikamente lassen sich oft vermeiden, auch wenn sie zeitweise hilfreich sein können. Bei einer hartnäckigen Symptomatik besteht allerdings Anlass, biologische Faktoren als dominierenden Einfluss anzunehmen, und dann kann es sinnvoll werden, diese Symptome auch langfristig neuroleptisch zu behandeln. Dann allerdings beschreibt man den Patienten wohl auch besser im Sinne einer der o. a. Gruppen.

Schlussfolgerung

Die Trennungslinie, die zwischen den Schizophrenien und anderen »funktionellen« Psychosen auf der Grundlage des DSM-VI besteht, erweist sich als hinderlich, wenn es darum geht, diese als ein kontinuierliches Spektrum von psychotischen Zuständen mit unterschiedlichen Dimensionen zu erkennen. »Schizophrenie« sollte als ein Syndrom verstanden werden, mit dem man versucht, bestimmte Symptome und Merkmale zusammenzufassen, die erfahrungsgemäß für eine schlechte Prognose sprechen. Gleichwohl wissen wir, dass die Hälfte der schizophrenen Patienten (und mehr) eine ziemlich gute Prognose hat, wie Langzeitstudien zeigen konnten (Bleuler, 1973, Harding u. a., 1987). Angesichts des aktuellen Wissenstandes und der verfügbaren Behandlungsmethoden stellt die Diagnose »Schizophrenie« heute anscheinend ein Hindernis dar für ein differenziertes Verständnis und eine angemessene Therapie dieser ebenso unterschiedlichen wie unangenehmen Störungen.

Das vereinfachte hypothetische Modell der Entstehung von Psychosen habe ich nicht als Diagnoseersatz formuliert, es unterstreicht lediglich die logischen und psychodynamischen Zusammenhänge. Damit sollen die Gefahren bzw. Zufallstreffer bei der Behandlungsplanung verringert werden. Es sollte in der Praxis als Anregung genutzt werden, um Menschen mit Psychosen eine differenzierte Behandlung zu ermöglichen.

Kapitel 2

Entwicklungsprojekte in der Bewährung: Evaluation und Erfahrungs-/ Therapieberichte

a) Finnland

Das integrierte Modell der Behandlung schizophrener und verwandter Psychosen

Yrjö O. Alanen, Ville Lehtinen, Klaus Lehtinen, Jukka Aaltonen und Viljo Räkköläinen

Als übergeordnetes Ziel unseres integrierten finnischen Modells ging es im weiteren Sinne darum, eine neue Behandlung für erstmals erkrankte Patienten mit schizophrenen Psychosen zu entwickeln, welche

a) vorrangig psychotherapeutisch,
b) in umfassender Weise systemisch und psychodynamisch und
c) generell im öffentlichen psychiatrischen Versorgungssystem anwendbar sein sollte.

Ein zentraler Ausgangspunkt war für uns die Tatsache, die bereits Bleuler (1911) bekannt war, dass schizophrene Störungen eine heterogene Gruppe sowohl hinsichtlich klinischer Symptome und ihrer Prognose, als auch der psychischen und sozialen Situation sind. Dies führt dann zu einer Vielfalt therapeutischer Herausforderungen. Man sollte also auf Menschen, die an einer Schizophrenie leiden, flexibel und in jedem einzelnen Fall individuell eingehen, um mit ihnen und ihrem Umfeld Situationsdeutungen zu erarbeiten und therapeutische Bedürfnisse zu definieren. Aus diesem Grund bezeichneten wir das finnische Modell als »bedürfnisangepasste Behandlung« bei Psychosen des schizophrenen Spektrums (Alanen u. a., 1991; Alanen, 1997b).

Die Verschiedenheit der Psychosen aus der Gruppe der Schizophrenien lässt sich auch hinsichtlich ihrer Ätiologie feststellen. Es ist höchst wahrscheinlich, dass die verursachenden Faktoren multifaktoriell, facettenreich und vielschichtig und zudem in den unterschiedlichen Fällen auch jeweils anders gewichtet sind (Alanen, 1997a/dt. Übersetzung 2001, 1997b). Wir gehen sowohl davon aus, dass biologisch und genetisch disponierende Faktoren vorliegen (Vulnerabilität), als auch dass diese in Verbindung stehen mit einer beeinträchtigten Persönlichkeitsentwicklung, und dass schließlich psychosoziale Auslösefaktoren beim Ausbruch der Erkrankung hinzukommen (Räkköläinen, 1977).

Ein integriertes und im umfassenden Sinne psychotherapeutisches Modell, wie wir es vorschlagen, wird wohl angesichts der vorherrschenden reduktionistischen Sichtweise der Schizophrenien Widerstände hervorrufen. Dies trifft besonders für biologisch orientierte Forscher zu, die sich von biochemischen und neuen abbildenden Verfahren ermutigt fühlen, die Hirnfunktionen zu erforschen oder Chromosomenregionen, die zu einer »Schizophrenieanfälligkeit« führen könnten, mit den neuen molekulargenetischen Methoden zu untersuchen. Dabei wird leicht vergessen, dass die Interaktionsbeziehungen mit anderen Menschen ein integraler Bestandteil der menschlichen Biologie sind, und dass sie notwendig sind für die Entwicklung des Menschen und entsprechend auch für unsere therapeutischen Bemühungen. Fleck (1995) hat vor einiger Zeit einen kritischen Forschungsbericht über entmenschlichende Entwicklungen in der amerikanischen Psychiatrie geschrieben, die den Patienten mittlerweile als einen Behälter voller neurochemischer Anomalien ansieht und gar nicht mehr auf die Idee kommt, ihn in seiner Entwicklung mittels einfühlsamer Gespräche zu verstehen. Programme für das Krankheitsmanagement haben die psychotherapeutische Behandlung verdrängt, wobei der Psychiater sich auf diagnostische und verschreibende Funktionen zurückzieht.

Die Art der Behandlung, welche wir uns als Forscher, Klinikmitarbeiter oder Psychotherapeuten zurechtgelegt haben, halten wir dann üblicherweise für den einzig angemessenen Ansatz. Dabei könnten unsere Scheuklappen dafür Sorge tragen, dass der Kliniker die Brauchbarkeit aller anderen Ansätze ausblendet. Ein integriertes Behandlungsmodell könnte Widerstände wachrufen und deutlich machen, dass das eigene Denken und Handeln nicht das einzig Mögliche ist, und dies könnte als narzisstische Kränkung erlebt werden.

Wir möchten gern die Annahme in Frage stellen, dass ein psychotherapeutischer Ansatz zur Behandlung von Psychosen in den öffentlichen Versorgungssystemen wegen der zahlreichen benötigten Mitarbeiter nicht möglich sein soll. Aufgrund unserer Erfahrungen mit dem bedürfnisangepassten Ansatz wissen wir, dass sich dies nicht so verhält. Nicht alle schizophrenen Patienten benötigen eine langfristige Einzelpsychotherapie als angemessene Behandlung.

Grundlagen des Modells

Entwicklung

Unseren Ansatz haben wir über drei Jahrzehnte in Verbindung mit dem Schizophrenieprojekt in Turku entwickelt (Alanen, 1997a). Als ein nationales Entwicklungsprogramm für Forschung, Behandlung und Rehabilitation, das in den achtziger Jahren für Menschen mit schizophrenen Psychosen in Finnland durchgeführt wurde (Staatliche Gesundheitsbehörde Finnland, 1988; Alanen u. a., 1990a, 1990b), hatten wir die Chance, in einem größeren geographischen Raum Erfahrungen mit unserem Ansatz zu machen. Eines der beiden Unterprojekte dieses Modellprogramms wurde das Projekt für ersterkrankte schizophrene Patienten (NSP), das in sechs Verwaltungsbezirken durchgeführt wurde, die verschiedene Landesteile repräsentieren. Die Ergebnisse der katamnestischen Untersuchungen in diesem Projekt waren vielversprechend – und das, obwohl die Realisierung in den Verwaltungsbezirken unterschiedlich ausfiel (Salokangas u. a., 1991; Salokangas, 1994; Alanen, 1997a). Vielleicht war das breite Interesse an der psychodynamisch orientierten Behandlung schizophrener Psychosen, auf das wir stießen, das wichtigste Ergebnis dieses Landesprogramms. Auf der Grundlage der Erfahrungen aus diesem Programm wurde ein detailliertes Behandlungs- und Rehabilitationsmodell schizophrener Psychosen 1987 auf Finnisch und 1990 auch auf Englisch veröffentlicht (Alanen u. a., 1990 a).

Neuere Projekte, die auf verschiedenen Variationen des ursprünglichen Turkuprojekts beruhten, sind anschließend entstanden – in weiteren Abschnitten werden die Erfahrungen und Ergebnisse aus den wichtigsten beschrieben. Das finnische integrierte Modell hat auch die Entwicklung der Behandlungspraxis im Ausland, besonders in den skandinavischen Ländern, beeinflusst.

Das Schizophrenieprojekt in Turku

Bei diesem Projekt handelt es sich um ein Handlungsforschungsprojekt, das von Forschern und Mitarbeitern einer Universitätsklinik, der psychiatrischen Klinik Turku, durchgeführt wurde. Ziel war die Entwicklung der Behandlung für erstmals erkrankte Patienten mit Psychosen aus der Gruppe der Schizophrenien in gemeindepsychiatrischen Settings in der Stadt Turku (160.000 Einwohner).

In einem psychotherapeutisch geprägten Arbeitszusammenhang, in welchem Unterstützung in Form von Weiterbildung und Supervision für alle in der Versorgung tätigen Mitarbeiter vorgesehen war, ging es um die Umwandlung von Krankenhausstationen in psychotherapeutische Gemeinschaften (Alanen 1975, 1997a; Salonen, 1979). Dann wurden einzeltherapeutische Beziehungen, Familientherapie und netzwerkorientierte Aktivitäten entwickelt. Die Pharmakotherapie unterstützt unserer Meinung nach diese psychotherapeutischen Aktivitäten. Das Ziel war, den Behandlungsansatz als allgemeingültiges Paradigma für das gesamte Setting und den Aufnahmebezirk Turku zu etablieren.

Da unser Schwerpunkt auf der Entwicklung lag, wählten wir den vorgegebenen Rahmen so aus, dass eine Verallgemeinerung der modellhaften Sektorversorgung erleichtert wurde. Das grundlegende Prinzip, die Behandlungsbedürfnisse von Patienten und Angehörigen zu unserem Ausgangspunkt zu machen, verbot es uns, durch eine Zufallsauswahl Kohorten zusammenzustellen, bei denen vorab definierte Behandlungsstrategien angewendet wurden. Eine Randomisierung hätte den Entwicklungsprozess im Modell beeinträchtigt. Wir wählten also eine den natürlichen Gegebenheiten entsprechende Zusammenstellung der Kohorten, die dann eine flexibel verabredete Behandlung erhielten (Alanen u. a.,

1980). Wir untersuchten die Effizienz verschiedener Behandlungsmethoden in den aufeinander folgenden Stufen der Entwicklung unseres Modells mittels prospektiver Katamnesestudien der Kohorten, die alle ersterkrankten Patienten mit der Diagnose »Störung aus dem schizophrenen Spektrum« umfassten (vgl. Übersicht weiter unten). Auf die Vorteile und Nachteile dieser Forschungsmethodik gehen wir später ein. Die Kohorten, wie auch die Umrisse des Turkuprojekts sind an anderer Stelle ausführlich dargestellt (Alanen, 1997a). Das Turkuprojekt war auch der finnische Beitrag zum skandinavischen Frühbehandlungsprojekt für schizophrenen Patienten (NIPS – Lehtinen u. a., 1994).

Anfangs lag der Entwicklungsschwerpunkt auf längerfristiger, psychodynamischer Einzeltherapie, die von ärztlichen und pflegerischen Mitarbeitern unter Supervision angeboten wurde (Aaku u. a., 1980, Alanen u. a., 1986). Familientherapie sah man als zweitrangig für die Behandlung an und rehabilitative Angebote gab es nur in geringem Umfang. Jedoch hatte dann eine dreijährige, multiprofessionelle Ausbildung in systemischer Familientherapie, die 1979 in Turku eingerichtet wurde, eine revolutionierende Wirkung auf die Vorgehensweise des Turkuprojekts. Dazu formulierten wir drei praxisorientierte Grundsätze, die seit 1983 eine neue Entwicklung anstießen (Lehtinen u. Räkköläinen, 1986; Alanen u. a., 1990a).

1) Der Patient soll in Situationen, die ihn und seine Behandlung betreffen, anwesend sein. Er hat als Experte für seine eigene Lebenssituation zu gelten. Wenn der Patient beteiligt wird, so hilft ihm dies, seine Realitätskontrolle zurückzugewinnen. Es ist Aufgabe der Mitarbeiter, Gespräche so zu moderieren, dass dies möglich wird.
2) Es werden regelmäßig gemeinsame Treffen von Mitarbeitern mit Patienten, Familienangehörigen und/oder anderen wichtigen Personen aus dem Netzwerk ihrer Beziehungen durchgeführt. Dies beginnt mit einem intensiven anfänglichen Assessment, wenn der Patient in die Behandlung kommt. Als sich herausstellte, dass diese Versammlungen für viele Patienten eine bedeutsame therapeutische Wirkung hatten und die psychotische Regression und den Bedarf an stationärer Behandlung reduzierten, bezeichneten wir sie als »Therapieversammlungen« (Räkköläinen u. a., 1991).
3) Eine übergreifende systemische Orientierung führten wir folgendermaßen ein: Wiederholte, gemeinsame Erfahrungen von Patienten und allen Beteiligten, Beobachtungen und Hypothesen in Therapieversammlungen und anderen Situationen führten zu einem gemeinsamen Verstehensprozess im therapeutischen System (Alanen u. a., 1989, 1991). Das Ergebnis dieses Prozesses nannten wir »Leitbildverfahren in der Behandlung« (Aaltonen u. Räkköläinen, 1994, s.u.).

Den Ausbruch einer Psychose fassen wir als interaktionelles Phänomen auf und deshalb legten wir nun den Schwerpunkt auf familienzentrierte Interventionen und Familientherapie. Gleichzeitig wurden mit einigen Patienten weiterhin langfristige Einzeltherapien durchgeführt. Die Familien- und Krisenorientierung lenkte die Aufmerksamkeit auf die Lebenssituation des Patienten und seine gegenwärtigen Probleme. Eine kurze Behandlungsdauer wurde bevorzugt, um die normale Entwicklung nicht zu unterbrechen, nachdem eine Reformulierung in der Interaktion erreicht worden war. Verglichen mit den früheren Nachuntersuchungen waren die Behandlungsergebnisse von Patienten, die mit dem neuen interaktionellen Ansatz behandelt wurden, deutlich besser (Lehtinen, 1993b, 1994; vgl. auch Abschnitt zu den Ergebnissen). Gleichzeitig legten diese Ergebnisse jedoch auch nahe, dass die Erwartungen an die doch relativ begrenzten Interventionen für schwerer kranke Patienten zu optimistischen waren. Das Bedürfnis vieler Patienten an längerfristigen Familien- und Einzelpsychotherapien und an rehabilitativen Maßnahmen hatten wir unterschätzt. Aus diesem Grunde und wegen der schädlichen Wirkung von Abbrüchen in der therapeutischen Beziehung hielten wir einen vierten Grundsatz für notwendig:

4) Die Kontinuität der Behandlung soll gewährleistet werden (Lehtinen, 1993a). Es ist äußerst wichtig, therapeutische Beziehungen aufrechtzuerhalten. Im Idealfall sollte das Aufnahmeteam so lange wie möglich mit den Familien arbeiten. In manchen Fällen bedeutet dies regelmäßige Familienkontakte, in anderen Fällen seltenere, aber in Krisen und bei drohenden Rückfällen kurzfristig abrufbare Hilfen.

Prinzipien

Die Prinzipien der integrierten bedürfnisangepassten Behandlung haben wir vor dem Erfahrungshintergrund des Turkuprojekts folgendermaßen formuliert (Alanen u. a., 1991; Alanen, 1997a):

a) Die therapeutischen Aktivitäten werden in jedem Fall individuell geplant und flexibel ausgeführt, so dass sie den wirklichen, veränderlichen Bedürfnissen der Patienten ebenso entsprechen wie den Menschen, die ihr persönliches soziales Netzwerk (meist ihre Familie) bilden. Dies wird mittels der intensiven anfänglichen Therapieversammlung versucht, über die wir berichtet haben. Der interaktionelle Ansatz ist bei der Behandlungsplanung von allergrößter Bedeutung, da wir hier die Familiensituation einschließlich wechselseitiger, symbiotischer (und manchmal sehr konkreter) Abhängigkeiten erfassen können, welche die Familien vieler Patienten prägen. Ob dann eine familien- oder individualtherapeutische Behandlungsorientierung in Zukunft eingeschlagen wird, entscheidet sich weitgehend in diesen Versammlungen. Ein empathischer Kontakt zu den engsten Angehörigen des Patienten kann auch dazu beitragen, positive Ressourcen freizusetzen, eine Vertrauensbasis für die Behandlung zu schaffen (auch wenn dies eine Einzeltherapie sein sollte) und die Motivation zu eventuell später benötigten Therapieversammlungen zu schaffen.

b) Untersuchung und Behandlung sind durch eine psychotherapeutische Haltung bestimmt. Dies bezieht sich auf den Versuch, zu verstehen, was passiert ist, was weiterhin mit dem Patienten und den Personen in seinem sozialen Netzwerk geschieht und wie wir dieses Verstehen als Basis nutzen können, um uns ihnen anzunähern und zu helfen. Eine Haltung dieser Art bezieht auch ganz wesentlich die Beobachtung der eigenen emotionalen Reaktion ein.

c) Verschiedene therapeutische Zugänge sollten sich gegenseitig ergänzen anstelle eines »Entweder/Oder«-Vorgehens. Therapeutische Aktivitäten (wie verschiedene Therapieformen, psychopharmakologische Behandlung und rehabilitative Maßnahmen) sollen in einem übergreifenden Behandlungsplan integriert werden. Als Voraussetzung für eine integrierte Behandlung ist die notwendige Kooperation mit Personen und Einrichtungen herzustellen.

d) Die Behandlung soll die Qualität eines kontinuierlichen Prozesses erreichen und aufrecht erhalten. Dies bedeutet, dass eine Sitzungsroutine bzw. schematische Abfolgen zu vermeiden sind. Diesen Aspekt verdeutlicht am besten die Abbildung 1.

e) Eine Nachuntersuchung der Wirksamkeit der Behandlungsmethoden im Einzelfall ist wichtig, auch hinsichtlich der Auswirkung und der Weiterentwicklung des gesamten Behandlungssystems (Lehtinen, 1993b).

Verschiedene Komponenten des integrierten therapeutischen Ansatzes

Die relative Gewichtung der psychotherapeutischen Methoden im Verlauf bedürfnisangepasster Behandlung ist in der Abbildung 1 wiedergegeben. Unten in der Abbildung findet sich der Behandlungsbeginn mit der anfänglichen Intervention, welche in der Regel hauptsächlich auf wiederholten Therapieversammlungen mit dem Team, dem Patienten, der Familie und/oder anderen wichtigen Angehörigen seines Umfeldes besteht. Natürlich führen wir mit dem Patienten auch Einzelgespräche in der Anfangsphase – dies geschieht, wenn der Patient stationär behandelt wird oder in Situationen, wo es sich empfiehlt oder der Patient es wünscht. Mit sozialer Situation ist das weitere Beziehungsnetz, eventuelle Anpassungsprobleme und der Bedarf an Rehabilitation gemeint.

Die senkrechten Pfeile zeigen an, wie sich im Laufe der Zeit der Behandlungsschwerpunkt verlagert. Dies verläuft bei den verschiedenen Patienten

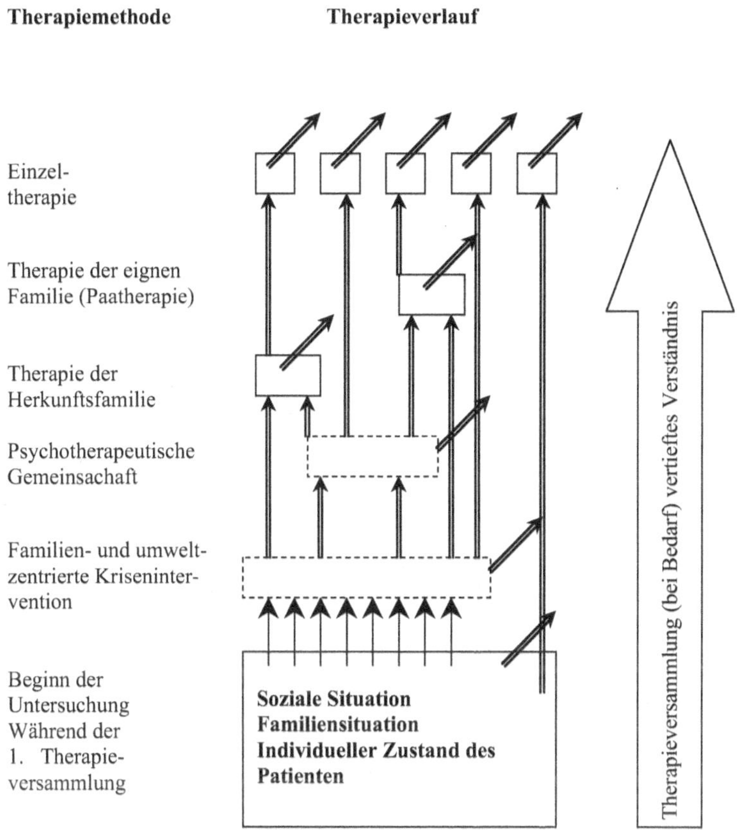

Abbildung 1: Die übliche Gewichtung der psychotherapeutischen Methoden im Verlauf der bedürfnisangepassten Behandlung

unterschiedlich von einer Therapieform zu einer anderen. Die schrägen Pfeile hingegen zeigen die Beendigung des Therapieprozesses an, welche auf jeder Stufe eintreten kann. Der große graue Pfeil symbolisiert die Entwicklung des gemeinsamen therapeutischen Leitbildes, welches die Behandlung steuert. Man sollte die Abbildung 1 nicht zu wörtlich nehmen, in einzelnen Fällen sind Ausnahmen von der schematischen Abfolge notwendig. Dabei ist entscheidend, das der jeweilige Fokus als der derzeitige Schwerpunkt in der therapeutischen Gewichtung, nicht als ausschließliche Therapieform, verstanden wird. So ist es beispielsweise üblich, dass der Patient neben der Familientherapie noch über eine einzeltherapeutische Beziehung verfügt. In der psychotherapeutischen Gemeinschaft hat er Kontakt zu einer Bezugsschwester, dennoch wird der Schwerpunkt sich in der Regel erst dann zu einer Einzelpsychotherapie hin verlagern, wenn die Voraussetzungen dafür im Rahmen der Familientherapie geschaffen wurden.

Therapieversammlungen

Die anfänglichen Therapieversammlungen haben gleichzeitig eine informative, diagnostische und therapeutische Funktion. Dabei wird die psychotische Regression des Patienten oft gebessert oder sie verschwindet – dies geschieht häufig bei akutem Ausbruch der Psychose. Wir haben die Erfahrung gemacht, dass die meisten Familien bei der ersten Aufnahme gut für eine Zusammenarbeit motiviert sind. Wenn Therapieversammlungen erfolgreich fortgesetzt werden, kann dies eine Krankenhausaufnahme völlig erübrigen. Für die Patienten, die auf der Station in der psychotherapeutischen Gemeinschaft aufgenommen werden, finden die Therapieversammlungen dort als wesentlicher Bestandteil des milieutherapeutischen Prozesses und der Entwicklung eines gemeinsamen Leitbildes statt. Die Therapieversammlungen schwächen auch die Zurückweisung ab, die Patienten erfahren, und die Tendenz, sie als »krank« zu stigmatisieren [mit allen Konsequenzen der Isolation in ihrem sozialen Umfeld, vgl. etwa die »Abschließung«, wie sie von Scott und Ashworth beschrieben wurden (1967)]. Das Team kann jedoch auch Therapieversammlungen mit dem Patienten allein arrangieren, falls Angehörige nicht teilnehmen wollen oder wenn andere Gründe dafür vorliegen. Therapieversammlungen werden üblicherweise auch in der späteren Phase der Therapie aufrecht erhalten. Dann sind sie besonders wichtig für die Integration und die Kontinuität des Behandlungsprozesses, wenn es zu einem Wechsel des Therapeuten, der therapeutischen Methode oder der Einrichtung kommt.

Gemeinsame Familientherapie

Unsere familientherapeutische Orientierung lässt sich als systemisch-psychodynamisch beschreiben (Lehtinen, 1994; Alanen, 1997a), wobei man neuerdings an einzelnen Standorten unterschiedliche Wege geht. Die Therapeuten arbeiten als Team und können einen Raum mit Einwegscheibe und audiovisueller und telefonischer Kommunikation zwischen den Mitgliedern des Teams nutzen. Gemeinsame Sitzungen mit der Herkunftsfamilie sind besonders bei jungen Patienten mit wenig Kontakt außerhalb der Familie und geringer Differenzierung gegenüber den Eltern notwendig. Bei hochgradig autistischen Patienten ist dies wahrscheinlich die einzige Möglichkeit, einen therapeutischen Prozess anzustoßen.

Die gemeinsame Therapie ist aber auch für akut gestörte schizophrene Patienten angezeigt, deren Kernproblem anscheinend in der Ambivalenz liegt, von der Familie unabhängig zu werden. Zu den Therapiezielen gehört ein besseres gegenseitiges Verständnis der Beteiligten, ihrer Gedanken, Gefühle und Absichten und weiterhin der Grenzen zwischen ihnen und ihrer Individuation.

Eine wichtige Indikation für Familientherapie liegt auch vor, wenn Patienten vor dem Krankheitsbeginn eine eigene Familie hatten oder in einer Paarbeziehung lebten. Oft ist eine Therapie in der Herkunftsfamilie oder eine Paartherapie von Patient und Partnerin (bzw. Patientin und Partner) angezeigt. Wenn es sich in diesen Fällen um eine regressive Dekompensation handelt, sind nach unserer Erfahrung die Heilungschancen in der Paar-und Familientherapie größer als in der Einzeltherapie. Dies hängt allerdings von der Einstellung des Partners bzw. der Partnerin ab (Alanen u. a., 1986). Es kann jedoch auch vorkommen, dass nach den anfänglichen Interventionen eine Einzeltherapie die Methode der Wahl ist (vgl. hierzu Alanen, 1997a, wo die Praxis der Einzeltherapie ausführlich dargestellt wird).

Psychodynamische Einzeltherapie

Psychodynamische Einzelpsychotherapie eignet sich von Anfang an am besten für Patienten, deren Persönlichkeitsentwicklung differenzierter als beim »durchschnittlichen« schizophrenen Patienten verlaufen ist. Viele dieser Patienten sind schon aus ihren Elternhäusern ausgezogen. Für die meisten anderen Patienten ist eine gemeinsame Familientherapie oder der therapeutische Prozess in einer psychotherapeutischen Gemeinschaft eine wichtige Voraussetzung für eine spätere erfolgreiche Einzeltherapie. Wenn in der Familientherapie und/oder der therapeutischen Gemeinschaft Fortschritte erzielt werden, entstehen beim Patienten Neugier und Motivation, sich mit den eigenen Problemen ausführlicher zu befassen.

Alanen hat besonders die Bedeutung hervorgehoben, die der empathischen Therapeutenpersönlichkeit und der »Passung« zwischen Patient und Therapeut zukommt. Dies ist für die Therapie mit psychotischen Patienten noch wichtiger als für die mit neurotischen Patienten, bei der die Behandlungstechnik eine größere Rolle spielt. Der Entwicklungsprozess hat seine Grundlage in der Übertragungsbeziehung des Patienten zum Therapeuten, wozu auch die Identifizierung mit seinen Haltungen gehört, und dies kann dann die Grenzen erweitern, die zuvor die Ressourcen für die Persönlichkeitsentwicklung begrenzten. Wenn man der Konzeption Kohuts (1971) folgt, wird der Therapeut auf diese Weise zunehmend als Selbstobjekt für den Patienten wichtig und kann so Begrenzungen früherer Selbstobjekt-Beziehungen aufheben.

Während der Assessmentphase bei erstmals aufgenommenen Patienten sollte möglichst keine *neuroleptische Medikation* angesetzt werden. Um die Ängste von Patienten unter Kontrolle zu halten, kann man Benzodiazepine verordnen. Die wichtige psychologische Herausforderung besteht in der Annäherung an und der Kontaktaufnahme mit Patienten und Teilnehmern der ersten Therapieversammlungen. So gelingt es uns leichter, die Lebenssituation von Patienten *in vivo* kennenzulernen und wir vermeiden es, gleich zu Anfang den Zustand als Krankheit im medizinischen Sinne zu definieren. Darüber hinaus beruhigt der psychologische Ansatz den Patienten ebensogut wie Neuroleptika dies tun. Später werden bei Bedarf Neuroleptika in geringer oder mäßiger Dosierung zur Unterstützung der psychotherapeutischen Behandlung eingesetzt. Wenn sich der Zustand des Patienten bessert, soll die Dosierung allmählich gesenkt und am besten ganz abgesetzt werden. Aufgrund unserer Erfahrung aus dem skandinavischen NIPS-Projekt verringert die psychotherapeutische Behandlung der Patienten den Bedarf an Neuroleptika.

Unsere Projekte in Finnland legen nahe, dass viele akut kranke Patienten mit Störungen aus dem schizophrenen Spektrum wirksam und ohne Einsatz von Neuroleptika behandelt werden können, wenn psychotherapeutische Ressourcen entschieden und umfassend im integrierten Ansatz zum Zuge kommen. Ugelstad (1979) hat darauf hingewiesen, dass die Anzahl von Personen, die jährlich an einer schweren Schizophrenie erkranken so klein ist – die gesellschaftlichen Kosten dieser Krankheit andererseits so hoch sind –, dass es möglich sein müsste, diesen Patienten eine viel intensivere, zugehende Akutbehandlung anzubieten, als dies bislang geschieht. Jedoch sind die Mittel für die öffentliche medizinische Versorgung begrenzt und auch die Zusammenarbeit mit privaten Diensten, mit der man zusätzliche Mittel einzubringen versucht, hilft nicht viel weiter. Supportive, relativ unregelmäßige Therapieangebote nützen vielen Patienten, es sind also die intensiven, psychoanalytischen Einzeltherapien nicht für alle erforderlich.
Letztere Therapieform ist besonders dann sinnvoll, wenn

- die schizophrenen Störungen nicht zu der schwersten klinischen Kategorie gehören;
- Einsicht und Motivation für eine solche Arbeit sowohl beim Patienten als auch beim Therapeuten vorhanden sind;
- die Voraussetzungen für eine hinreichende Kontinuität einer therapeutischen Beziehung gegeben ist.
  Eine Indikation kommt häufig jedoch auch erst in einem längeren Prozess zustande und so ist auch bei dem o. a. Gesichtspunkt eine gewisse Flexibilität zu empfehlen.

Entwicklung von Aus- und Weiterbildung

Der Entwicklungsprozess in Turku wurde anfangs ohne qualifizierte Weiterbildung der Mitarbeiter begonnen. Viele Therapeuten, oft Krankenschwestern, zeigten eine spontane Neigung und Enthusiasmus für einen solchen Ansatz. Mit einer Unterstützung durch Supervision erreichten sie vielversprechende Ergebnisse mit Patienten. Als Schwierigkeiten auftauchten, wurde ein Bedürfnis nach einer qualifizierten Zusatzausbildung evident.

Die umwälzende Wirkung, welche die systemisch-psychodynamische Zusatzausbildung im Turkuprojekt hatte, haben wir schon erwähnt. Seit 1986 wurde dort die dreijährige, allgemeine Weiterbildung zum Familientherapeuten noch durch eine störungsspezifische zweijährige Zusatzausbildung für Fortgeschrittene ergänzt (Voraussetzung für die staatliche Anerkennung als Psychotherapeut).

Gleichzeitig wurde 1986 eine spezialisierte dreijährige Zusatzausbildung für Einzeltherapie angeboten, wobei das dritte Jahr der Psychosenpsychotherapie vorbehalten war. Die eigene psychodynamische Psychotherapie war Voraussetzung bei der Aufnahme von Auszubildenden. Seit 1994 gibt es zusätzlich einen vergleichbaren Fortgeschrittenenkursus für Einzelpsychotherapie mit schwerer gestörten Patienten (Psychosen oder »Borderline«-Persönlichkeitsstörungen). Das Ziel dieses Fortbildungsprogramms war, den Mangel an Unterstützung, der die meisten psychotherapeutischen Fortbildungen kennzeichnet, hinsichtlich der schwereren psychischen Störungen und der Integration in der gemeindepsychiatrischen Versorgung zu beheben. Die Ausbilder waren Psychoanalytiker, die mit der Psychotherapie von Psychosen vertraut waren. Die Teilnehmer waren Psychiater, Psychologen und psychiatrische Fachkrankenschwestern, die eine eigene Analyse gemacht hatten. Besonders wurde die Handhabung von Gegenübertragungsproblemen betont, mit denen die Auszubildenden konfrontiert waren (vgl. dazu die Darstellung von Aaltonen u. a., 2002).

Umfassende Fortbildungsprogramme, welche die therapeutische Kultur im West-Lapplandprojekt veränderten, werden weiter unten in dem nachfolgenden Text beschrieben.

Implementierung des bedürfnisangepassten Modells

Im Rahmen der 10-Jahres-Katamnese im NSP-Projekt wurden 1992 50 Psychoseteams in verschiedenen Teilen des Landes nachgewiesen (Tuori, 1994; Tuori u. a., 1998). Diese Teams und die Beteiligung von Patienten und Angehörigen in Therapieversammlungen waren die stark verbreiteten Werkzeuge des bedürfnisangepassten Modells.

Ein neues Behandlungssystem aufzubauen und in Gang zu bringen, ist ein ziemlich langwieriger Prozess, in dem lokale Bedürfnisse und Ressourcen in einem ko-evolutionären Prozess zu neuen Ideen verschmelzen. Die örtlichen psychotherapeutischen Behandlungsangebote haben die Kompetenz der Mitarbeiter erheblich erweitert. Die Beteiligung der Mitarbeiter auf allen Ebenen ist dabei wesentlich. Am besten kann sich der einzelne Mitarbeiter gemäß seinen

Bedürfnissen und Fähigkeiten in längerfristigen Prozessen zur Erweiterung seiner Kompetenzen einbringen. Nur so lässt sich ein typisches Paradox der Psychiatrie vermeiden, wonach diejenigen, die den geringsten Ausbildungsstand haben mit Patienten konfrontiert sind, welche die größte Herausforderung darstellen.

Die Flexibilität in unserem Modell, mit der wir uns auf die unterschiedlichen Patientenbedürfnisse einstellten, wirkte sich auch auf eine Anpassung auf die jeweils unterschiedlichen lokalen Gegebenheiten aus. Psychoseteams, die ursprünglich vom Krankenhaus aus tätig wurden, haben inzwischen ihren Standort außerhalb der Klinik. Einige beschränkten sich auf ihre Funktion als Psychoseteam, andere werden auch in weiter gefassten Krisensituationen tätig. Die Teamgröße ist unterschiedlich, sie liegt zwischen 2–5 Mitgliedern, und die Teams sind multi-professionell besetzt. Das hohe Niveau der familientherapeutischen Qualifikationen hat es ermöglicht, dass in den meisten Teams ein oder zwei Mitarbeiter eine qualifizierte dreijährige familientherapeutische Ausbildung abgeschlossen haben.

Therapieversammlungen spielen eine zentrale Rolle dabei, wenn zu Beginn ein gemeinsames Leitbild zum Verständnis des Patienten und seines Netzwerks erarbeitet wird. Wir gehen davon aus, dass ein solches Leitbild tatsächlich besteht und die Interaktionen im Netzwerk strukturiert (Lethinen u. Räkköläinen, 1986, 1993; vgl. Aaltonen u. Räkköläinen im 3. Kapitel). In der Therapieversammlung wird dieses Leitbild als gemeinsame, im Prozess steuernde Hypothese bewusst gemacht. Eine verbreitete Sackgasse tritt in den Therapieversammlungen dann auf, wenn im Erstgespräch Familien und Teammitglieder miteinander über die Krankheit des Patienten diskutieren. Wenn dies passiert, wird das gemeinsame Bild auf das einer Krankheit im medizinischen Sinne reduziert und gleichzeitig geht das Veränderungspotential, das in einem systemischen, psychodynamischen Verständnis enthalten ist, verloren. Damit die Versammlungen fruchtbar werden, benötigen die beteiligten Mitarbeiter Erfahrung und eine qualifizierte Ausbildung. Therapieversammlungen erfordern Sensibilität und daher eine gute Zusammenarbeit aller Mitarbeiter. Dies gilt für jegliche Teamarbeit im bedürfnisangepassten Modell.

Lokale Entwicklungen

In einigen Landesteilen mit wenig Struktur und geringem Ausbildungsstand bezüglich psychotherapeutischer Methoden hat man die Entwicklung durch erheblichen Mitteleinsatz zu beschleunigen versucht. Dabei wurden zwei verschiedene, extrem unterschiedliche Wege eingeschlagen, indem einerseits die Bandbreite verschiedener Fortbildungen den unterschiedlichen Mitarbeitern, andererseits ein gleichartiger Grundkurs flächendeckend allen Mitarbeitergruppen angeboten wurde. Diesen letzteren Ansatz hat man in Westlappland und Tampere gewählt.

West-Lappland
Die methodischen Besonderheiten dieses Projektes werden im nachfolgenden Beitrag von Seikkula u. a.. dargestellt.

Tampere
Wie im West-Lapplandprojekt werden in Tampere Hausbesuche stark bevorzugt. Das Tampereprojekt ist ein Beispiel für den Versuch, den bedürfnisangepassten Ansatz in einem Gebiet zu implementieren, in dem bereits zahlreiche Strukturen bestanden. Dabei zeigt die Erfahrung, dass die Einführung eines Modells in einer stärker strukturierten Umgebung schwierig ist und die Entwicklung langsamer vonstatten geht. Tampere ist nach Helsinki die zweitgrößte Stadt in Finnland. Die ambulante und stationäre Versorgung am Ort organisiert die Universität in Tampere. Die Hierarchie ist komplex und der Behandlungsansatz bei Psychosen ist überwiegend medizinisch geprägt. Unabhängige Mitarbeiter können über eine qualifizierte Ausbildung und Kenntnisse von therapeutischen Methoden verfügen, aber allgemein ist das Niveau der psychotherapeutischen Kompetenzen gering. Ein Psychoseteam wurde 1991 gebildet. Im Vergleich zu den anderen Teilen Finnlands war dies spät. Therapieversammlungen gehörten nicht zur Behandlungsroutine.

Man wählte einen Ansatz, bei dem ein psychoedukatives mit dem bedürfnisangepassten Modell kombiniert wurde. Das psychoedukative Vorgehen war akzeptabler und ließ sich leichter mit dem medizinischen Ausgangspunkt vereinbaren. Die Arbeit mit den kombinierten Methoden war ausgesprochen hilfreich. Die Praktikabilität des psychoedukativen Ansatzes hat das Verständnis für die Grundlagen des bedürfnisangepassten Modells verbessert. Die Betonung von Kriseninterventionen und der umfassenden Einbeziehung der Familien im Rahmen von Hausbesuchen hat bei großen Teilen der Mitarbeiter zu neuen Erfahrungen geführt. Eine einjährige Ausbildung, die man einführte, haben seit 1994 120 Mitarbeiter absolviert. Neue Entwicklungen, die zum bedürfnisangepassten Ansatz hinzugefügt wurden, waren u. a. ein besseres Verständnis, wie den Patienten und ihren Familien Informationen weitergegeben werden können – ein zuvor eher vernachlässigter Bereich. Anstelle rigider Edukationsprogramme bestand die Absicht, in den Behandlungsprozess relevante Informationen einzubringen und gleichzeitig die Gesprächsatmosphäre zu unterstützen.

Fragen der Diagnostik

Die Verwendung von Diagnosen im systemisch und psychodynamisch orientierten Modell der bedürfnisangepassten Behandlung ist nicht unproblematisch.

Die gegenwärtigen nicht ätiologischen, beschreibenden Diagnosesysteme des DSM und des ICD sind nur beschränkt tauglich. Besonders in der Anfangsphase der Behandlung, in der es darum geht, eine gewisse Unsicherheit zuzulassen, bevor man ein ausreichendes Verständnis gewonnen hat, kann eine verfrühte Diagnose die Behandlung behindern und in eine falsche Richtung lenken. Mit der Einführung systemischer Ideen in das bedürfnisangepasste Modell wurde deutlich, dass ein Verständnis auf verschiedenen Ebenen gleichzeitig notwendig war. Man machte sich auch Gedanken darüber, welche Wirkung die diagnostische Definition auf der einen Ebene im Hinblick auf eine andere haben würde. Die Diagnose »Schizophrenie« oder »symbiotische Beziehung« dienen hier als Beispiel: Sie implizieren beide eine große Zahl bewusster und unbewusster Assoziationen, die sich auf die Erfahrung und das Verhalten des Patienten, seines Netzwerks und der Mitarbeiter auswirken (Lehtinen u. Räkköläinen, 1993). Der integrierte und bedürfnisangepasste Ansatz ist bestimmt durch seine Problemorientierung. Die diagnostischen Kategorien, die im Folgenden angeführt werden, beruhen auf unterschiedlichen Perspektiven: Die erste bezieht sich auf die Interaktion des Individuums, die zweite auf die der Familie – dazwischen gibt es Überschneidungen. Beide beinhalten spezifische Implikationen für die Behandlung und sollten unabhängig voneinander ausgewertet werden. Die auf das Individuum bezogene diagnostische Einteilung wurde im Kupittaa-Projekt entwickelt (in Übereinstimmung mit Pao, 1979; beide Darstellungen werden bei Lehtinen in Kap. 3 wiedergegeben).

Nachweis der Wirksamkeit

Die entscheidende Frage lautet: Funktioniert das Modell in der täglichen klinischen Praxis? In diesem Abschnitt gehen wir kurz auf den wissenschaftlichen Nachweis der Wirksamkeit des Modells ein.

Wiederholte Katamnesestudien in Turku

Die Wirksamkeit des ursprünglichen Modells wurde in mehreren Katamnesestudien bei Kohorten von nacheinander erstmals aufgenommenen schizophrenen Patienten im Versorgungsbezirk Turku zwischen 1960 und 1990 untersucht (Tabelle 1). Wegen der vorrangigen Betonung der Entwicklungsziele setzte man nicht wie üblich kontrollierte Therapieversuche bei diesen prospektiven Katamnesestudien ein. Wenn wir Patienten nach der Zufallsverteilung Gruppen mit vorab definierten Behandlungsprogrammen zugeteilt hätten, so wäre damit die Entwicklung des bedürfnisangepassten Modells verhindert worden, das auf der Untersuchung jedes einzelnen Patienten, seines Netzwerkes und seiner besonderen, einmaligen und veränderlichen Bedürfnisse beruht (Alanen u. a.., 1980).

Kohorte	Jahr der Aufnahme	Zahl der Patienten	Entwicklung des Therapieansatzes	Nachuntersuchung
I	1965-67 (24. Mon.)	100 (50)	Patienten jeweils in Einzeltherapie, krankenhausorientierter Ansatz	1973-74
II	1969 (12 Mon.)	75 (39)	Patienten jeweils in Einzel- /Familien-therapie, Beginn der psychother. Gemeinschaft	1971, 1977
III	1976-77 (19 Mon.)	100 (56)	Einzelth./psychoth. Gemeinschaft gut ausgebaute, zusätzl. Nachbetreuung	1978-79 1981-82
IV	1983-84 (12 Mon.)	30	Bedürfnisangepaßter Ansatz, mit anfängl. familienzentrierten Versammlungen, Familientherapie etabliert	1985-86 1988-89
V	1989 und folgende		Kupittaa-Projekt. Nachuntersuchungen werden routinemäßig durchgeführt. Bessere Integration von Einzel- und Familientherapie. Untersuchung der Indikation für Neuroleptika, Integration biologischer Studien (Teil der Kohorte gehört zum API).	1994-1997

Tabelle 1: Das Schizophrenie-Projekt Turku
Kohorten und Nachuntersuchung

Wir würden gern noch hinzufügen, dass trotz der vorbildlichen Objektivität kontrollierte Therapieversuche doch auch bemerkenswerte Beschränkungen implizieren, die immer deutlicher werden (vgl. Alanen, 1997a). Wegen der klinischen Heterogenität der Schizophrenie und der Unterschiede, die sowohl bei der Behandlungsmotivation als auch bei den therapeutischen Bedürfnissen bestehen, kann eine bestimmte Form der Behandlung lediglich für einem Teil der Patienten hilfreich sein, während sie für andere ungeeignet ist. Diese Art von Unterschieden verschwindet jedoch in der statistischen Analyse nicht selektierter Populationen. Weiterhin benötigt man bei der Behandlung der meisten Patienten einen integrierten Ansatz, in dem verschiedene Therapiemethoden in optimaler Weise kombiniert werden. Die Evaluation einer einzigen Behandlungsmethode, wie es bei kontrollierten Therapieversuchen üblich ist, wird den vielfältigen Möglichkeiten einer umfassenden, psychotherapeutischen Behandlung nicht gerecht. Es wäre auch schwierig, eine solche kombinierte Behandlung aus unterschiedlichen Modulen über einen längeren Zeitraum durchzuführen, weil die für Vergleiche erforderlichen Zahlen von Patienten und Behandlungsbausteinen zu groß wären.

Stattdessen wählten wir eine Strategie, bei der wir das Behandlungsresultat in den verschiedenen Entwicklungsetappen des Modells vergleichen konnten. Die ausgewählten Kohorten (alle ersterkrankten Patienten aus der Gruppe der Schizophrenien im Aufnahmebezirk Turku), das Untersuchungsziel und die Entwicklung im Turkuprojekt wurden detailliert von Alanen dargestellt (2001). Wegen dieses Forschungsdesigns ist die Interpretation der Katamnesedaten schwierig (Salokangas, 1986; Alanen u. a., 1991; Lehtinen, 1993, Lehtinen und Räkköläinen, 1993; Alanen, 1997a). Da die ambulanten Dienste im Aufnahmebezirk von Turku und des Kupittaa Hospital nicht von Anfang an an der Projektentwicklung teilnahmen, sondern sich erst später beteiligten, geben die Daten nicht nur die Wirkungen der therapeutischen Orientierung wieder, die im Zeitraum der Aktivitäten in der Universitätsklinik wirksam waren. Letztere war jedoch für den größten Teil der stationären Behandlung zuständig. Ein weiterer Gesichtspunkt, der den Vergleich der Ergebnisse schwierig macht, sind unterschiedliche diagnostische Kriterien. Ursprünglich wurde die Klassifizierung in Übereinstimmung mit der skandinavischen Tradition, die Langfeld (1956) eingeführt hatte, vorgenommen. Umfangreiches Material aus den früheren Stadien ermöglichte ein re-diagnostisches Verfahren dieser Untersuchungsreihen. Das Verfahren wurde auf der Grundlage der DSM-III-R-Kriterien vorgenommen, welche auch in der späteren Reihe verwendet wurden –

Kohorte			Ergebnisvariable			
No.	Jahr der Aufnahme	Größe des Gruppe	Prozent ohne psychot. Symptome	Prozent voll arbeitsfähig	Prozent ohne EU-Rente	Krankenh.-tage/Person während 5 Jahren
III	1976 – 77 (19 Mon.)	56	38	30	49	272
IV	1983 – 44 (12 Mon.)	30	61	57	82	132

Quelle, nach Lehtinen, 1993 b.
Diese Ergebnisse beruhen auf den Kohorten III und IV.
Die Prozentanteile wurden erneut für Patienten berechnet, die an der Untersuchung zum Follow-up teilnahmen (53 Patienten in Kohorte III, 28 Patienten in Kohorte IV). Es gab 2 Suizide in Kohorte III und 1 in Kohorte IV.

Tabelle 2: Das Schizophrenie-Projekt Turku
Vergleich klinischer und sozialer Katamnesedaten Schizophrener Erstaufnahmen, Diagnose nach DSM-III-R (Kohorte III und IV)

nämlich für den Vergleich der 5-Jahres-Katamnesen von Kohorte III und IV (vgl. Tabelle 2).

Im Vergleich der 5-Jahres-Katamnese-Daten der Kohorten III und IV fällt zugunsten des Vorgehens aus, das sich auf die systemische Familientherapie stützte und vom Übergang von Kohorte III zu Kohorte IV eingeführt wurde. Als Einschränkung muss man sich dabei vor Augen halten, dass hier Versuchs- /bzw. Kontrollgruppen zeitlich versetzt (also mit Ergebnissen aus der Vergangenheit) verglichen wurden – immerhin stimmen die Ergebnisse aus dem Vergleich mit den klinischen Erfahrungen überein. Die Patienten in Kohorte IV benötigten weniger als die Hälfte der Krankenhaustage wie in der früheren Kohorte. Sie benötigen auch weniger Angebote zur Nachsorge. Sie bewältigten ihr Leben viel besser, hatten weniger Symptome und der Anteil, der Erwerbsunfähigkeitsrenten erhielt, war geringer.

Die Differenz hinsichtlich der Krankenhaustage war im Mann-Whitney-Test hoch signifikant ($p = 0{,}002$). Dieser Vergleich ist jedoch nicht ganz gerecht, da in der Kohorte III Patienten zu einem längeren Aufenthalt motiviert wurden, damit sie sich in vollem Umfang am Behandlungsprogramm beteiligen konnten. In der Untersuchungspopulation in den Jahren 1983 – 1984 lagen die Anteile von Erwerbsunfähigkeitsrenten bei 18% verglichen mit 51% in der Population von 1976–1977. Im Sinne der Unterskala der Strauß-Carpenter-Skala, die von 0–16 reichten, wurde mit dem Mann-Whitney-Test verglichen; Patienten der Kohorte IV kamen signifikant besser zurecht ($p = 0{,}008$). Die Strauß-Carpenter-Skala umfasst die Länge der Hospitalisierung im letzten Jahr, und wenn auch diese Variable nicht in den Vergleich einbezogen wurde, bleibt die Differenz signifikant ($p = 0{,}020$; Lehtinen, 1993b). Diese Resultate fielen in der Gruppe von Patienten mit akuten Krisen eindrucksvoll aus. Häufig ließen sich diese Patienten in ein bis drei familientherapeutischen Sitzungen im ambulanten Rahmen oder bei kurzer stationärer Aufnahme behandeln. Dies gelang weiterhin ohne den Einsatz von Neuroleptika oder einen zeitlich begrenztem Einsatz.

In der Patientengruppe mit Stagnationskrisen waren die positiven Wirkungen weniger ausgeprägt: Diese Patienten benötigten längerfristige Behandlung – sei es in Familien- oder Einzeltherapien. In der dritten Gruppe, die aus Patienten mit chronischen Störungen (besonders dem malignen Isolationssyndrom, siehe unten) bestand, lag der Schwerpunkt der Aktivitäten auf den Problemen des täglichen Zusammenlebens und schloss bei Bedarf das weitere Netzwerk mit ein, und es kam so zu besseren Ergebnissen als bei der systemischen Familientherapie. Einige der entwickelten Vorgehensweisen ähneln dem psychoedukativen Ansatz im Buckinghamprojekt (Falloon und Fadden, 1993). Der familienorientierte Ansatz verbesserte vor allem das Ergebnis von männlichen Patienten, ein Hinweis, der sich mit unserer klinischen Erfahrung deckt.

Erste Katamnesedaten der Kupittaa-Studie

Mit dem Kupittaaprojekt war eine besondere Zielsetzung verbunden, nämlich für Patienten, die noch keine Medikation erhielten, im Rahmen der psychotherapeutischen Behandlungsorientierung Indikationen für Neuroleptika zu ermitteln. Man ging dabei so vor, dass von Beginn an gänzlich auf Neuroleptika bei einer Kohorte von 85 Patienten verzichtet wurde. Der Einsatz von Neuroleptika geschah nach unserer diagnostischen Gruppeneinteilung (vgl. unten). Dabei handelt es sich um alle unbehandelten Fälle sowohl aus stationärer als auch aus ambulanter Behandlung in den Jahren 1989–1998. Die Ergebnisse der Nachuntersuchung nach vier bis acht Jahren sind in Tabelle 3 wiedergegeben.

Gruppe (vgl. diagnostische Einteilung)	*n*	*Kein psych. Symptom*	*Noch in Behandlung*	*Keine Rente*	*Keine Neuroleptika im Follow-up*
Identitätskrise	10	10	1	9	9
Trennungskrise	21	15	10	13	7
Double-bind-krise	6	2	5	0	1
Total	37	27	16	22	17

Tabelle 3: Das 4- und 8-Jahresergebnis in den 37 Fällen des Kupittaaprojekts (Räkköläinen, 1997)

Die intensivste psychotherapeutische Arbeit wurde mit Patienten der Gruppe 2 geleistet. Alle sechs Fälle der Gruppe 3 erhielten Rehabilitationsprogramme. Während der Katamnese zeigte sich, dass 17 von 37 Patienten zu keinem Zeitpunkt Neuroleptika erhalten hatten. Weiterhin hatte niemand von diesen 17 einen psychotischen Rückfall (Räkköläinen u. a., 1997).

Zwei-Jahres-Katamnese-Projekt »integrierte Behandlung bei akuten Psychosen«

Als ein Ableger des Turku- und NSP-Projekts – angeregt von den ersten Resultaten aus dem Kupittaaprojekt – wurde 1992 in Finnland ein neues Projekt aufgelegt. Es nannte sich »akute integrierte Psychosebehandlung« (API) und wurde als multizentrischer Versuch in sechs Aufnahmegesprächen in verschiedenen Landesteilen durchgeführt (V. Lehtinen u. a.., 1996, 2000).

Mit dem API-Projekt verfolgte man hauptsächlich die Frage, welche Rolle die Behandlung mit Neuroleptika spielen sollte, und dies wurde nach den o. a. Kriterien in einem semi-kontrollierten Untersuchungsdesign ausgewertet. Die Teilnehmer des Projektes bestanden aus fortlaufend aufgenommenen, erstmals behandelten Patienten mit nicht-affektiven Psychosen in den Jahren 1992 und 1993, die aus den Behandlungszentren stammten. Dabei praktizierten drei

Zentren, welche die Experimentalgruppen waren, eine Strategie mit einer minimalen neuroleptischen Dosierung, wohingegen in den anderen Zentren Neuroleptika wie üblich verordnet wurden (Kontrollgruppen; jedoch wurden die übrigen Prinzipien der bedürfnisangepassten Behandlung übernommen). Die »low dose«-Strategie umfasste eine dreiwöchige neuroleptikafreie Phase zu Beginn der Behandlung, wann immer dies möglich war. Auch später wurden Neuroleptika mit großer Zurückhaltung gegeben (und zwar dann, wenn es ohne nicht ging).

Die gesamte Untersuchungspopulation im Projekt betrug 135 Patienten, von denen 106 in der Zwei-Jahres-Katamnese erfasst wurden (67 in der Experimental-, 39 in der Kontrollgruppe). In der Experimentalgruppe erhielten im zweijährigen Untersuchungszeitraum 43% der Patienten keinerlei Neuroleptika (hier geht die neuroleptikafreie Anfangsphase der Behandlung mit ein), während der entsprechende Anteil in der Kontrollgruppe bei 6% lag. Weiterhin nahmen fast alle Patienten an Therapieversammlungen und den unterschiedlichen psychologischen Therapieangeboten teil.

Ergebniskriterium	*Experimentalgruppe (%)*	*Kontrollgruppe (%)*	*Total (%)*	*x_*	*P*
Weniger als 2 Wochen hospitalisiert in 2 Jahren	51	26	42	6.40	0.01
Keine neuroleptische Behandlung im lezten Jahr	58	41	52	2.92	0.09
Beschäftigt bei Nachuntersuchung	33	31	32	0.05	0.83
GAS Score 7 oder mehr	49	25	40	5.51	0.02
Orientierung im Alltagsleben_	66	55	62	1.11	0.29

1. Mit „Orientierung im Alltagsleben" meinen wir, daß der Patient wenigstens seine Gedanken an die Zukunft, seine Bemühungen und Ziele und Möglichkeiten der Bedürfnisbefriedigung, die normalerweise mit den sozialen Beziehungen eines erwachsenen Menschen verknüpft werden, aufrecht erhält (Salokangas *et al*, 1989).

Tabelle 4: Das 2-Jahres-Ergebnis der API-Kohorte nach Ort der Behandlung (%-Angaben)

Wir stellten fest, dass nach der Zwei-Jahres-Katamnese die Patienten sich in einem ziemlich guten Zustand befanden, jedoch waren die Ergebnisse in der Versuchsgruppe etwas besser als in der Kontrollgruppe (Tabelle 4). Um Faktoren ermitteln zu können, die das Ergebnis verfälschen könnten (zum Beispiel Unterschiede in der Verteilung der Diagnosen), wurden die Ergebnisdaten einer schrittweisen logistischen Regression unterzogen (mit den Variablen Alter, Geschlecht, Diagnose, erstes Auftreten der psychotischen Symptome bzw. der Psychose und Versuchs- bzw. Kontrollgruppen). Der deutlichste Unterschied zwischen Versuchs- und Kontrollgruppen (und zwar zugunsten der Versuchsgruppen) bestand hinsichtlich der Dauer des Krankenhausaufenthaltes und fortbestehender psychotischer Symptome. Die Analyse des zuletzt genannten

Punktes des Behandlungsergebnisses wird in Tabelle 5 wiedergegeben. Wie man sehen kann, beeinflussen lediglich die Diagnose und der Behandlungsort als Variablen das Ergebnis. Das bemerkenswerteste Untersuchungsergebnis ist der Unterschied zwischen den Behandlungsorten: Die Chance im letzten Jahr der Follow-up-Untersuchung psychotische Symptome zu entwickeln, war in der Kontrollgruppe dreimal so groß wie in der Experimentalgruppe.

Variable	*Relatives Risiko*	*95% Konfidenzintervall*		*P*
		Niedrig	*Hoch*	
DSM-IV Diagnose				0.029
Schizophreniforme Psychose	1.0			
Schizophrenie	5.88	1.82	19.61	
Paran.-halluz. Psychose	1.79	0.27	11.76	
Atypische Psychose	1.45	0.43	4.76	
Behandlungsort				0.009
Versuchsgruppe	1.0			
Kontrollgruppe	3.33	1.28	9.09	

Tabelle 5: Prädiktoren psychotischer Symptome in 2-Jahres-Follow-Up-Studie Schrittweise logistische Regression für Geschlecht, Alter, Diagnose, Zeitpunkt der ersten psychiatrischen Symptome, Zeitpunkt der ersten psychotischen Symptome und Behandlungsort als unabhängige Variablen

Ein routinemäßiger Einsatz von Neuroleptika bei erstmals behandelten Patienten mit einer psychotischen Episode scheint nicht so entscheidend zu sein, wie man dies üblicherweise annimmt. Bei einer Gruppe nicht selektierter Patienten, die mit dem finnischen Ansatz behandelt wurde, war das Ergebnis nach zwei Jahren in der Versuchsgruppe, in der fast die Hälfte der Patienten keine Neuroleptika erhielt, besser als in der Kontrollgruppe, die wie üblich neuroleptisch behandelt wurde.

Bei der Interpretation dieser Ergebnisse muss man noch einmal auf die Schwächen der Untersuchung hinweisen. Dazu gehört die nicht genügend geklärte Zuverlässigkeit der Diagnosen und eine eventuelle Voreingenommenheit von Mitarbeitern, die gleichzeitig das Behandlungsergebnis einschätzen. Der Umstand, dass es sowohl in der Phase der Rekrutierung zu Anfang als auch während der Nachuntersuchung Abbrecher gab, kann die Ergebnisse ebenfalls beeinflusst haben. Wir glauben jedoch, dass diese Gesichtspunkte die zentrale Aussage der Studie nicht entwerten.

Hierzu ist noch anzumerken, dass eine unabhängige Forschung bei der Zwei-Jahres-Katamnese der Kohorte III im Turku-Projekt ein zusätzliches klinisches Assessment der Patienten vornahm. Die Korrelation zwischen dieser Einschätzung und jener unserer Teammitglieder lag im Bereich von 0,6–0,7.

Bemerkenswert war, dass die externen Einschätzungen prognostisch günstiger ausfielen als die des Teams – wahrscheinlich, weil das Team mehr Wissen über die Patienten hatte (Alanen u. a., 1986).

Zusammenfassung der katamnestischen Studien

Unser Behandlungsmodell hat sich in vielen Jahren der Entwicklung und Forschung herauskristallisiert. Es wurden Kohorten in katamnestischen Studien nach gehalten, um die Ergebnisse der Veränderung der Behandlung zu untersuchen, die zwischen den ursprünglichen Kohorten und neuen Kohorten nach entsprechenden Entwicklungen der Behandlung verglichen wurden. Wir haben so Hinweise gewonnen, dass frühe familien- und netzwerkzentrierte Interventionen und generell ein interaktioneller Ansatz eine gute Grundlage für die gemeindepsychiatrische Behandlung von schizophrenen Psychosen sind. Vielversprechende familienorientierte Präventionsmaßnahmen wurden darüber hinaus eingeleitet.

In zurückliegenden Jahrzehnten wurde dieser Ansatz in Finnland verbreitet und ermöglichte multizentrische Studien, wie das API-Projekt, deren Resultate und unsere klinische Erfahrung erhärten. Entgegen der allgemeinen Annahme sollten Neuroleptika nicht immer in der Behandlung von psychotischen Zuständen bei Schizophrenien eingesetzt werden, und man kann die Indikation für den Einsatz von Neuroleptika enger definieren.

Schlussfolgerungen und Empfehlungen

Während der letzten Jahrzehnte des 20. Jahrhunderts beschränkte sich der allgemeine Entwicklungstrend in der Psychiatrie auf eng gefasste Schwerpunkte. Die zunehmende Komplexität der deskriptiven Diagnostik und die Entwicklung neuer Medikamente haben die Psychiatrie von psychosozialen Ansätzen ferngehalten. Der größte Teil der Forschung, über die heute berichtet wird, ist entweder biologisch oder epidemiologisch. Obwohl kein Zweifel besteht, dass ein integrierter Ansatz mit einer im Einzelfall angemessenen Methodenwahl zu den bestmöglichen Ergebnissen führt, lassen sich umfassende Ansätze in Forschung und Literatur selten finden. Es besteht hingegen ein dringender Bedarf, Theorie, Ausbildung und Forschung der umfassenden Kombinationsbehandlung weiterzuentwickeln.

Die Etablierung des bedürfnisangepassten Ansatzes erstreckte sich über mehrere Jahrzehnte. Dies gelang erst auf der Grundlage eines komplexen Vorgehens, und allgemeiner Prinzipien, die vor allem Kontinuität in der Entwicklung garantieren. Ergänzungen des Modells wurden in gemeindepsychiatrischen Versorgungssystemen, die eine Versorgungsverpflichtung für die Menschen in ihrem Einzugsbereich übernahmen, erarbeitet. Bei allen neuen Fällen von

Psychosen zeigte sich, dass ein solches Modell eigentlich unvollständig und weiter entwicklungsbedürftig bleibt. Wir möchten betonen, dass diese entwicklungsbezogene Flexibilität ein wesentlicher Bestandteil unseres Ansatzes ist, was auch für jede andere psychotherapeutische Arbeit gilt. Die Erfahrungen aus den eigenständigen Subprojekten machten deutlich, dass bei einer neuerlichen Implementierung des Modells nicht eine strikte Übertragung gefragt, sondern der Kontext zu berücksichtigen ist. Dies zeigt sich nicht nur bei dem zuvor geschilderten, sondern auch bei weiteren Versuchen zur Implementierung.

Die Wahl unserer Forschungsmethoden stützt sich auf begründete und problemorientierte (bedürfnisorientierte) Prinzipien der Handlungsforschung, welche auf eine Entwicklung von alltagstauglichen therapeutischen Maßnahmen in der gemeindepsychiatrischen Versorgung abzielen – es handelt sich nicht um die Erforschung von einzelnen, isolierten Therapiemethoden und ihrer Wirksamkeit. Jedes einzelne Entwicklungsprojekt ist anders und wird exakt auf lokale Umstände für verschiedene psychotherapeutische Modalitäten zugeschnitten, wie sie in praktischer Hinsicht machbar und notwendig erscheinen. Die Behandlungsergebnisse mit integrierten Ansätzen fallen im Vergleich mit den Studien zur vorrangig neuroleptischen Behandlung von Ersterkrankten gut aus (Biel u. a., 1986; Sheppard u. a., 1989). Der integrierte Ansatz wirkt in der Psychiatrie humanisierend, denn zu leicht wird der Patient bei einem medizinischen Ansatz zum Behandlungsobjekt.

Es ist wichtig festzuhalten, dass die Zahl der Mitarbeiter in den Projekten ähnlich wie im übrigen Land war. Die Veränderungen waren qualitativer Art und betrafen alle Arten von Mitarbeitern. Schließlich sorgte der Entwicklungs- und Forschungskontext unseres Ansatzes für eine bessere Anwendbarkeit als dies bei isolierten Forschungsvorhaben der Fall ist.

In erfolgreichen Projekten handelt es sich um solche, wo Mitarbeiter auf unterschiedlichen Hierarchieebenen einbezogen wurden und es eine übergreifende entwicklungsbezogene Zielsetzung gab, die sich an den integrierten Leitlinien des bedürfnisangepassten Ansatzes orientierte. Unsere Erfahrung zeigt, dass gerade Mitarbeiter, die eng mit den Patienten zusammenarbeiten, den Ansatz enthusiastisch begrüßten. Wenn man in einem funktionierenden Team arbeiten kann, ist dies für Patienten und Mitarbeiter hilfreich. Die erfolgreiche Durchführung von Therapieversammlungen führte bei allen Beteiligten zu neuen Erfahrungen. Ein vorrangiges Entwicklungsziel in den beteiligten Diensten ist die Verbesserung der Arbeitsatmosphäre, wobei Enthusiasmus und ein realistischer Optimismus vermittelt werden sollten. Wir finden es wichtig, dass eine solche Arbeit Freude bereiten kann. Dies lässt sich erreichen, wenn Mitarbeiter aus allen Ebenen ihren Bedürfnissen nach Fortbildung, Supervision und möglichst auch einer längerfristigen eigenen Einzeltherapie realisieren können.

Wenn die Bewusstseinsprozesse bei Mitarbeitern fortschreiten, muss auf neue Bedürfnisse mit anderen Fortbildungen und Supervisionsmöglichkeiten eingegangen werden. Eine Neugierde im systemischen Sinne, bei der verschiedene Beobachtungen das Verständnis erweitern, unterstützt das Engagement der Mitarbeiter bei der Arbeit. Es ist besonders wichtig, dass die Verantwortlichen in der Organisation die Entwicklung in Gang halten und unterstützen. Diese Zutaten sind wesentliche Bestandteile eines Milieus, in dem Mitarbeiter, Patienten und Angehörige wieder Optimismus entwickeln und diesen aufrechterhalten können (zu den Vorbedingungen für eine gute Projektentwicklung vgl. Alanen, 2002).

In der Ausbildung erwarben die Mitarbeiter neue Möglichkeiten, mit auftretenden Belastungen fertig zu werden und sie zu tolerieren. Was die längerfristigen Einzeltherapien anbetrifft, so trägt die Ausbildung dazu bei, ein »Burn-out« zu verhindern, das eine Stagnation des therapeutischen Prozesses bedeuten würde. Gleichwohl ermutigen wir auch Mitarbeiter ohne qualifizierte psychotherapeutische Ausbildung unter Supervision einzeltherapeutische Beziehungen zu ihren Patienten einzugehen. Daraus entsteht häufig ein verstärktes Interesse an den Problemen der Psychosetherapie, an eigener Psychotherapie und schließlich sind Mitarbeiter motiviert, eine psychotherapeutische Ausbildung zu absolvieren. Die Tatsache, dass Ausbildungsmöglichkeiten angeboten wurden, kann sicherlich als eine positive Voraussetzung für die Aufrechterhaltung einer psychotherapeutischen Orientierung gesehen werden.

In Einrichtungen, die hierarchisch strukturiert und/oder traditionell einer speziellen Behandlungsorientierung verpflichtet waren, dauerte es länger, bis dieser Ansatz akzeptiert wurde. Man kann dies als Widerstand oder als Hinweis auf noch verborgene Kapazitäten eines Systems auffassen. Größere Einrichtungen sind in der Regel hierarchischer, und ihre Mitarbeiter verhalten sich vorsichtiger. Psychoseteams können eine strategisch herausgehobene und beobachtende Funktion innehaben, und ihre Rolle bei der Kooperation kann als problematisch und sogar bedrohlich erlebt werden, was die Aufrechterhaltung der üblichen Vorgehen anbetrifft. Deshalb bedarf eine solche Arbeit eines besonderen Rückhalts bei der Leitung. Aus dem gleichen Grund müssen auch Psychoseteams das System, in dem sie operieren, sorgfältig analysieren.

Eine Schwierigkeit, die zunimmt, ist der Mangel an psychotherapeutischen Kenntnissen und Fertigkeiten von Psychiatern. Die neuen Fortbildungsrichtlinien bereiten Psychiater nicht ausreichend auf psychodynamisches und systemisches Verstehen vor. Im schlimmsten Fall führt das zu einer Spaltung zwischen den Ärzten und dem übrigen Team. Dann ist es wichtig, sich über dieses Problem hinreichend Klarheit zu verschaffen, bevor man ein Entwicklungsprojekt beginnt. Man kommt in Versuchung, eine Frontstellung gegen das medizinische Establishment aufzubauen, aber leider verpufft dann das Veränderungspotential in nutzlosen und langwierigen Konflikten.

Es gibt in den Projekten zwei unterschiedliche Schwerpunkte der Entwicklung. Einige Projekte konzentrieren sich auf spezifische therapeutische Methoden und ihre Indikation. Dazu gehört ein verbessertes Verständnis der Neuroleptika, besonderer Therapien und neuen Ansätzen, in denen Patient und Netzwerk besser informiert werden. Andere Projekte konzentrieren sich auf die Weiterentwicklung der Rahmenbedingungen unseres Ansatzes.

Unsere Erkenntnisse belegen, dass der Einsatz von Neuroleptika keineswegs so zwingend ist für die Psychosebehandlung, wie dies nahegelegt wurde, denn es gibt Fälle, in denen Neuroleptika vermieden werden sollten. Das gilt besonders für die Art von Psychosen, in denen eine akute Identitätskrise zum Ausdruck kommt. Eine andere Gruppe, wo Neuroleptika besonders vorsichtig zu handhaben sind, ist jene, bei der ein »malignes« Isolationssyndrom vorliegt. Diese Patienten ziehen sich oft aus der Interaktion zurück und Neuroleptika können diese Tendenz noch verstärken. Falls eine solche Behandlung in dieser Gruppe wirklich erforderlich ist, sollte man Neuroleptika einsetzen, die nachweislich Isolationstendenzen entgegenwirken, wie zum Beispiel Clozapin.

Eine wesentliche Erweiterung der üblichen Rahmenbedingungen wird mit der Einbeziehung des über die Familie hinausgehenden Netzwerks geleistet. Hausbesuche und eine verstärkte extramurale Orientierung schützen den Patienten besser in seinen Bindungen im Alltagsleben. Auch Versuche, Patienten schon in prodromalen Phasen aufzufangen, haben eine große Bedeutung und sollten hinsichtlich ihrer Wirksamkeit evaluiert werden. Präventive Aktivitäten von Psychoseteams sollten zukünftig ausgedehnt werden. Gleichzeitig ist es wichtig, auch die Patienten mit einer weniger günstigen Prognose ausreichend zu berücksichtigen, die weiterhin langfristige und kontinuierliche Hilfe brauchen.

Unsere Erfahrung zeigt, dass die »Akuten-Psychose-Teams«, die familienorientierte Untersuchung und die initialen Therapieversammlungen den Kern der Entwicklung für die Erstbehandlung schizophrener Patienten in der Gemeindepsychiatrie ausmachen. Der familientherapeutische Ansatz wird auch in späteren Phasen oft noch benötigt, aber auch die Bedeutung einer langfristigen psychodynamischen Einzeltherapie für viele Patienten sollte nicht unterschätzt werden. Ein gut ausgebautes Behandlungssystem sollte für eine optimale Behandlung schizophrener Patienten beides ermöglichen.

Offener Dialog in der Psychosebehandlung – Prinzipien und Forschungsergebnisse des West-Lapplandprojektes

Jaakko Seikkula, Birgitta Alakare und Jukka Aaltonen

Schon seit Beginn der achtziger Jahren gab es das »Nationale Finnische Schizophrenieprojekt« (NSP), ein ehrgeiziges Reform- und Forschungsprogramm zur Behandlung schwerer psychischer Erkrankungen. In diesem Zusammenhang entwickelten Alanen und seine Mitarbeiter in Turku den bedürfnisangepassten Ansatz (Alanen 1997, Alanen u. a. 1991). Auch unsere Gruppe im finnischen West-Lappland orientierte sich an dem Ansatz und hat ihn um ein innovatives Element ergänzt, das wir als »Offenen Dialog« bezeichnen. Unser Ansatz macht es jedem Patienten möglich, psychotherapeutische Behandlung innerhalb eines persönlichen Bezugssystems zu beanspruchen. Einen zentralen Stellenwert in der Organisation hat die Kommunikation, die zwischen den Psychoseteams, den Patienten und ihren sozialen Netzwerken stattfindet. Es hat sich nach unserer Erfahrung als ein effektiver Ansatz erwiesen, die Kommunikation innerhalb des Behandlungssystems dialogisch zu fördern. Im vorliegenden Aufsatz beschreiben wir unseren Behandlungsansatz, der Leitgedanken des Sozialkonstruktionismus und des Sozialkonstruktivismus aufgreift und anwendet.

Der Verwaltungsbezirk West-Lappland (72.000 Einwohner) liegt im Norden des bottnischen Meerbusens an der Grenze zu Schweden. Der südliche Teil dieser Region, in dem der überwiegende Teil der Bevölkerung lebt, ist industrialisiert. Was Sprache, Religion und ethnische Zugehörigkeit anbetrifft, ist die Bevölkerung ziemlich homogen. Mehr als 90% sind finnischsprachige Lutheraner, und ebenfalls 90% der Bevölkerung leben im Umkreis von 60 Kilometern zum Keropudas Krankenhaus. Mitte der achtziger Jahre war die Inzidenz der Schizophrenie mit durchschnittlich 35 neu erkrankten Schizophreniepatienten auf 100.000 Einwohner pro Jahr extrem hoch. Hand in Hand mit der Einführung des neuen familien- und netzwerkzentrierten Behandlungssystems sank die Quote bis Mitte der neunziger Jahre jedoch auf 7/100.000 (Aaltonen u. a.., 1997).

Der neue Ansatz wurde in den frühen achtziger Jahren entwickelt, zeitgleich mit dem Nationalen Finnischen Schizophrenieprojekt (Salokangas u. a.., 1991). Bei der Organisation der psychotherapeutischen Behandlung hatten wir uns bis Mitte der neunziger Jahre zum Ziel gesetzt, alle Patienten in ihrem jeweiligen sozialen Auffangsystem zu erreichen. Gegenwärtig stellen alle fünf bestehenden psychiatrischen Ambulanzen in Zusammenarbeit mit dem Keropudas Krankenhaus (30 Betten für Akutfälle) fallspezifisch organisierte, mobile Psychose- bzw. Kriseninterventionsteams zur Verfügung. Je nach Bedarf kann jeder Mitarbeiter für ein solches Team eingeteilt werden. Um den Teamaufgaben gerecht werden zu können, nahmen zwischen 1989 und 1998 alle Mitarbeiter (insgesamt etwa 100) aus stationären und auch ambulanten Einrichtungen an Fortbildungsmaßnahmen teil, und zwar an einer dreijährigen familientherapeutischen Ausbildung oder an einer anderen psychotherapeutischen Fortbildung. 75% der Mitarbeiter erreichten einen Abschluss als anerkannte Psychotherapeuten.

In psychiatrischen Krisen wird zunächst unabhängig von der individuellen Diagnose auf ein Standardverfahren zurückgegriffen. Wenn es erforderlich ist, eine Behandlung im Krankenhaus einzuleiten, so organisiert das Krisenteam im Krankenhaus eine Behandlungsversammlung – dies kann vor der Entscheidung über eine freiwillige Einweisung oder am ersten Tag nach der Aufnahme der Patienten auf gesetzlicher Grundlage geschehen.

Während dieser Therapieversammlung wird ein maßgeschneidertes Team aus stationärem und ambulantem Personal zusammengestellt. In der Regel setzt sich das Team aus zwei oder drei Personen zusammen (zum Beispiel ein Psychiater der Klinik, ein Psychologe der psychiatrischen Ambulanz am Heimatort des Patienten und eine Schwester der Station). Das Team übernimmt die Verantwortung für die gesamte Behandlungssequenz. Dabei spielt es keine Rolle, ob der Patient zu Hause oder im Krankenhaus untergebracht ist, und wie lange die Behandlung voraussichtlich dauern wird. Wenn in Krisen eine Hospitalisierung nicht in Betracht gezogen wird, sind die regionalen psychiatrischen Ambulanzen für die Bildung eines fallspezifischen Teams und die Einladung von Mitarbeitern der verschiedenen für den Patienten relevanten Einrichtungen zuständig. Im Falle mehrfach betreuter Klienten kann das Team beispielsweise aus einer Schwester der Ambulanz, einem Sozialarbeiter des sozialen Dienstes und einem Psychologen der kinder- und jugendpsychiatrischen Klinik bestehen. Diese Organisationsprinzipien sind die Grundlage der Zusammenarbeit mit dem staatlichen Sozial- und Gesundheitssystem im Verwaltungsbezirk; so wird das Konzept auch in anderen als psychiatrischen und sozialen Krisen angewendet, zum Beispiel in der Interventionsplanung posttraumatischer Situationen verschiedenen Typs.

Als Meilensteine in der Entwicklung des neuen Systems galten folgende Jahre:

1) 1984 – die Therapieversammlungen fanden im Krankenhaus, nicht mehr im Rahmen systemischer Familientherapie statt (siehe unten);
2) 1987 – im Krankenhaus wurde eine Krisenklinik gegründet und bei Überweisung eines stationären Patienten fallspezifische Teams gebildet; und

3) 1990 – alle psychiatrischen Ambulanzen begannen mit der Organisation mobiler Psychoseteams.

Im Anschluss an die diversen Forschungsprogramme und die Maßnahmen zur psychotherapeutischen Aus- und Fortbildung etablierten sich sieben Hauptprinzipien der Behandlung:

Soforthilfe – die erste Therapiesitzung arrangieren die Einheiten innerhalb von 24 Stunden nach der ersten Kontaktaufnahme durch den Patienten, einen Verwandten oder eine Institution. Hinzu kommt das Angebot eines Krisendienstes »rund um die Uhr«. Mit dieser unmittelbaren Reaktion bezwecken wir u. a., nach Möglichkeit eine Hospitalisierung zu vermeiden. Der psychotische Patient nimmt von Anfang an, auch in der akuten Phase, an den Therapieversammlungen teil.

Orientierung im sozialen Netzwerk – außer den Patienten werden stets ihre Familien und andere zentrale Bezugspersonen aus ihren Netzwerken zu den ersten Therapieversammlungen hinzugezogen. Dabei geht es darum, Unterstützung für den Patienten und die Familie zu mobilisieren. Weitere Bezugspersonen können Vertreter staatlicher Behörden sein – bis hin zu Arbeitsamt und Krankenversicherung, zu deren Aufgaben es gehört, die berufliche Rehabilitation zu unterstützen –, Mitarbeiter oder Vorgesetzte des Patienten, aber auch Nachbarn und Freunde.

Flexibilität und Mobilität – diese sind gewährleistet durch Anpassung der Behandlung an die sich verändernden spezifischen Erfordernisse des Falls, wobei auf die jeweils am besten geeigneten therapeutischen Methoden zurückgegriffen wird. Die Therapieversammlung wird mit Zustimmung der Familie in der Wohnung der Patienten abgehalten.

Verantwortung – die erste Kontaktperson der Familie ist verantwortlich für die Ausrichtung der ersten Versammlung. Hier wird über den Verlauf der Behandlung entschieden, für deren gesamte Dauer das Team die Verantwortung übernimmt.

Kontinuität der psychologischen Betreuung – Zuständigkeit und Verantwortung des Teams erstrecken sich über die volle Dauer der Behandlung sowohl im ambulanten als auch im stationären Rahmen. Angehörige des sozialen Netzwerks des Patienten sind während der gesamten Behandlungssequenz in die Versammlungen, und auch wenn andere therapeutische Methoden gewählt werden, einbezogen. Man muss damit rechnen, dass eine akute psychotische Krise zwei bis drei Jahren dauert (Jackson u. Birchwood, 1996). 65% der in die Studie einbezogenen Behandlungen wurde gegen Ende des zweiten Jahres ausgesetzt.

Ertragen von Unsicherheiten und offenen Fragen – gezielte Maßnahmen zur Stärkung des Vertrauens in einen Prozess, der gemeinsam bewältigt werden muss, werden ergriffen. Um in psychotischen Krisen den Beteiligten ein hinreichendes Gefühl von Sicherheit und Geborgenheit zu ermöglichen, ist mindestens während der ersten zehn bis zwölf Tage eine tägliche Therapieversammlung erforderlich. Danach werden die Versammlungen, den Wünschen der Familie entsprechend, in einem regelmäßigen Turnus fortgesetzt. In der Krisenphase wird in der Regel kein detaillierter Behandlungsvertrag geschlossen, aber es wird in jeder Therapieversammlung diskutiert, ob und wann die nächste stattfinden soll. Auf diese Weise werden vorschnelle Einschätzungen und überstürzte Entscheidungen über den weiteren Behandlungsverlauf vermieden. So wird beispielsweise während der ersten Therapieversammlung auf keinen Fall ein Neuroleptikum verordnet; ob ein Einsatz von Neuroleptika angezeigt ist, sollte bei mindestens drei Besprechungen vor der Anwendung diskutiert werden.

Dialogismus – Der Schwerpunkt liegt primär auf der Förderung des Dialogs und erst an zweiter Stelle auf Veränderungen, die beim Patienten oder in der Familie angezeigt sind. Der Dialog wird verstanden als ein Forum für Familien und Patienten, wo man in Diskussionen über Probleme eine größere Kompetenz für die eigene Lebensgestaltung erwerben kann (Haarakangas, 1997; Holma u. Aaltonen, 1997). Die Dialogpartner gelangen zu einem neuen gegenseitigen Verständnis (Bachtin, 1984, Woloshinow, 1996, Andersen, 1995). Die beiden letztgenannten Konzeptpunkte gelten seit 1994–96 als Richtlinie im Projekt (Seikkula u. a., 1995).

Das Hauptforum der therapeutischen Interaktion ist die Therapieversammlung. Hier treffen die Hauptakteure, die Mitarbeiter, der Patient und seine Angehörigen zusammen, um alle aktuellen Probleme und Fragen zu erörtern. Sämtliche Entscheidungen zur Bewältigung der Krise werden in Anwesenheit aller Beteiligten getroffen. Nach Alanen (1997) erfüllt die Therapieversammlung drei Funktionen:

1) Informationen zur Problemsituation zu sammeln,
2) im Gesprächsverlauf eine Diagnose zu stellen, einen Behandlungsplan zu entwerfen und auf dieser Basis die erforderlichen Entscheidungen zu fällen, und
3) einen psychotherapeutischen Dialog in Gang zu setzen.

Dabei liegt der Schwerpunkt nicht auf regressiven Verhaltensweisen, sondern es geht insgesamt darum, die erwachsenen Seiten zu stärken und die Situation zu normalisieren (Alanen u. a., 1991). Konkreter Ansatzpunkt ist die Sprache der Familie, d. h. wie die einzelne Familie in ihrer eigenen Sprache das Problem des Patienten benannt hat. Das Behandlungsteam passt seine Sprache den besonderen

Erfordernissen im jeweiligen Fall an. Probleme werden aufgefasst als soziale Konstruktionen, die in jedem Gespräch neu formuliert werden (Bachtin, 1984, Gergen, 1994, 1999, Shotter, 1993a, 1993b, 1997). Jeder Anwesende spricht mit seiner eigenen Stimme, und es geht – wie Anderson (1997) unterstreicht –weniger um eine besondere Interviewtechnik, sondern darum, genau zuzuhören. Bei Psychosepatienten halten wir es für wichtig, die psychotischen Halluzinationen oder Wahnvorstellungen als eine Stimme im Chor der übrigen Stimmen zu akzeptieren. Zu Beginn werden diese nicht in Frage gestellt; der Patient wird vielmehr gebeten, ausführlich von seinen Erfahrungen zu berichten. Das Team kann sich dann untereinander, im Beisein der Familie, in einer reflektierenden Diskussion zu dem Gehörten verständigen (Andersen, 1995). Das therapeutische Gespräch ähnelt den Entwürfen von Anderson und Goolishian (1988, Anderson, 1997), Penn (1998, Penn u. Frankfurt, 1994) und Andersen (1995).

Aus sozialkonstruktionistischer Sicht kann Psychose verstanden werden als eine Strategie zur Bewältigung von solchen Ängsten und verstörenden Ereignissen, für die es keine andere Sprache gibt als die von Halluzinationen und Wahnvorstellungen. Ogden (1990) definiert Psychose als den paradoxen Versuch, Bedeutung sowohl zu erhalten als auch zu zerstören. Die meisten weiblichen Psychosepatienten sind beispielsweise entweder als Kind oder als Erwachsene Opfer physischer Misshandlungen oder sexuellen Missbrauchs geworden (Goodman u. a., 1997). In klinischen Situationen sind solche traumatischen Erfahrungen oft in den Halluzinationen oder Wahnvorstellungen der Patienten präsent (Karon, 1999, Karon u. Vandenbos, 1981). Im therapeutischen Gespräch empfiehlt es sich jedoch, die Benennung der traumatischen Erfahrung als Ursache der Psychose zu vermeiden. In manchen Fällen kann eine Psychose auch durch biologische oder chemische Faktoren oder eine hirnorganische Schädigung verursacht sein. Im Sinne einer psychischen Erfahrung aber hat eine Psychose keine »Ursache«. Vielmehr sind psychotische Reaktionen ein Versuch, den eigenen Erfahrungen einen Sinn zu verleihen oder Probleme zu bewältigen, die so belastend sind, dass die Formulierung einer rationalen, verständlichen Erzählung unmöglich geworden ist. In späteren Situationen mit Stress können solche Erfahrungen aktualisiert werden und der Betroffene bezieht sich darauf, indem er eine Metapher verwendet. Dies bezeichnet man als die vorsprachliche, »pränarrative Qualität« psychotischer Erfahrung (Holma u. Aaltonen, 1997, Ricoeur, 1991).

Ein Beispiel: Eine Patientin wurde psychotisch, und sie befürchtete, ihr Mann stünde unter Drogen und habe die Absicht, sie zu töten. Im Laufe der zweiten Therapieversammlung stellte sich heraus, dass sie 16 Jahre zuvor mit einem Freund zusammengelebt hatte, der einen schweren Drogenmissbrauch betrieb. Unter Drogeneinfluss hatte er sie wiederholt geschlagen, und dies hatte sie bislang noch niemandem erzählt. Wenige Monate vor der psychotischen Episode hatte der Freund sie zum ersten Mal seit 16 Jahren angerufen. Sie berichtete, dass sie in Panik ausgebrochen sei, als sie seine Stimme hörte. Die Angst vor ihrem Ehemann war zwar psychotisch, denn er hatte keineswegs vor, sie zu töten. Gleichzeitig bezog sie sich jedoch auf eine reale Erfahrung, nämlich die Gewalttätigkeiten ihres früheren Freundes.

Solche Erfahrungen einer Viktimisierung werden nicht in dem Teil des Erinnerungsvermögens gespeichert, der zu Sinngebung mittels Sprache anregt. Vielmehr handelt es sich um Ängste aus der Vergangenheit, die in die Körpererinnerung (d. h. tiefere Schichten der Erinnerung) eingegangen sind. Aufgrund dieser klinischen Erfahrung können wir davon ausgehen, dass psychotische Reaktionen in hohem Maße traumatischen Erfahrungen ähneln. In diesem Zusammenhang haben van der Kolk (1995) und sein Team berichtet, wie traumatische Erfahrungen und die damit verbundenen Ängste in Form von »Flashbacks« wieder aufleben können, ohne dass dem Individuum bewusst wird, worum es bei diesen flüchtigen Erinnerungsfragmenten geht. Sie können auch als Dissoziation, die große Ähnlichkeit zu psychotischen Episoden aufweist (Penn, 1998), wiederkehren.

Obwohl nicht jeder Patient Opfer physischer oder sexueller Übergriffe war, dient diese Überlegung als Richtschnur im Umgang mit psychotischen Erfahrungen in den Gesprächen, so etwa in den Therapieversammlungen. Ein offener Dialog, in dem Themen oder Struktur nicht vorgegeben sind, ist zentral für die Konstruktion einer neuen Sprache, in der belastende Ereignisse, gleich welcher Art und unabhängig von dem Zeitpunkt, an dem sie stattgefunden haben, besprochen werden können. Vielerlei Inhalte können den Weg zu einer neuen Erzählung eröffnen. Ungeachtet ihres Hintergrunds ist es wichtig, Halluzinationen ernst zu nehmen und in der Krisensituation die Realität des Patienten nicht in Frage zu stellen, ganz besonders in der Anfangsphase der Behandlung. Der Therapeut sollte wie folgt fragen:

»Mir ist noch nicht ganz klar, wie es Ihnen gelingt, die Gedanken anderer zu kontrollieren. Ich beispielsweise kann so etwas nicht. Können Sie mehr darüber erzählen?« Anschließend könnte er sich an das Netzwerk wenden: »Wie denken Sie darüber? Wie erklären Sie sich, was M sagt?« Das Ziel solcher Fragen besteht darin, den verschiedenen Stimmen zu den diskutierten Themen, auch zu der psychotischen Erfahrung selbst, Gehör zu verschaffen. Gelingt es dem Team, eine Atmosphäre der Reflexion zu schaffen, in der verschiedene und auch widersprüchliche Stimmen zum Ausdruck kommen und gehört werden, hat das Netzwerk die Möglichkeit, Erzählungen im Sinne einer »Wiederherstellung« oder »Wiedergutmachung« zu konstruieren, wie Stern u. a.. (1999) es genannt haben. Trimble (2000) drückt es in einem Vergleich zwischen dem dialogischen Ansatz und den Ideen der Netzwerktherapie so aus:

»... die Wiederherstellung des Vertrauens und die Entlastung durch eine interpersonale, emotionale Regulierung ermöglicht es uns zuzulassen, daß andere über dialogische Beziehungen Einfluß auf uns nehmen«(a.a.O., S. 15).

Dies ist ein Element in einem Prozess, in dessen Verlauf der Patient und die Angehörigen seines Netzwerkes eine neue Sprache für ihre Probleme erfinden.

Wenn in einer Therapieversammlung die heikelsten, grundlegenden Aspekte der Psychose thematisiert werden, reagieren die Patienten häufig, indem sie eine psychotische Geschichte erzählen. Wir gehen davon aus, dass genau hier Erfahrungen berührt werden, die bisher noch nicht angesprochen wurden, und es sollte an diesem Punkt nachgehakt werden. Die Frage kann zum Beispiel lauten: »Was habe ich gesagt, dass Sie plötzlich anfingen, über dieses Thema zu sprechen?«, oder: »Einen Moment bitte – worüber haben wir gerade geredet, als M davon zu sprechen begann, wie die Stimmen ihn kontrollieren?« Psychotisches Sprechen kann als eine Stimme in der Vielstimmigkeit des aktuellen Gesprächs betrachtet werden. Die »Ursache«, warum sich der Patient psychotisch verhält, ist an diesen entscheidenden Punkten des Gesprächs zu suchen.

Das Team hat die Aufgabe, dem Netzwerk des Patienten in den Therapieversammlungen zu ermöglichen, maßgeblich den Inhalt des Gesprächs zu bestimmen und aufmerksam auf jede Äußerung zu reagieren, um die Grundlage für eine neue Verständigung zwischen den Teilnehmern zu schaffen (Bachtin, 1984, Woloshinow, 1972). Eine der Möglichkeiten ist es, einen reflektierenden Austausch (Andersen, 1995) zwischen den Teammitgliedern einzuführen. Dazu wird nicht eigens ein reflektierendes Team gebildet, statt dessen wechseln die Mitglieder des Teams flexibel zwischen der Formulierung von Fragen und Kommentaren einerseits und der reflektierenden Diskussion andererseits. Manchmal setzt dies voraus, dass das Team explizit die Erlaubnis dafür einholt:

»Könnten Sie einen Augenblick warten, während wir diesen Aspekt, der eben angesprochen wurde, diskutieren? Es wäre schön, wenn Sie alle uns zuhören. Hinterher bitten wir Sie um Ihre Meinung zu unseren Gesprächsbeiträgen.«

In der Regel verfolgen die Familie und das soziale Netzwerk sehr genau, was die verantwortlichen Fachleute zu ihren Problemen zu sagen haben.

Die reflektierende Diskussion hat ein ganz bestimmtes Ziel: Die Planung der Behandlung vollzieht sich in einem »transparenten« Prozess. Konkret geht es um die Entscheidung, ob eine Hospitalisierung stattfinden soll, ob Medikamente angezeigt sind und eine Einzeltherapie möglich ist. Dabei soll eine Reihe von Alternativen aufgezeigt werden, damit für das weitere Vorgehen eine Auswahl zur Verfügung steht. Wenn es zum Beispiel darum geht, über eine

Zwangseinweisung zu entscheiden, sollten unbedingt die verschiedenen Meinungen und auch Uneinigkeit offen angesprochen und diskutiert werden.

Falls erforderlich, kann jede traditionelle Behandlungsmethode zum Einsatz kommen. Dem Patienten kann Einzeltherapie oder eine andere Therapieform angeboten (zum Beispiel Kunsttherapie, Gruppentherapie und Beschäftigungstherapie), und die Familie kann zu einer Familientherapie eingeladen werden. In psychotischen Krisen liegt der Schwerpunkt von Beginn an sowohl auf der psychiatrischen als auch auf der beruflichen Rehabilitation. In einer Gemeinschaftsaktion mit dem Arbeitsamt und der Krankenversicherung können spezielle Kurse zur beruflichen Wiedereingliederung mit einer Dauer von zwei Wochen bis zu sechs Monaten angeboten werden.

Der Ansatz des »offenen Dialogs« (OD) greift einige Ideen der systemischen Familientherapie auf (Selvini-Palazzoli u. a., 1978, 1980), insbesondere das Verfahren der zirkulären Argumentation (anstelle linearer Kausalität), der positiven Konnotierung und in manchen Fällen auch Elemente des zirkulären Fragens. Aber es gibt auch deutliche Unterschiede. Der OD-Ansatz legt den Schwerpunkt nicht auf das System Familie oder die Kommunikation innerhalb des familiären Systems (Boscolo u. Betrando, 1993). Das Ziel des OD-Ansatzes besteht nicht darin, »Impulse zum Aufbrechen der starren Logik des Systems zu geben durch das Anbieten einer neuen Logik« (Boscolo u. Bertrando, 1998, S. 217), sondern es wird Raum für die Entwicklung einer neuen Sprache geschaffen, wobei die Dinge verschiedene Bedeutungen haben können, wie Anderson und Goolishian (1988, 1992, Anderson, 1997) gezeigt haben. Dieser veränderten Sicht auf die Qualität des Problems wird man am besten gerecht, indem man in erster Linie auf das hört, was die Beteiligten genau sagen, und nicht darauf abhebt, was sie meinen. In Fragen und Gesprächen der systemischen Familientherapie konzentriert sich der Therapeut hingegen häufig auf die Verhaltensweisen und Kommunikationsstrukturen, die sich hinter dem Oberflächenverhalten verbergen.

Der OD-Ansatz legt das Hauptgewicht auf das, was gesagt wird, um neue Begriffe und eine neue Erzählung zu erschaffen. Insofern bestehen Parallelen zu den Vorstellungen vieler sozialkonstruktionistischer Autoren (Gergen 1994, Shotter 1993a, 1993b), obgleich Familientherapeuten, die sich an sozialkonstruktionistischen Ideen orientieren, der Behandlung von Psychosepatienten bislang nur wenig Beachtung geschenkt haben. So hat etwa Michael White die narrative Therapie mit Psychosepatienten beschrieben, und Holma und Aaltonen (1997, 1998) haben ein Forschungsprojekt zu narrativer Therapie mit erstmals erkrankten Patienten durchgeführt. Der OD- und narrative Therapieansätze stimmen zwar in der sozialkonstruktionistischen Wirklichkeitsauffassung überein, unterscheiden sich jedoch darin, wie der Autor der Erzählung gesehen wird. Während der narrative Therapeut dem Ziel verpflichtet ist, die Problemgeschichte umzuschreiben, versuchen dialogische Ansätze von festgefahrenen Monologen zu besser reflektierten Dialogen fortzuschreiten (Smith, 1997). In der narrativen Therapie hat die Erzählung einen Autor, in der dialogischen Therapie wird gemeinsam eine neue Erzählung unter Einschluss aller Teilnehmer erarbeitet. So haben Gergen und McNamee (2000) den OD-Ansatz zu Recht als einen »transformativen Dialog« bezeichnet.

Der OD-Ansatz und psychoedukative Programme (Anderson u. a., 1980, Falloon, 1996, Falloon u. a., 1984, Goldstein, 1996, McGorry u. a., 1996) haben gemeinsam, dass die Familie Akteur des stattfindenden Prozesses ist. Die Familie wird weder als der Verursacher der Psychose noch als Objekt der Behandlung gesehen, sondern als »kompetenter oder potentiell kompetenter Partner im Heilungsprozeß« (Gleeson u. a., 1999, S. 390). Unterschiedlich ist das theoretische Verständnis von Psychosen, insofern als der OD-Ansatz auf dem Höhepunkt der Krisensituation die Bedeutung der Therapieversammlungen in den Vordergrund stellt und den Prozesscharakter der Behandlungsplanung unterstreicht. Auf der Grundlage des Stress-Vulnerabilitäts-Modells (Zubin u. Spring, 1977) geht das psychoedukative Verfahren so vor, dass eine Diagnose gestellt und dann ein entsprechendes Behandlungsprogramm ausgewählt wird, wenngleich dies nicht immer Erfolg hat (McGorry, 1999). Die Diagnose ist die Grundlage für familienpädagogische (»edukative«) Maßnahmen und diese verfolgen das Ziel, die innerfamiliäre Kommunikation zu verbessern, und so Rückfälle zu vermeiden und den Grad der Remission zu erhöhen (Falloon u. a., 1984, Gleeson u. a., 1999, MacFarlane u. a., 1995a, 1995b).

Wie oben bereits erwähnt, gehört der OD-Ansatz zu der breiten Palette konstruktivistischer Methoden, die die soziale Natur unserer Konstruktionen hervorheben. Nach Neimeyer und Raskin (2001) verfolgen konstruktivistische Ansätze in der Psychotherapie das Ziel, einen nicht-pathologisierenden Diskurs über die Probleme des Patienten zu eröffnen, seine individuelle Erzählung und Problemdefinition zu respektieren und den Kontext der Behandlung als einen elementaren Aspekt des bestehenden Problems zu begreifen. Es geht nicht darum, die »reale Außenwelt« zu entwerten, wie manche behauptet haben (Held, 1995), sondern kritisch zu reflektieren, wie Therapeuten selbst durch die Organisation der Behandlung zu Ko-Konstrukteuren der bestehenden Probleme werden. Der Relativitätsgedanke – häufig Gegenstand der Kritik an den Sozialkonstruktivisten (Cromby u. Nightingale, 1999) – beinhaltet nicht, dass die Existenz der materiellen Welt geleugnet wird; vielmehr soll hervorgehoben werden, dass Psychosen oder Schizophrenien an sich, sozusagen kontextunabhängig, nicht existieren. Die Psychotherapie wird von der Aufgabe entlastet, anhand von extraspektiven Objektivitätskriterien die persönliche Realität eines

Klienten zu bewerten (Neimeyer u. Raskin, 2001). Im klinischen Kontext bedeutet Objektivität: Definition eines dauerhaft festgeschriebenen Problems in Form einer Diagnose. Der störungszentrierte Diskurs, der auf einschlägigen diagnostischen Manualen fußt, resultiert in einer Stigmatisierung des Patienten, und daraus folgt als Ziel eine Behandlung, um eine Krankheit zu kurieren. Dies führt nur allzu leicht zu einer Entmündigung des Individuums, da nicht die Person, sondern die Krankheit die entscheidende Zielgröße ist, die behandelt werden muss (Gergen u. McNamee, 2000). Diese begriffliche Struktur setzt Krankheit als etwas voraus, das unabhängig vom Kontext des jeweiligen Patienten existiert.

Wir verwenden sozialkonstruktionistische Ideen und legen im OD-Ansatz einen besonderen Schwerpunkt auf die Eröffnung eines Dialogs, da der Dialog eine gemeinsame Konstruktion der verschiedenen Gesprächsteilnehmer ist (Bachtin, 1984, Woloshinow, 1996). Psychologische Realität wird stets durch den spezifischen Gebrauch von Sprache konstituiert. Entscheidet man sich für den Typus des störungszentrierten Diskurses, behandelt man die Symptome einer Krankheit; unser Ziel ist hingegen, polyphone Dialoge innerhalb des sozialen Netzwerks zu erzeugen, d. h. unser Interesse gilt jeder einzelnen Stimme, die sich zu dem bestehenden Problem äußert. Wir fassen nicht eine bestimmte Krankheit als das zentrale Agens auf, sondern die Sprache, mittels derer der bedeutungskonstituierende Prozess stattfindet. Somit treten wir in einen »transformativen Dialog« ein (Gergen u. McNamee, 2000). Dies scheint ein gemeinsames Merkmal vieler konstruktivistischer Therapieansätze zu sein, die die Betonung auf persönliche Erzählungen legen statt auf allgemeingültige Wahrheiten.

Das dialogische Vorgehen ist ein neues Element in der Psychotherapie, es hat jedoch seine Wurzeln in der griechischen Antike. Platon fasste das Selbst als ein soziales Konstrukt auf (Nightingale, 2000). In seinen Frühtexten wurde insbesondere Sokrates als ein Helfer der Wahrheitsfindung in dialogischen Prozessen dargestellt, dessen Aufgabe nicht darin bestand, Antworten zu finden (Bachtin 1984). Die Blütezeit der antiken griechischen Wissenschaften (Philosophie, Medizin) und Künste (Poesie, Bildhauerei) fiel in die klassische Ära der Bürgerversammlungen als der idealen Form des Dialogs. In jener Phase waren die Versammlungen noch nicht korrumpiert; es gab noch nicht die Kaste der so genannten Rhetoriker, die jene Versammlungen für ihre eigenen Zwecke missbrauchten. Statt dessen handelte es sich um ein offenes, kreatives Forum aller freien Bürger (Wolkow, 1974). Vielleicht setzt die Idee offener Therapieversammlungen eine Wiederbelebung der demokratischen Ideale aus der Griechischen Antike voraus.

Offener Dialog – Ergebnisse von Studien

Mehrere Aktionsforschungsstudien wurden durchgeführt, um die Effektivität des OD-Ansatzes zu evaluieren und weiterzuentwickeln (Aaltonen u. a., 1997, Haarakangas, 1997, Keränen, 1992, Seikkula, 1991, 1994, Seikkula u. a., 2000). Im Folgenden sollen die aktuellsten Studien zu den Projekten mit erstmals erkrankten Psychosepatienten wiedergegeben werden. Aaltonen und Seikkula haben in ihrem Forschungsprojekt (Aaltonen u. a., 1997) die Behandlungssysteme der achtziger und neunziger Jahre verglichen, um herauszufinden, worin die wesentlichen Unterschiede zwischen der traditionellen, krankenhauszentrierten und der neuen OD-Behandlung bestehen. Die Untersuchungsreihe umfasste alle ersterkankten Psychosepatienten, die von 1985 bis 1994 Kontakt zu psychiatrischen Stellen aufgenommen hatten. In der Hauptsache ging es um eine qualitative Analyse der Behandlungsprozesse. Ein Ergebnis dieser Analyse waren die sieben Hauptprinzipien der Behandlung, die wir eingangs wiedergegeben haben. Die Studie ermöglichte es, eine Erklärung für die geringere Inzidenz psychotischer Erstepisoden im Verwaltungsbezirk West-Lappland zu geben. Die Inzidenz der Schizophrenie war zunächst extrem hoch, Mitte der achtziger Jahre lag sie bei durchschnittlich 35 neuen Schizophreniefällen auf 100.000 Einwohner. Im Verlauf der Entwicklung des neuen familien- und netzwerkzentrierten Behandlungssystems sank die Inzidenz bis Mitte der neunziger Jahre auf 7/100.000 (Aaltonen u. a., 1997). Die Studie ging davon aus, dass die Abnahme der Inzidenz von schizophrenen Störungen (im Sinne des DSM-III-R) mit der Entwicklung der neuen Behandlungsstrategie zusammenhing – zumal der Anteil der Schizophrenen unter den Psychosepatienten von 42% auf 22% sank. Zugleich erhöhte sich die Inzidenz kurzer psychotischer Episoden. Bei anderen diagnostischen Kategorien traten keine signifikanten Änderungen auf. Die Verbreitung der Schizophrenie ging vermutlich auch deshalb zurück, weil sich neue chronische Schizophreniepatienten nicht mehr ins psychiatrische Krankenhaus einweisen ließen (Tuori, 1994).

Die Effektivität der OD-Behandlung wurde im Rahmen eines neuen multizentrischen Entwicklungs- und Forschungsprojekts zur integrierten Behandlung akuter Psychosen (API) überprüft, das vom 1. April 1992 bis zum 31. Dezember 1993 in Finnland durchgeführt wurde. Die Katamnesestudie erstreckte sich über einen Zeitraum von zwei Jahren, beginnend mit der Einführung der Behandlung, und stand unter der Leitung des Nationalen Forschungs- und Entwicklungszentrums für Soziales und Gesundheit (Stakes) in Zusammenarbeit mit den Universitäten von Jyväskylä und Turku (Lehtinen u. a., 1996, 2000). West-Lappland war einer der sechs Forschungsschwerpunkte. Alle Erstmanifestationen nicht-affektiver Psychosen (DSM-III-R) wurden hier einbezogen. Nach dem 31. Dezember 1993 fiel die Entscheidung, das Projekt in Form lokaler Forschung fortzuführen, sowohl um die Ergebnisse der API-Phase zu bestätigen als auch um eine weitere Verbesserung der Ergebnisse zu erzielen. Die zweite Phase, die wir »Offener Dialog in akuten Psychosen« (ODAP) nannten, dauerte vom 1. Januar 1994 bis zum 31. März 1997.

Das finnische API-Projekt hatte zum Ziel, die Informationsbasis für die Entwicklung einer angemessenen Medikationspraxis, ein Element der psychotherapeutischen Behandlung, zu verbessern. An drei Forschungsstandorten – darunter West-Lappland – lehnte man es ab, bereits im Frühstadium Neuroleptika einzusetzen. Die Ergebnisse an diesen drei Standorten wurden mit denen der drei anderen verglichen, die in der herkömmlichen Weise Neuroleptika einsetzten. Neu war auch ein spezifisches Verfahren zur Entscheidungsfindung über den Einsatz von Neuroleptika. Bei Bedarf wurde während der ersten drei Wochen ein Benzodiazepin verabreicht; wenn danach kein Abklingen der psychotischen Symptomatik oder keine Fortschritte im Sozialverhalten der Patienten zu erkennen waren, wurde eine Medikation mit Neuroleptika erwogen.

In der ersten Phase des Projekts wurde ein Vergleich zur »normalen Behandlung« vorgenommen (Seikkula u. a., 2001). Schon aufgrund der Verschiedenartigkeit der Ansätze war vorauszusehen, dass Prozessvariablen wie Hospitalisierung und Einsatz von Neuroleptika in der Vergleichsgruppe höhere Werte aufwiesen als in West-Lappland. Ein hochsignifikanter Unterschied ergab sich hinsichtlich der Anzahl der Familienversammlungen, die in der Vergleichsgruppe geringer ausfiel. Die Anzahl der Versammlungen variierte von 6 bis 55 in der API-Gruppe, von 0 bis 99 in der ODAP-Gruppe und von 0 bis 23 in der Vergleichsgruppe. Ein Patient der ODAP-Gruppe sprach sich gegen die Teilnahme seiner Familie an den Behandlungsversammlungen aus, alle anderen nahmen an mindestens drei Sitzungen teil. Die Hälfte der Fälle in allen Gruppen nahm eine Einzeltherapie in Anspruch.

Mindestens ein Rückfall ereignete sich bei 31% der API-Gruppe, bei 24% der ODAP- und bei 71% der Vergleichsgruppe ($p=0{,}017$). In der Vergleichsgruppe waren 30% der Patienten entweder Studenten, berufstätig oder suchten Arbeit, verglichen mit 83% in der ODAP-Gruppe ($p=0{,}012$). Eine Verbesserung auf der GAF-Skala (Globales Assessment des Funktionsniveaus) fiel in der Vergleichsgruppe am geringsten aus ($F(2{,}56) = 9.12$; $p=0{,}001$), ebenso wie die Rückbildung der psychotischen Symptome ($F(2{,}55) = 7.12$; $p=0{,}002$). Auch die Unterschiede bezüglich eines veränderten beruflichen Status zwischen den drei Gruppen war annähernd signifikant ($F(2{,}56) = 3.3$; $p=0.044$). Die Vergleichsgruppe verzeichnete eine Abnahme des Status, die API-Gruppe verblieb auf dem gleichen Stand, die ODAP-Gruppe hingegen zeigte eine Verbesserung.

In der zweiten Phase der Analysen wurde ein Vergleich zwischen Fällen mit guter und schlechter Prognose in West-Lappland gezogen. Eine schlechte Prognose wurde im Rahmen der zweijährigen Katamnesestudie so definiert, dass eine Arbeitsunfähigkeitsrente bezogen wurde oder dass zumindest gelegentlich moderate psychotischer Symptome auftraten. Statistisch gesehen stimmten die Resultate mit denen der meisten aktuellen Studien überein, abgesehen vom Stellenwert der neuroleptischen Medikation. Der berufliche Status und die Qualität des sozialen Netzwerks waren die entscheidenden präpathologischen Faktoren, die zu einer schlechten oder positiven Prognose führten. Dabei ermittelten wir, im Vergleich zu vielen anderen Studien, in unserer Studie eine geringere Anzahl von Patienten mit einer schlechten Prognose (22%) (Gupta u. a., 1997). Dies kann als eine Folgewirkung unseres Ansatzes, Probleme im sozialen Netzwerk des Patienten aktiv anzugehen, gewertet werden. Die Patienten wurden ermuntert, an ihre früheren sozialen Aktivitäten anzuknüpfen, und ihre Sozialkontakte wurden gestärkt. Das DUP-Mittel (Dauer der unbehandelten Psychose) wurde auf unter vier Monate gesenkt, so wie im Falle einiger anderer anspruchsvoller psychosozialer Behandlungsprogramme (McGorry u. a. 1996; Yung u. a. 1998). Das ist für sich genommen ein gutes Resultat, das in dem relativ guten beruflichen Status nach Ablauf von zwei Jahren seine Entsprechung findet.

Die Patienten mit schlechter Prognose wurden öfter hospitalisiert und nahmen wohl auch häufiger Neuroleptika ein. Aufgrund der Zielsetzung der Studie, dass nämlich bei unserem Ansatz eine Hospitalisierung und Medikation mit Neuroleptika nur in den schwersten Fällen vorgesehen war, ist festzuhalten: Die Patienten unterschieden sich in der Initialphase der Behandlung hinsichtlich der Symptomatik (BPRS Rating, Brief Psychiatric Rating Scale) und des allgemeinen Funktionsniveaus (GAF-Skala) nicht. Patienten mit späterer guter Prognose nahmen weniger Medikamente ein. Dies deutet darauf hin, dass eine Behandlung ohne frühzeitigen Einsatz von Neuroleptika – unter der Voraussetzung einer adäquaten psychosozialen Betreuung, die wir mit dem OD-Ansatz praktizieren – möglicherweise zu einer guten Prognose nach Ablauf von zwei Jahren beiträgt. Die Resultate legen nahe, dass der Einsatz von Neuroleptika bei einer aktiven familienzentrierten Behandlung reduziert werden kann, ohne dass sich die Prognose verschlechtert. Es bleibt künftiger Forschung überlassen zu entscheiden, ob der Einsatz von Neuroleptika in manchen Fällen nicht sogar zu einem erhöhten Risiko hinsichtlich eines schlechten beruflichen Status und damit einer schlechteren Prognose führen kann.

Diskussion und Schlussfolgerungen

Das Ziel dieses Aufsatzes bestand darin, den Ansatz des Offenen Dialogs, den wir im finnischen West-Lappland entwickelt haben, zu beschreiben und anhand von Forschungsergebnissen zu ersterkankten Psychosepatienten zu illustrieren. Der OD-Ansatz blickt bereits auf eine relativ lange Entwicklung zurück. Es handelt sich dabei nicht mehr um ein singuläres Projekt, sondern vielmehr um die strukturelle Neuorganisation der psychiatrischen Betreuung in einem bestimmten Versorgungsgebiet. Vergleichbare Ansätze wurden zudem bereits in verschiedenen Zusammenhängen angewendet. Die Evaluation des Ansatzes basiert auf mehreren Studien zur Aktions- und Ergebnisforschung. Das vorliegende Papier zeigt anhand der aktuellsten Studien zu ersterkankten Psychosepatienten, dass der neue Ansatz dazu beiträgt, die Inzidenz von Schizophrenie zu senken und der Chronifizierung im Krankenhaus vorzubeugen, indem in schweren Krisen die Hospitalisierung durch häusliche Betreuung ersetzt wird. Darüber hinaus werden die Patienten dazu angehalten, nach der psychotischen Episode wieder sozial aktiv zu werden. Bei reduziertem Einsatz von Neuroleptika werden die psychotischen Symptome auf der Grundlage dialogischer Verfahren überwunden. Einen Schwachpunkt dieses Ansatzes sehen wir darin, die Kontinuität psychologischer Betreuung zu gewährleisten. Die Behandlungsprozesse hängen ab von den Teams, die aus vielen Akteuren bestehen, und es ist sowohl eine administrative wie auch eine psychotherapeutische Herausforderung, die Teams so zu organisieren, dass sie über zwei oder drei Jahre an Therapieversammlungen kontinuierlich teilnehmen.

Der OD-Ansatz beinhaltet eine neue Idee von psychiatrischer Betreuung – eine kontinuierlichen Teamarbeit, die für das für schwerste Krisen zuständige Personal eine kreative Erfahrung sein kann. Es geht nicht mehr um Kooperation in dem Sinne, dass verschiedene Funktionsträger einander im Umkreis eines Patienten begegnen, sondern um ein Zusammenwirken der Funktionsträger, des Patienten und seines sozialen Netzwerks zum Nutzen des Patienten.

Lautes Chaos – Leises Pfeifen. Chaos und Strukturen in der Psychosenpsychotherapie

Ari-Pekka Blomberg, Aino-Maija Rautkallio und Pauli Uusitalo

Einleitung

Andersens Konzept (1987, 1991) des *reflektierenden* Teams, die Beobachtungen von Heikkinen und Seikkula (1995) zur Sprache bei der Behandlung von Familien, in denen Psychosen auftreten, der Theorie der sprachlichen Entwicklung von Wygotsky (1982), der Erläuterungen von Bachtin und Haarakangas (1991) zu Dostojewskis Dichtung, weiterhin die Themen Polyphonie und Selbstreflektion in therapeutischen Teams haben diesen Artikel beeinflusst.

Die Hinweise von Heikkinen und Seikkula zur Bedeutung der Sprache haben wir bei unserer Zusammenarbeit mit Herrn und Frau X und ihrer Familie beachtet. Als entscheidend für den Fortschritt in der Therapie erwies sich die Klärung unterschiedlicher sprachlicher *Bereiche* innerhalb der Familie und dann eine erfolgreiche Anwendung dieser Kenntnisse in den Untergruppen, die wir daraufhin bildeten. Die Behandlung fand in einem nicht-institutionellen Setting und ohne Pharmaka statt.

Als wir 1997 einen Bericht über unsere Arbeit auf dem dritten internationalen Kongress für Psychosentherapie vorstellten, schlug Tom Andersen vor, ein Forschungsinterview, welches er entwickelt hatte, durchzuführen.

In unserem Fallbeispiel wurde dieses Interview ein Jahr nach Beendigung der Therapie gemacht. Es wurde mitgeschnitten, transkribiert, und aus diesem Text wählten Mitarbeiterteam und Familienangehörige Textauszüge aus, die sie als wichtig ansahen. Alle Beteiligten stimmten dann einer Veröffentlichung des Textes zu. Wichtig erscheint uns, dass das Interview nicht Teil der Therapie war und der Interviewer keinen Behandlungskontakt mit der Familie hatte.

Organisatorischer Rahmen und das Jorvi-Projekt

Das Jorvi Hospital bzw. seine psychiatrische Ambulanz behandeln jährlich ca. 300 Patienten (Aufnahmebezirk mit 248.000 Einwohnern), die an akuten Psychosen leiden. Bei den meisten dieser Patienten reicht eine ambulante Behandlung aus.

Der Behandlungsansatz geht auf das Nationale Finnische Schizophrenie-Projekt zurück (NSP, 1988) und die Empfehlungen von Yrjö Alanen (1997) zur bedürfnisangepassten, psychotherapeutischen Behandlung bei akuten Psychosen. Ein Ziel der Behandlung ist es, möglichst schnell zu reagieren. Zur Frühbehandlung gehört es auch, die Ressourcen der Familie und anderer Netzwerke einzubeziehen. Um jeden Patienten kümmert sich ein besonderes Psychoseteam, zu dem meist drei Personen gehören, darunter ein Psychiater. Den Schwerpunkt der Behandlung bilden die therapeutischen Gesprächen. Ziel der Intervention bei erstmals Erkrankten ist die Vermeidung einer neuroleptischen Medikation – zumindest zu Beginn der Behandlung – und weiterhin soll die Behandlung im Krankenhaus reduziert werden.

Interviews nach Abschluss der Therapie

Für die Entwicklung unseres Frühbehandlungsprojekts bei akuten Psychosen in Jorvi hat die Evaluation eine wichtige Bedeutung. Professor Tom Andersen hat ein Vorgehen für die Nachbehandlungsinterviews entwickelt, in denen er Klienten und ihre Therapeuten gemeinsam auffordert, über ihre Erfahrung mit der Therapie zu sprechen. Sie tun dies in Gegenwart eines Beraters, der in unserem Fall Tom Andersen war. Die Gespräche über die Therapie fanden mehrere Monate nach ihrem Ende statt. Die Vorgehensweise dieses Interviews variiert den »reflektierenden Prozeß« (Tom Andersen, 1990).

Familie, Arbeitsgruppe und Behandlung

Herr und Frau X haben zwei Kinder, die noch klein sind. Herr X kommt aus einer Familie, in der es neben den Eltern noch einen Bruder gab. Herr X hatte schon mehrere psychotische Episoden, und er hat verschiedene Formen der Behandlung kennen gelernt. Die Therapeuten unseres Teams, Maija Rautkallio und besonders Pauli Uusitalo, kannten die Familie schon aus der Vorbehandlung. Ari-Pekka Blomberg stieß zum Team zu Beginn der »Twindividual-Therapie« (s. u.) und Doktor Johanna Koskella nahm, so weit erforderlich, etwa an der Hälfte der Sitzungen teil.

Die Behandlung zog sich über ein halbes Jahr mit 19 Therapieversammlungen hin. Es gab neun Einzelsitzungen, fünf Paarsitzungen, eine Familiensitzung, vier Sitzungen mit Verwandten und eine Sitzung in Abwesenheit von Herrn X.

Herr X beteiligte sich an der Entscheidung, wer an der Therapie teilnahm – mit Ausnahme jener Sitzungen, die auf der Basis der Theorie unterschiedlicher Sprachebenen stattfand.

Unserer Meinung nach erreichte der Therapieprozess im Verlauf von drei Sitzungen seinen Höhepunkt. In der sechsten Sitzung, als Herr X, seine gesamte

Familie einschließlich seiner Eltern und unser Team anwesend waren, beschlossen wir, uns in einer Weise zu organisieren, dass Herr X seine eigenen Gespräche auf der »symbolischen«, Frau X und die Eltern von X ihre Gespräche auf der »indikativen« Sprachebene getrennt voneinander führten. In der 13. Sitzung, an der Frau X, die Eltern von X, die Kinder und das Team teilnahmen, verkündete Frau X, dass sie keine Gespräche mehr mit ihren Verwandten führen wollte (indikative Sprachebene). Sie äußerte vielmehr den Wunsch, an den Sitzungen mit ihrem Ehemann teilzunehmen (quasi als Verlagerung von indikativer zur symbolischen Sprachebene). Bei der 17. Therapieversammlung sprachen wir (die gesamte Arbeitsgruppe) mit Herrn und Frau X wunschgemäß über ihre differierenden Konzepte von Schizophrenie. Die Behandlung erreichte den Abschluss mit der gemeinsamen Übereinkunft, dass ein letztes Treffen drei Monate nach dem Erstgespräch einer Nachbesprechung dienen sollte. Ein weiteres Mal sahen wir das Paar nach einem Jahr zum Nachuntersuchungsinterview.

Es ist wichtig, sich Gehör zu verschaffen

Herr X: Ich glaube, dass ich diese Gruppe vorgeschlagen habe, an der nur Männer teilnehmen sollten. Hattest du dich nicht auch erinnert, dass ich es war, der die Gruppe vorschlug? Nur weil ich wollte, dass keine Frauen teilnehmen sollten – aus irgend einem Grund, alles war so blockiert zu dieser Zeit ... *Es sollten keine Frauen dabei sein, damit unsere damalige Situation reflektiert werden konnte.* (Hervorhebung im Manuskript durch Herrn X). Für mich war es sehr wichtig, in einer Männergruppe zu sein: Ich dachte, wir lägen auf der gleichen Wellenlänge und dass ich nicht mit meiner zerstrittenen Partnerin sprechen wollte. Aber dann hast wohl du vorgeschlagen, dass dies eine getrennte Gruppe wäre, kannst du dich nicht daran erinnern, wie es angefangen hat? Aber ich habe damals gesagt, dass es eine gute Gruppe ist.

Tom Andersen (TA): Vielleicht kam der Vorschlag von Ihnen und dann haben Sie ...

Herr X: Ich habe dann den Korb übernommen, ja genau. Es ist schwer, sich genau zu erinnern ...

Frau X: Aber so war es eine gute Lösung.

TA: Auch für Sie?

Frau X: Hm ... Es kam mir so vor, dass wenn *wir in der ganzen Gruppe zusammen kamen* (Hervorhebung von Frau X), hatte jeder etwas zu sagen und die Worte sprudelten nur so hervor, aber ich fand, *dass wir überhaupt nichts klärten*, zuvor war uns das noch gelungen ... Es gab so viel Ärger und so ... und dann wurde die Gruppe verkleinert, die Eltern meines

Mannes wurden außen vor gelassen, weil es schien, dass das zu dem Zeitpunkt richtig war, und dann gab es einen Streit unter uns und das wollten wir gar nicht, ... so dass die Gruppe so klein wie möglich wurde.

TA: Frau X hatte einen Streit mit ihren Schwiegereltern, als sie an der Gruppe teilnahmen?

Herr X: Und dann erinnere ich mich, waren wir unter Männern und anschließend stellte die gesamte Gruppe fest, wieviel wir erreicht hatten. *Und dann trafen wir uns wieder nur in der Männergruppe.* Wir überlegten, ob wir noch ein- oder zweimal in der Männergruppe zusammenkommen sollten, ich erinnere mich nicht mehr genau, jedenfalls besprachen wir nur immer unter uns *Männern*, was wir erreicht hatten. Erinnerst du dich auch so daran?

PU: Ja, ich wollte darauf hinaus, dass die linke Hand immer wusste, was die rechte machte. *Es war eine allseitige Übereinkunft, mit der wir entschieden haben, wer beim nächsten Mal dabei sein sollte.*

Herr X: *Ich wurde jedesmal gefragt, wer bei jeder Gruppensitzung dabei sein sollte, man hörte auf mich und nahm mich ernst, wenn ich bestimmte, wer dabei sein sollte.* Wenn ich sonst etwas hätte tun müssen, hätte mich das nur noch mehr berührt. Es war in der Situation wichtig, dass ich nicht zu irgend etwas gezwungen wurde – dieser Zwang hätte mich nicht weiter gebracht. Sonst sitzt man nur da und wird immer verschlossener. Daher ist es gut, wenn man dabei mitmachen kann, Entscheidungen zu fällen.

TA: Es ist also wichtig, dass man gehört wird und für sich selbst entscheiden kann?

Diese Unterhaltung wurde von Tom Andersen im Rahmen eines Forschungsvorhabens moderiert. Dabei ging es um den Wendepunkt im therapeutischen Prozess, als eine Veränderung zum Besseren einsetzte. Als wir uns anfangs zusammensetzten, war es schwierig, es schwelten Hassgefühle, Gewalt lag in der Luft und wir kamen mit Herrn X nicht in Kontakt. Zu Beginn unserer Zusammenarbeit gab es mehrere Telefongespräche zwischen den therapeutischen Teams und dabei wurde sogar die Möglichkeit einer Zwangseinweisung erörtert. Bei der entscheidenden Familienversammlung in der Aufnahmeambulanz kamen Herr und Frau X, ihre zwei Kinder, die Eltern von Herrn X sowie unser Team mit vier Mitarbeitern zusammen. Die Atmosphäre war angespannt und chaotisch.

TA (wendet sich an das therapeutische Team): Wenn ihr uns in der Rückschau sagen solltet, wie eure Arbeit war – welcher Gedanken kommen euch zuerst, glückliche oder unglückliche Gedanken oder Gefühle?

Aino-Maija Rautkallio (AMR): Beides, ich kann mich noch gut daran erinnern, dass es zu *Beginn* der Zusammenarbeit sehr *schwierige Gefühle gab, Furcht, Unsicherheit, Hass und so weiter. Je länger wir jedoch zusammengearbeitet haben, desto mehr spürte ich Wärme, Sicherheit und dann lag »Zuneigung« in der Luft.*

TA: Gab es diese Gefühle wie zum Beispiel Unsicherheit auf beiden Seiten?

AMR: Ja, gleichermaßen.

Pauli Usitalo (PU): Ja, sie waren gleich, und wir schafften es auch erst nach einer ganzen Weile, die Unsicherheit zu überwinden und Sicherheit aufzubauen.

TA: Erinnerst du dich, wie es zu dieser Unsicherheit kam? Was passierte bei den Versammlungen? Kannst du dich erinnern?

PU: Ich erinnere mich, dass bei diesen Versammlungen so viele Leute anwesend waren, und was mich betrifft, so wusste ich nicht, wie ich auf jeden zugehen konnte. Die Eltern von Herrn X waren da, wir drei und die Ärztin. Es gab lange Unterhaltungen, jeder redete, viel Lärm und Stimmengewirr. Jeder außer Herrn X redete. Der verhielt sich sehr ruhig und sagte höchstens ein paar Worte. Ich wusste gar nicht was ich tun sollte. Ich bewegte mich auf dünnem Eis und wusste nicht, wohin ich gehen konnte, um auf festes Eis zu gelangen.

TA: Es könnte also sein, dass eine solch große Menschenansammlung Unsicherheit mit sich brachte? Sehen sie es so?

PU: Ja, mit diesen *vielen Menschen, die alle helfen* wollten, war es schwierig, die guten und schlechten Vorschläge zu sortieren.

TA: Es gab also viele Leute, Ideen und Vorschläge, und es wurde nicht deutlich, was helfen konnte und was nicht.

PU: Ja

Ari-Pekka Blomberg (APB): Ich würde gern noch sagen, dass ich denke, es war nicht unbedingt dic *Anzahl der Leute, sondern die Tatsache, dass es keine Richtung gab, keinen Fortschritt und nur wenige wussten, wie es weitergehen konnte*. Ich glaube, es gab eine deutliche Erwartung, dass sich etwas grundsätzliches ändern müsste, *das machte einen unheimlichen Druck.* Und das war die Unsicherheit.

AMR: Ich würde auch gern dazu sagen.., dass diese Unsicherheit auch daher kam, dass die Familienmitglieder in unterschiedlicher Weise sprachen, sie hatten verschiedene Themen und Dinge, die sie beschäftigten. Ich erinnere mich zum Beispiel, wie Frau X über Alltagsfragen sprach, während der Vater in der Familie sich auf dem Höhepunkt seiner Krise in seinen Gedanken gefangen hatte. Was Herrn X anbetrifft, so hätte der wohl gern etwas gesagt, aber er konnte sich kein Gehör verschaffen und er wusste nicht, wie er sich äußern sollte. Bevor wir uns also nicht anders aufteilten, konnten wir uns mit Herrn X nicht verständigen, und wir sahen das auch als Lösungsschritt angesichts der zunehmenden Unsicherheit, die wir spürten.

TA: Und was habt ihr dann anders gemacht?

AMR: Wir haben beschlossen, uns getrennt mit jenen zu unterhalten, die über das tägliche Leben sprechen wollten und *wir wollten allein mit Herrn X reden, um ihm die Möglichkeit zu geben, aus sich herauszugehen, wenn er sprechen wollte und damit er dies auf seine Art lernen konnte.* War es nicht so?

Andersen vertritt die Ansicht (1987), dass es das Ziel einer therapeutischen Untersuchung ist, eine Veränderung der inneren Reflexion zu bewirken. Dazu kam es zuerst bei den Therapeuten, und dies setzte dann sowohl bei Herrn als auch Frau X ein, worauf wir noch zurückkommen.

PU: Aber ich erinnere mich, dass wir uns über das Thema Männer im Gegensatz zu Frauen unterhielten, und ich glaube Herr X schlug eine Männergruppe vor.

TA: Herr X schlug das vor?

PU: Auf seine Art hat er den Vorschlag gemacht, und so haben wir, Herr X, sein Vater, Ari-Pekka Blomberg und ich uns zusammengesetzt. Der Grund war, dass in einer der großen Therapieversammlungen Herr X eine *Trillerpfeife* mitbrachte, und *diese nahm, als alle durcheinander sprachen, und ich fragte, ob er eine Unterbrechung wollte.* Zu diesem Zeitpunkt richteten wir eine Männergruppe und eine Gruppe für Alltagsfragen ein. Erst war es eine Gruppe ausschließlich für Männer, aber dann wurde es ein Gespräch mit Herrn X allein, zu dem noch Aino-Maija hinzu stieß (»Twindividual«- Therapie).

AMR: Und ich vermute, es war wichtig, dass das Team sich nicht verändert hat, als wir die Familie getrennt einluden: Die Gastgeber blieben dieselben, die Gäste waren andere.

TA: Hört sich so an, als hätte es gut getan, dass sich die Gruppenzusammensetzung veränderte.

AMR: Ich habe das Gefühl, dass es wirklich hilfreich war, *dass unsere Zusammensetzung dieselbe blieb,* obwohl sich die der Familie änderte. Ich erinnere mich, dass bei diesen Sitzungen mit Herrn X dieser uns einige Bilder zeigte – Photos und Zeichnungen – und wir darüber sprachen. Ich merkte, dass auch Herr X da war und dass wir etwas von dem verstanden, was in ihm vorging, und wir unterhielten uns anschließend viel mehr.

TA: *Also habt ihr wirklich die Zusammensetzung der Gruppenteilnehmer verändert und damit das Sprechen leichter gemacht, und das hat dann geholfen.*

Nach Andersen (1990,1997) bedeutet Reflexion, dass man verschiedene Blickwinkel in Betracht zieht und über alternative Möglichkeiten nachdenkt. Die Therapeuten bringen ihre eigenen Beobachtungen als subjektive Eindrücke und Bilder zur Sprache. Indem man die Behandlung so auf den Weg bringt, werden neue Ideen zur Verständigung geschaffen. In der aktuellen Gesprächssituation tauchen dann bald neue Ideen am Horizont auf. Man kann zwischen den Prinzipien einer reflektierenden Arbeitsweise – Dialog, Polyphonie und Spekulation – und der semiotischen Forschung von Bachtin (1991) eine Verbindung herstellen. In unserem Beispiel haben wir Herrn X zu einem persönlichen, inneren Dialog eingeladen, als wir mit ihm über seine Photographien und Zeichnungen sprachen.

»Twindividual«-Therapie

Diese Arbeitsweise sieht vor, dass wenigstens zwei Therapeuten mit einem Patienten sprechen. Der Patient hingegen ist wie bei einer Individualtherapie alleine. Wir bieten psychotischen Patienten Twindividualtherapie während der akuten psychotischen Phase an und eventuell in einer nachfolgenden postpsychotischen Depressionsphase. Im klinischen Rahmen hat sich diese Arbeitsweise schon häufig bewährt, wurde aber noch nicht evaluiert. Kommentare und Fragen, die dabei zur Sprache kommen, beruhen auf den kollegialen Beobachtungen und den Rückmeldungen der Patienten im Laufe der Behandlung und danach. Unsere Beobachtungen beruhen auf den Interaktionen sowohl zwischen Patienten und Mitarbeitern als auch der Mitarbeiter untereinander.

Auf der Teamebene bedeutet Twindividualtherapie, dass ansatzweise kollegiale Supervision und Qualitätssicherung geleistet werden. Wenn es um eine Therapie schwieriger psychotischer Fälle geht, ist es wichtig, dass wenigstens einer Erfahrung mit der Psychotherapie von Psychotikern hat. Auf diese Weise können die weniger erfahrenen Teammitglieder auch in schwierigen Fällen Sicherheit erlangen und es können so kleine Gruppen, in denen andere Therapien in der Einrichtung angeboten werden, entstehen. Es ist uns aufgefallen, dass es in Anwesenheit eines Kollegen leichter möglich ist, sich präzise auszudrücken und eigene sowie Patientenäußerungen besser zu reflektieren.

Eine reflektierende, vielstimmige Arbeitsweise ist zwischen zwei Kollegen auch dann möglich, wenn es dem Patienten schwer fällt, sich zu äußern, oder wenn Äußerungen komplex sind und auf verschiedenen Ebenen gedeutet werden können.

Wenn wir die Twindividualtherapie mit einer familienzentrierten Arbeit verbinden, kommt es anscheinend schnell zu Veränderungen.

Wir haben darüber nachgedacht, welche Bedeutung der Zeit in der Einzeltherapie zukommt. In diesem wichtigen Punkt ist ein Vergleich der Therapieformen schwierig. Wir fragen uns also, ob die schnellen Veränderungen mit der Untersuchung der »hier und jetzt« vorgefundenen Situation einhergehen mit darin ablaufenden semantischen Prozessen und parallel dazu dem Prozess der Familientherapie mit seiner historischen Dimension.

Von der Veränderung der Person zur Systemänderung

Seikkula (1991) und Andersen (1991) haben festgestellt, dass sowohl eine persönliche Veränderung als auch eine des sozialen Netzwerks einen funktionierenden Dialog voraussetzen. So wirkt auch das Gespräch in Gegenwart der Familie als Modell für einen symbolischen Sprachgebrauch. Reflexion in der Arbeitsgruppe und »polyphone« Unterhaltung ermöglichen die innere Reflexion bei Familienmitgliedern und es wird weiterhin möglich, dass sie sich von einem indikativen, konkretistischen Sprachgebrauch zu einem symbolischen Sprachgebrauch weiter entwickeln können, mit dem Bedeutung erzeugt wird.

Kann man davon ausgehen, dass Familienmitglieder in einem psychotischen Zusammenhang eine Blockierung auf der indikativen Sprachebene und in der Verständigung miteinander erleben? Entsteht eine neue Konversation mit neuen Möglichkeiten in einem geschützten Rahmen und ermöglicht so ein neues, besseres Verständnis? Wenn wir an die Familie von Herrn X, Frau X und seine Eltern denken, so gingen diese davon aus, dass jedes Gespräch mit Herrn X schwierig sei, weil er nicht zu erreichen wäre.

Zu Beginn der Therapie erschien es so, dass auch wir nicht in der Lage waren, Herrn X zu verstehen und dass etwas Schlimmes passieren könnte, weshalb wir ihn in ein Krankenhaus einweisen und ihm Medikamente verabreichen müssten. Dennoch setzten wir die Gesprächskur fort und hielten an unserem Arbeitsansatz fest. Dabei konnten wir dann besser verstehen, warum Herr X so sprach und sich auf diese Weise verhielt. Er wollte eine Veränderung, aber alle Veränderungsvorschläge wurden als psychotisches Verhalten aufgefasst. Was den Fortgang der Therapie anbetraf, so waren wir der Ansicht, dass eine positive Entscheidung in dem Moment fiel, als Frau X erklärte sie wolle einen Wechsel der Gesprächsgruppen herbeiführen und an derselben Gruppe wie ihr Mann teilnehmen (symbolischer Sprachbereich).

Zu diesem Zeitpunkt kam es in den Gesprächen zu einer entscheidenden Veränderung. Herr X war nicht psychotisch und Frau X war nicht konkretistisch. In diesen Gesprächen veränderte sich die Art der Selbstreflexion bei

Herrn und Frau X, sie gelangten u.E. von einer »egozentrischen« zu einer gemeinsamen geteilten Stufe des Sprachgebrauchs. Dies machten wir daran fest, dass Herr X beispielsweise sagte: »Mein Kopf ist *wie* ein Ballon« und nicht »mein Kopf *ist* ein Ballon.« Oder wenn er sagte, das Problem könnte *verkehrt* herum sein, was bedeutete, dass er Probleme mit Männern und nicht mit Frauen habe. Die Veränderung bei Frau X war u. E. bemerkbar als ein Fortschritt in der Verständigung, und sie gelangte vom indikativen Sprachbereich zum symbolischen. So konnte sie eine Äußerung ihres Mannes zum ersten Mal symbolisch verstehen, die ihr zuvor irrational erschien. Ihrer Meinung nach änderte sich seine Lebensplanung von *absurd* zu *rational* und seine Lebenseinstellung von *psychotisch* zu *vernünftig*.

AMR: Ich bin versucht zu fragen, ob unsere Vorstellung, was die Veränderung bewirkt hat, mit Ihrer Auffassung übereinstimmt. Es fiel uns in einer der letzten Sitzungen vor der langen Pause auf, dass Sie zwei zusammen auf dem Sofa saßen, und Sie plötzlich realisierten, Frau X, was ihr Mann mit all seinen Metaphern sagen wollte. War das nur *unsere* Idee oder ist so etwas wirklich passiert? Gab es diesen Augenblick, in dem Ihnen klar wurde, was Ihr Mann meinte?

Frau X: Wir saßen nicht auf dem Sofa, sondern am Küchentisch als wir einen weiteren Horizont der Verständigung erlebten, und sich alles öffnete, als hätte es »klick« gemacht. Ich erinnere mich, dass ich sogar meinem Schwiegervater erzählte, dass jetzt alles besser würde, weil wir alles miteinander besprechen würden. Ich weiß aber nicht, wann wir diese Bilder angeguckt haben. Ich glaube, dass dies hier geschehen ist.

Herr X: Dieses hier hast du gesehen (Zeichnung).

Frau X: Als wir sprachen hat mein Mann wahrhaftig den Gang der Ereignisse auf Papier gezeichnet, und dann fiel der Groschen bei mir, wie alles gewesen war.

Chaos und Sprachbereiche

Frau X: Ich erinnere mich an die Photos, nein doch nicht diese Art von Bildern!

Herr X: Ich kann mich erinnern, dass wir Spaß hatten und dass du daran so viel Interesse hattest (den Photos)... Es war anders, wie ihr mir zugehört habt und wie meine Frau mir zuhörte. Die Photos waren ganz interessant. Ich habe *wieder* interessante Photos.

Frau X: Klar, jetzt sehe ich mir sie an, aber damals war zu viel los.

Herr X: Ich glaube nicht, dass ich jetzt noch solche Bilder machen könnte. Schwer zu sagen, warum nicht. Damals war ich so energiegeladen.

Frau X: Du musst ein Chaos haben, um kreativ sein zu können.

Die Art und Weise, wie wir die Aufteilung von Sprachbereichen nutzbar machten (Heikkinen u. Seikkula, 1995), ermöglichte es uns, mit den einzelnen Familienmitgliedern auf unterschiedliche Weise zu kommunizieren. So setzten wir unser Arbeitsteam für jede Therapieversammlung so zusammen, dass jeweils derjenige Mitarbeiter, der zu diesem Zeitpunkt den besten Kontakt zu einem Klienten hatte, sein Hauptgesprächspartner war, während die anderen sich als »reflektierendes Team« beteiligten. Bis dahin hatten wir die Gruppenzusammensetzung nicht im voraus festgelegt, sondern wir wendeten eine »Regel« an, nach der wir den Ablauf strukturierten. Die Durchführung der jeweils nachfolgenden Versammlung wurde auf der vorausgehenden festgelegt. Dies bezog sich auf die Beobachtungen zum Sprachbereich und die Konsequenzen daraus. Was die Teilnahme verschiedener Familienmitglieder anbetrifft, so wurde darüber von Herrn X entschieden.

Chaos und Strukturgebung beschrieben wohl am besten den Behandlungsprozess, der auf dem Ansatz verschiedener Sprachbereiche beruhte. Wir denken, dass dieses »kontrollierte Chaos« mit der Tatsache einher geht, dass der Ablauf jeder Sitzung nicht im Voraus geplant wurde hinsichtlich Arbeitsaufteilung, Länge und Thema. Sie verliefen entsprechend den auftauchenden Phänomenen und Gedanken; und wir bemühten uns, in dem Maße, wie Unsicherheiten der Teilnehmer offenkundig wurden, zu einer stärkeren Strukturierung zu kommen.

Dabei verstehen wir Struktur hier nicht so, wie Familientherapeuten dies tun – sie verfolgen mit ihren Interventionen das Ziel, einen »normalen« Zustand wiederherzustellen. Unter Struktur verstehen wir die *bestmögliche Form* des therapeutischen Prozesses, und zwar was jede einzelne Sitzung anbetrifft und sowohl für das Team als auch die Familie. Die Gespräche sollten möglichst produktiv sein, was die Bedeutung der Themen und auch die Art ihrer Erörterung anbetrifft, so dass jeder Anwesende psychische und physische Geborgenheit erleben kann.

TA: Pauli, womit warst du in der Therapie am meisten zufrieden?

PU: Das beste war, als Herr X uns erzählte, dass er wieder mit seiner Frau sprechen kann, und dass sie gemeinsam einen Weg gefunden hatten, sich alleine und ohne uns zu verständigen.

Herr X: *Die Blockierung aufzulockern*, das war der wichtigste Punkt, nachdem wir alle hier gewesen waren. Pauli war wichtig, weil ich ihn kannte, und die Männergruppe, weil sie mir leicht fiel und ich noch Ari-Pekka kennenlernte. Mehr ist vielleicht gar nicht nötig, wenn sofort ein Vertrauensverhältnis entsteht.

TA: Fällt dir etwas dazu ein, Ari-Pekka?

APB: Ja die Gespräche waren gut und ich hatte eine Vorstellung, was in der Therapie geholfen hat. Wir besprachen uns mit Aino-Maja und es wurde noch besser. Ich habe eine Menge gelernt und es ist hilfreich, zu hören, was Herr und Frau X von der Therapie halten. Eine Bemerkung hat mich besonders berührt, nämlich als Herr X sagte, wie wichtig es für ihn war, *dass ihm jemand zuhörte*. Es war mir theoretisch klar, dass es so ist, aber als er es sagt, hat es mich bewegt.

Abschließend bedankt sich das Team für die Unterstützung durch ihre Ärzte, Psychologen, Klinikleitung und ganz besonders Herrn und Frau X.

b) Schweden

Bedürfnisangepasste Behandlung psychotisch ersterkrankter Patienten im Parachuteprojekt

Johann Cullberg, Sonja Levander, Ragnhild Holmqvist, Ing-Marie Wieselgren und Maria Mattson

Das Parachuteprojekt ist eine multizentrische Studie über fünf Jahre mit dem Hauptziel, die Versorgung von ersterkrankten psychotischen Patienten zu verbessern. Dabei wird von folgenden Prinzipien ausgegangen: Die Frühintervention erhält grundsätzlich eine Priorität im Krankheitsverlauf, es wird ein Krisenansatz mit psychodynamischer oder kognitiver Psychotherapie angewendet; weiterhin sind kennzeichnend: systematische Familienarbeit, Niedrigschwelligkeit, Behandlungskontinuität (über einen Zeitraum von fünf Jahren), eine optimale, möglichst niedrig dosierte neuroleptische Behandlung und eine stationäre Versorgung, die speziell auf die Bedürfnisse dieser Gruppe abgestimmt ist. Ein weiteres Ziel der Interventionsstudie ist die Evaluation der Ergebnisse. Dabei wollten wir alle Patienten in unseren Versorgungsregionen (etwa ein Fünftel der schwedischen Bevölkerung), die im Untersuchungszeitraum erkrankt waren, erreichen; so wurden 253 Patienten an 17 Kliniken behandelt, an denen die Behandlungskriterien im Wesentlichen umgesetzt wurden. 78 Patienten (32%) brachen die Behandlung während des ersten Jahres ab (Weigerung an der Forschung teilzunehmen oder Umzug).

Die Ergebnisse werden zum einen mit einer *historischen* Gruppe von Patienten verglichen, deren psychotische Episode bereits fünf Jahre zurücklag und die in drei innerstädtischen Bezirken Stockholms behandelt wurden, sie kamen nachträglich zum Parachuteprojekt hinzu. Die Patienten des Parachuteprojeks erzielten deutlich bessere Ergebnisse und der Einsatz antipsychotischer Medikamente war im Schnitt erheblich geringer. Zu einer prospektiven Vergleichsgruppe gehörten 51 Patienten einer Universitätsklinik, die ohne diesen psychotherapeutischen Behandlungsansatz arbeitet, jedoch für ihren hohen Standard bekannt ist. Dabei ergaben sich keine Unterschiede in der Ein-Jahres-Katamnese, was die Besserung der Symptome anbetrifft, jedoch lag hier die Dosierung antipsychotischer Medikamente höher als bei den Parachute-Patienten.

Weiterhin war der Bedarf an Krankenhaustagen bei Patienten des Parachuteprojekts am geringsten. Hinzu kommt auch, dass schizophrene Patienten aus solchen Versorgungskliniken, die eine besonders geeignete Krisenwohnung hatten, bei der »globalen« Anpassung besser abschnitten als die Patienten anderer

Parachute-Kliniken. Es gab nur wenige Suizide und die subjektive Zufriedenheit der Parachute-Patienten und ihrer Angehörigen lag hoch. Es traten keine Nebenwirkungen auf. Eine Untersuchung der Ergebnisse nach drei und fünf Jahren soll weitere Erkenntnisse über die Behandlung in der Art des Parachuteprojekts liefern.

Der Name »Fallschirmprojekt« symbolisiert dabei unseren Versuch, eine Art weiche Landung zu ermöglichen, nachdem eine Psychose ausgebrochen ist.

Bereits der Beginn einer Psychose bringt für den Patienten ein hohes Risiko für eine langfristige Beeinträchtigung mit sich. Eine Studie mit Daten aus Stockholm, die kürzlich erschien, zeigte, dass nur ungefähr ein Viertel der erstbehandelten Patienten mit der Diagnose »Schizophrenie« und die Hälfte der Patienten mit Diagnosen anderer psychotischer Störungen nach fünf Jahren in der Lage war, zu arbeiten. Unser Parachuteprojekt, mit dem wir 1996 anfingen und das sich über fünf Jahre erstreckt, ist ein multizentrisches Projekt für Patienten, die sich zum ersten Mal wegen psychotischer Symptome in Behandlung begeben. Das Behandlungsprogramm, das wir in den 17 beteiligten Kliniken einführten, umfasst Maßnahmen, die auf verschiedene Weisen auf die besonderen Belange dieser Patientengruppen abgestimmt wurden. Diese Behandlungsprinzipien, die jede Klinik umsetzen musste, brachten eine Veränderung der Organisation mit sich, soweit es um die Behandlung von Psychosekranken ging. Damit waren jedoch weder höhere Kosten verbunden, noch gab es Kontroversen um diese neue Art der Behandlung. Vermutlich bringen die Parachute-Prinzipien zum Ausdruck, was wir für jeden Menschen, der uns nahesteht, wünschen würden, wenn er das Opfer einer Psychose wird. Erfolgreiche Versuche, auf diese Weise zu arbeiten, waren im Nacka und Södermalm vorausgegangen. Hier möchten wir uns auf die Ergebnisse des Parachuteprojekts beschränken, während Publikationen, die sich auf den Inhalt der Behandlung und der verschiedenartige Anwendung der nachfolgenden Behandlungsprinzipien beziehen, Thema weiterer Veröffentlichungen sind.

Behandlungsprinzipien im Parachuteprojekt

1. Die Frühintervention sollte *innerhalb von 24 Stunden* nach dem ersten Kontakt mit der Klinik, wenn möglich in der Wohnung des Patienten, stattfinden.
2. Die Maßnahme sollte den Charakter einer therapeutischen *Kriseninterventtion* haben, die mit den psychiatrischen Befunderhebung einhergeht. Mehrere Ich-stützende und problemformulierende Sitzungen am Anfang gehen bei Bedarf in spezifische psychotherapeutische Interventionen über.
3. Die *Familie* sollte nach Möglichkeit *innerhalb von 48 Stunden* einbezogen werden. Die Familienmitglieder bekommen Unterstützung und Informationen und nehmen an der Untersuchung und der Suche nach Verständnis

teil. Der Kontakt mit der Familie soll am Anfang häufig sein, um eine gute Zusammenarbeit zu entwickeln. In bestimmten Fällen wird dann deutlich, dass es einen Bedarf an systematischer Familientherapie gibt.

4. Kennzeichnend für die Therapie sind Kontinuität und leichte Erreichbarkeit während der fünfjährigen Laufzeit des Projekts. Nach Möglichkeit soll der Kontakt mit derselben Bezugsperson aufrecht erhalten werden und administrative Regeln dürfen einen schnellen Kontakt nicht behindern.
5. Antipsychotische Medikamente in möglichst geringer, wirksamer Dosierung: Eine Medikation soll in der ersten Woche ganz vermieden werden. Im Fall von Ängsten und bei Schlafstörungen sind Benzodiazepine oder Ähnliches die erste Wahl. Später werden, wenn erforderlich, Neuroleptika in geringer Initialdosierung gegeben, die allmählich erhöht wird. Bei Nebenwirkungen wird üblicherweise die Dosierung gesenkt.
6. Wenn der Patient nicht in der Lage ist, mit einer Unterstützung zu Hause zurechtzukommen, besteht die erste Behandlungsoption darin, ihn in einer *Krisenwohnung mit Rund-um-die-Uhr-Betreuung* zu behandeln, die eine überschaubare, persönliche und beruhigende Umgebung anbietet.
7. Der Akzent liegt von vornherein auf der *Vermeidung* von langfristiger Beeinträchtigung, indem die Patienten dabei unterstützt werden, ihre Arbeit oder Ausbildung fortzusetzen und in ihre Wohnung zurückzukehren (letzteres Prinzip kam im Verlaufe der Projekts dazu).

Evaluation

Die Einladung, an dem Projekt teilzunehmen, erhielten alle psychiatrischen Kliniken in Schweden und zunächst beteiligten sich 19 von ihnen. Zwei sind im Verlauf der Untersuchung leider aufgrund von Problemen bei der Datenerfassung ausgeschieden. Die nationale schwedische Gesundheits- und Wohlfahrtsbehörde ermöglichte im ersten Jahr eine gewisse finanzielle Unterstützung der beteiligten Kliniken, allerdings mussten die organisatorischen Veränderungen aus den Mitteln des vorhandenen Budgets finanziert werden. Die Ethikkommission des Karolinska Instituts stimmte dem Projekt 1995 zu.

Aufnahmekriterien

Diese umfassten alle Einwohner eines bestimmten Aufnahmebezirks im Alter von 15 bis 45 Jahren, die sich wegen psychotischer Symptome zum ersten Mal in Behandlung begaben, und die nicht vorrangig wegen Drogenabhängigkeit oder geistiger Behinderung beeinträchtigt waren. Alle erhielten Informationen über unsere Forschung, d. h. dass sie an verschiedenen, wiederholten Untersuchungen während der fünfjährigen Laufzeit des Projekts teilnehmen und ihre Daten anonymisiert würden. Patienten, die an den Untersuchungen nicht teilnehmen wollten, erhielten selbstverständlich dieselbe Behandlung wie die übrigen Patienten.

Datensammlung

Jede Klinik verfügte über einen Koordinator vor Ort, üblicherweise einen Psychologen, der dafür sorgte, dass die Untersuchungen und Ratings gemacht wurden. Vor Beginn des Projekts hielten wir eine Reihe von Besprechungen ab, um über die Untersuchungsmethoden zu entscheiden und ein Rater-Training durchzuführen (zum Teil mit Video-Feedback). Von Anfang an haben wir Forschungsveranstaltungen eingerichtet, die zwei Tage dauerten – normalerweise zweimal im Jahr. Bei diesen Treffen veranstalteten wir zusätzlich zu diesem Training Vorträge und Diskussionen über verschiedene Probleme und die Interpretation der Ergebnisse. Die Daten, die wir in den Kliniken erhoben, wurden in unserer zentralen Datenauswertung in Stockholm zusammengefasst. Die gelieferten Daten wurden auf ihre Qualität hin überprüft und zweifelhafte Daten wurden mit dem örtlichen Koordinator diskutiert.

Methoden

Hintergrunddaten zum sozialen Status und anderen Merkmalen wurden am Anfang des Kontakts und bei späteren Gelegenheiten erfasst. Die Befunderhebung wurde zu Beginn der Behandlung, nach einem, drei und sechs Monaten durchgeführt und wurde bzw. wird nach einem, drei und fünf Jahren wiederholt. Die Behandlungsmaßnahmen in diesen Zeiträumen wurden ebenfalls festgehalten. Da es unser Forschungsinteresse war, zu untersuchen, welche Veränderungen im Verlauf des Projekts bei Patienten auftraten, das Behandlungsergebnis vorauszusagen und schließlich zu ermitteln, mit welchen Faktoren (psychisch, sozial und biologisch) dies zusammenhängt, setzten wir folgende Untersuchungsinstrumente ein:

- DSM-IV einschließlich der so genannten SCID-Interviews; Aufnahmediagnosen wurden nach einem Jahr überprüft, wie bei verschiedenen Psychose-Diagnosen müssen Zeitkriterien erfüllt sein müssen; wiederholte Diagnose zu den Follow-up-Terminen.
- Persönlichkeitsstörungen wurden mit Hilfe der DIP-Q Selbsteinschätzungs-Skala untersucht.
- Die »Brief Psychiatric Rating Scale (BPRS)« ist ein Messinstrument für Symptome (z. B. positive und negative psychotische Symptome).

- Das »Global Assessment of Function« (GAF) erfasste eine Kombination aus Symptomen und das Niveau sozialer Funktionsfähigkeit.
- Wir formulierten ein eigenes Befragungsinstrument, um die Behandlungszufriedenheit von Patienten und Angehörigen zu erfassen.

Zur psychologischen Untersuchung gehörten u. a. eine neuropsychologische Untersuchung (WRIS-RNI), der persönlichkeitszentrierte Rohrschachtest, die Selbsteinschätzung der Patienten zu ihren sozialen Beziehungen und zu ihrer eigenen Lebenssituation. Telefonische Interviews mit den engsten Bezugstherapeuten der Patienten kamen ebenfalls hinzu.

Ein CT oder MRI wurde ebenso wie ein EEG bei den Patienten mit schizophrenen Symptomen durchgeführt und es wurden Arztberichte von der Geburt angefordert. Das volkswirtschaftliche Institut der Universität Växjö führt schließlich eine unabhängige ökonomische Auswertung durch.

Datenübersicht

73 der 253 Patienten waren »Abbrecher«, unter anderem weil sie nicht teilnehmen wollten oder weil sie innerhalb von sechs Monaten verzogen waren. Schließlich nahmen 175 Personen aus einem Aufnahmegebiet mit 1,5 Millionen Einwohnern an der Studie teil. 41% der Teilnehmer litten an einen schizophrenen Syndrom, das heißt entweder an einer Schizophrenie, einer schizophreniformen oder schizoaffektiven Psychose. Die Inzidenz während eines Jahres (dabei sind die Abbrecher einbezogen) von psychisch ersterkrankten Patienten lag bei 24,5 auf 100.000 Einwohner (Altersgruppe von 18–45 Jahren), was der unter epidemiologischen Gesichtspunkten zu erwartenden Anzahl nahe kommt. Die Abbrecher (32%) waren etwas älter und der Anteil der schizophrenen Psychosen lag bei ihnen niedriger. Das kann man so interpretieren, dass die Abbrecher eine bessere Prognose haben müssten, als die teilnehmenden Patienten.

Vergleichsgruppen

Es war von Beginn an klar, dass eine umfassend kontrollierte Experimentalstudie nicht möglich sein würde. Da die Kliniken nur relativ kleine Aufnahmebezirke hatten, wäre es nicht möglich gewesen, ersterkrankte Patienten entweder eine Behandlung nach Parachute-Prinzipien oder alternativ eine Standardbehandlung bei randomisierter Zuweisung anzubieten. Aus Erfahrung wissen wir, dass die Nachfrage nach neuen Behandlungsformen sehr groß ist, so dass uns das Verfahren einer randomisierten Zuweisung zu der einen oder anderen Behandlungsform vor ethische Probleme gestellt hätte.

So wurde in drei Projektkliniken eine *historische Vergleichsgruppe* für eine Studie mit einem epidemiologischen Schwerpunkt zusammengestellt, hier wurde eine so genannte Standardbehandlung, die vorrangig aus neuroleptischer Behandlung bestand, angeboten. Dazu gehörten alle Patienten, die 1991 und 1992 erkrankten und die wir über einen Zeitraum von fünf Jahren nach untersuchten. Die Aufnahmekriterien waren dieselben, wie im Parachuteprojekt. Nur die Hälfte der Patienten erklärte sich bereit, sich einer persönlichen Nachuntersuchung zu unterziehen und aus diesem Grund stützte sich der GAF-Befund, zusammen mit einer Einschätzung der Inanspruchnahme der Hilfe, des Medikationsbedarfs und der Krankschreibungen auf die Krankenhausdokumentationen und zusätzlich vorhandene Daten. Die Diagnosen wurden von zwei spezialisierten Psychiatern in einem Konsensusverfahren gestellt. Die Ergebnisse wurden bereits an anderer Stelle publiziert (Cullberg u. a., 2002).

Es erwies sich als schwierig, eine Klinik zu finden, die zu einer Zusammenarbeit bereit war und eine *prospektive Vergleichsgruppe* beisteuerte. Eine solche Verpflichtung setzt eine eigene Motivation für die Behandlungsevaluation voraus. Jedoch entwickelten die Mitarbeiter der psychiatrische Klinik des Universitätskrankenhauses in Upsala eine positive Einstellung zur Kooperation, da sie soeben eine eigene Qualitätskontrolle eingerichtet hatten, und so konnten wir ihre Gruppe für unsere Kontrollzwecke heranziehen. Diese Klinik verfügt bekanntermaßen über eine gute biologische und sozialpsychiatrische Behandlungstraditition, auch wenn damals keine Anstrengungen zur Entwicklung einer spezifischen psychotherapeutischen Behandlung unternommen wurden. Alle Patienten mit der Diagnose Schizophrenie wurden auf einer Forschungsstation aufgenommen. Zwei erfahrene Psychiater der Klinik führten die Erhebung des psychologischen Befundes durch. Da diese Vergleichsmöglichkeit erst in einer späteren Projektphase gegeben war, konnte nur ein Teil der Untersuchungen, die wir im Parachuteprojekt vornahmen, eingesetzt werden. Die »Positive and Negative Symptoms Scale« (PANSS), wurden anstelle der Symptomskala des BRPS verwendet, und so können diejenigen Fragen und Antworten verglichen werden, die den gleichen Inhalt haben. Es war nicht möglich, eine gemeinsame Rater-Training mit der Vergleichsklinik durchzuführen.

Zur prospektiven Vergleichsgruppe gehörten 64 Personen. Die Abbrecherquote betrug während der ersten 12 Monate 20%. Die Abbrecher in der Vergleichsgruppe unterscheiden sich hinsichtlich Geschlecht und Alter nicht vom Rest der Gruppe, und wie auch in der Parachute-Gruppe liegt der Anteil bei den nicht schizophrenen Psychosen unter Abbrechern deutlich höher.

Die Vergleichsgruppe weist keine signifikanten Unterschiede bei der Verteilung der Diagnosen, bei Geschlecht, Alter und wichtigen Merkmalen des sozialen Hintergrunds gegenüber der Parachute-Gruppe aus.

Ergebnisse

Vergleich der *medikamentösen* Behandlung: Zwei Aspekte lassen sich hier vergleichen, zum einen die medikamentöse Behandlung und zum anderen die Inanspruchnahme stationärer Behandlung.

Was die *Verschreibung der antipsychotischen Medikation* in den ersten Wochen anbetrifft, so erhielten 32 % der Parachute-Gruppe eine solche Behandlung. Dies ist deutlich weniger als in der Vergleichsgruppe (p < 0,05). Die mittlere Dosis lag bei 1,7 mg Haloperidol-Äquivalent in 24 Stunden und diese unterschied sich nicht von der Vergleichsgruppe, jedoch betrug die mittlere Dosis in der historischen Gruppe 4,2 mg/Tag in der ersten Woche (p < 0,05).

Nach 12 Monaten erhielten 62% der Parachute-Gruppe, 60% der historischen Gruppe und 89% der prospektiven Gruppe eine antipsychotische Medikation. Die mittlere Dosis lag zu dem Zeitpunkt bei 2,0 mg in der Parachute-Gruppe, bei 3,5 mg in der historischen und bei 3,0 mg in der prospektiven Vergleichsgruppe (NS).

Inanspruchnahme von Krankenhausbehandlung: Die für alle Patienten errechnete Zahl stationärer Behandlungstage lag bei den Parachute-Patienten gegenüber den Vergleichsgruppen signifikant niedriger (p < 0,001). Die Zahl der Krankenhaustage, die die historische Vergleichsgruppe beanspruchte, lag zwischen den beiden anderen Gruppen. Insgesamt betrug die mittlere Verweildauer der Parachute-Patienten 22 Tage, in der historischen Gruppe 42 Tage und der prospektiven Gruppe 60 Tage pro Patient und Jahr (die zugehörigen Mediane lagen bei 5, 26 und 42 Tagen).

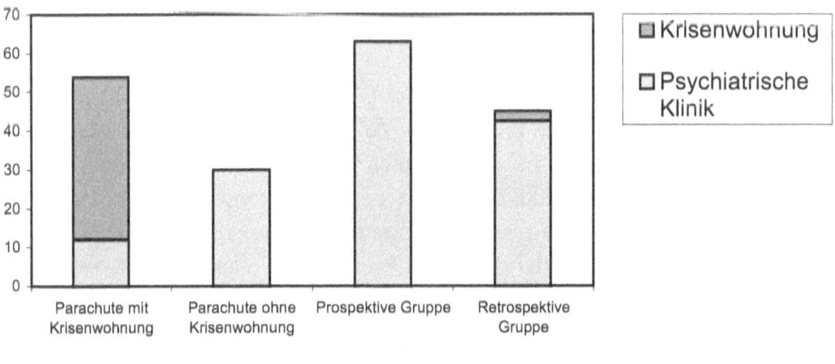

Tabelle 3: Krankenhaustage pro Jahr

Vergleich nach einem Jahr

Nach einem Jahr fällt die Einschätzung von Funktionen nach dem GAF in der historischen Gruppe signifikant schlechter aus, während sich im Vergleich mit der prospektiven Gruppe kein Unterschied zeigt. Zum Zeitpunkt der Aufnahme gab es zwischen den verschiedenen Gruppen der Studie keinen signifikanten Unterschied.

	Schizophrene Syndrome		Andere Psychosen	
	"Parachute - gruppe" n=66	Prospektive Vergleichs-gruppe n=27	"Parachute - gruppe" n=96-95	Prospektive Vergleichs-gruppe n=24-18
Baseline				
Positive Symptome	95.5%	100 %	86.5%	98.5%
Negative Symptome	69.7%	63.5%	43.3%	62.5%
Nach 12 Monaten				
Positive Symptome	53.0%	40.7%	20%	5.6%
Negative Symptome	44.8%	66.7%	20%	27.8%

Tabelle 2: BPRS und PANSS – Ausgangslage und nach 12 Monaten

Bei der Symptomeinschätzung nach den BPRS/PANSS-Skalen (im Hinblick auf positive und negative Symptome) ergibt sich nach einem Jahr, dass etwa die Hälfte der Parachute-Patienten, die an einem schizophrenen Syndrom leiden, wiederhergestellt sind, bei den anderen Psychosen sind es sogar mehr als 80%. Dabei gab es hinsichtlich der Besserung keine signifikanten Unterschiede zur prospektiven Vergleichsgruppe; für die historische Gruppe gab es hierzu keine Daten.

Ergebnisse im Parachute-Kliniken mit und ohne Krisenwohnung

Sieben Kliniken konnten eine Rund-um-die-Uhr-Betreuung in einer so genannten Krisenwohnung im Sinne des Projekts von Anfang an, vier weitere im Verlauf des Projekts anbieten. Die sechs anderen Kliniken verfügten über diese Möglichkeiten nicht. Die Zugangsmöglichkeit bedeutet nicht unbedingt, dass die Patienten tatsächlich in die Krisenwohnung aufgenommen wurden, sondern vielleicht kam ihnen lediglich die vermutlich besondere Qualität des Gesamtangebots zugute.

Von 175 Patienten erhielten 97 Betreuung ohne Kliniken mit einer Krisenwohnung wohingegen 62 in Kliniken ohne dieses Angebot versorgt werden. 16 Patienten, die nur für einen Teil des Jahres in eine Krisenwohnung aufgenommen werden konnten, wurden nicht mitgezählt.

In den Kliniken mit Krisenwohnungen lag der GAF-Wert der Patienten mit Schizophrenie nach 12 Monaten bei 59, verglichen mit 50 in Kliniken ohne diese Möglichkeit ($p < 0{,}05$). Der Unterschied lässt sich weder mit differierenden, sozialen oder diagnostischen Daten, noch durch Unterschiede bei der neuroleptischen Behandlung erklären. Hinsichtlich psychotischer Symptome, die nach 12 Monaten noch auftraten, gab es keine signifikanten Unterschiede.

Suizide: Eine Person (0,6%) suizidierte sich im Parachuteprojekt, eine in der historischen Vergleichsgruppe (1,4%) und zwei (3,1%) in der prospektiven Vergleichsgruppe.

Behandlungszufriedenheit: Dies wurde nur in der Parachute-Gruppe untersucht. Etwa 75% der Patienten und ein geringfügig größerer Prozentanteil der Angehörigen berichteten, dass sie mit der Behandlung überwiegend oder sogar sehr zufrieden waren.

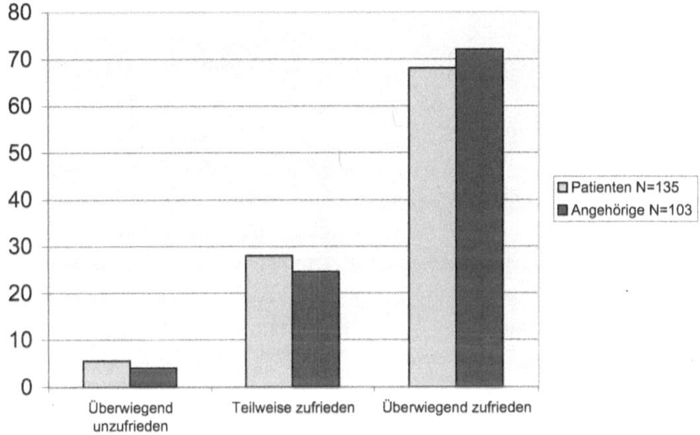

Tabelle 1: Behandlungszufriedenheit

Diskussion

Unser Ziel im Parachuteprojekt, psychosoziale, psychologische und medizinische Behandlungsbedürfnisse von ersterkrankten Psychosepatienten zu befriedigen, konnten wir mit einer einmalig breiten und langfristigen Evaluation verbinden. Eine Schwäche der Untersuchung, liegt in der fehlenden Randomisierung der Behandlungsmodelle. Jedoch hätte sich ein solches Forschungsdesign angesichts der landesweit vorherrschenden Versorgungsstrukturen als nicht realistisch erwiesen. Deshalb wurde eine historische und eine aktuelle Vergleichsgruppe untersucht. Die Stärke der historischen Vergleichsgruppe liegt darin, dass sie vollständig in die Nachuntersuchungen einbezogen werden konnte. Da dies jedoch nur auf der Grundlage der Krankenakten und EDV-Daten möglich war, war die Datenbasis sehr schmal und hinsichtlich der klinischen Befunde unsicher.

Die Klinik mit der prospektiven Vergleichsgruppe hat nachweislich einen hohen biologischen und sozialpsychiatrischen Behandlungsstandard, wenn es um die hier angesprochenen Zielgruppe geht. Diese Tatsache erklärt, warum Unterschiede bei den Behandlungsresultaten gering ausfallen. Es war auch nicht möglich, die Reliabilität verschiedener Untersucher bei der Anwendung der Messinstrumente festzustellen. Das bedeutet, dass man die Vergleiche mit einer gewissen Vorsicht behandeln sollte.

Die drei Untersuchungspopulationen, denen wir nachgegangen sind, weisen keine verzerrenden Unterschiede hinsichtlich der Patienten und der Hintergrunddaten auf. Die historische Vergleichsgruppe zeigte insgesamt schlechtere Ergebnisse bei der Wiederherstellung, als wir sie nach einem Jahr untersuchten, und dies bei erheblich höherer neuroleptischer Einstellung. Auch die prospektive Gruppe zeigte eine gute Besserung der Symptome im Verlauf eines Jahres, wobei insgesamt die Dosierung der antipsychotischen Medikation höher lag als bei der Parachute-Gruppe.

In der Vergangenheit konnte bereits in zahlreichen Untersuchungen gezeigt werden, dass es wünschenswert ist, mit deutlich geringeren Dosierungen dieser Medikamente zu arbeiten, als dies bis dahin empfohlen wurde. Dies steht in Übereinstimmung mit den derzeitigen Erkenntnissen zu kurz- und langfristigen Nebenwirkungen, wie auch den Ergebnissen aus PET-Studien zur Wirkung von unterschiedlichen Graden der Rezeptorsättigung (Farde u. a., 1988, Kapur, Zipurski u. a., 2000, vgl. Beitrag von Wiesel, Kap. 4). Was die Dosierung, die in der Zielgruppe verordnet wurde, anbetrifft, handelt es sich um die niedrigste, von der wir gehört haben – ohne dass ein Abklingen der Symptome beeinträchtigt wurde. Nichts weist darauf hin, dass diese Dosierungen zu niedrig lagen.

Wir können nicht nachweisen, in welchem Maß die Ergebnisse mit der Kriseninterventíon, der Versorgung insgesamt oder der sensibleren Medikation zusammenhängen. Diese Studie ist eine Vergleichsstudie zwischen Behandlungsgrundsätzen, nicht zwischen spezifischen Behandlungsmethoden. Das hohe Maß an Zufriedenheit mit der Behandlung, das wir bei Patienten und Angehörigen feststellten, bezieht sich auch auf die Medikation. Wir betonen dies, weil gerade dieser Punkt von den Betroffenen üblicherweise kritisiert wird.

Ein besonders günstiger Umstand war gegeben, wenn die behandelnde Klinik Zugang zu einer Krisenwohnung hatte. Schizophrene Patienten, die in diesen Kliniken betreut wurden, schnitten bei der Nachuntersuchung nach einem Jahr beim GAF-Score signifikant besser ab als dort, wo es eine solche Krisenwohnung nicht gab. Dafür haben wir keine Erklärung bei der Analyse der Hintergrunddaten wie Diagnoseverteilung oder soziale Faktoren gefunden. Andererseits kann man aufgrund früherer Untersuchungen die Hypothese formulieren, dass mit großer Häufigkeit bei neuerkrankten Psychosepatienten posttraumatische Stressreaktionen auftreten, welche durch die »übliche« stationäre Behandlung verursacht werden (McGorry u. a., 1991). Es gibt Grund zur Annahme, dass solche Reaktionen das Funktionsniveau zusätzlich verschlechtern. Dieser Annahme muss man allerdings in zukünftigen Untersuchungen nachgehen, um sie weiter zu bestätigen.

Fehlende Unterschiede bei der Symptomeinschätzung mit dem BPRS erscheinen vielleicht widersprüchlich. Dies wird jedoch durch ein zweifaches Ziel bei der Behandlung von Psychosen erhellt. Ein Ziel ist die Symptomreduzierung, ein anderes die Verbesserung des Funktionsniveaus. Es ist bekannt, dass eine Person, mit persistierender psychotischer Symptomatik ein relativ gutes Funktionsniveau aufrechterhalten kann. Es trifft aber auch der umgekehrte Fall zu: das Funktionsniveau kann bei geringen oder fehlenden Symptomen dennoch niedrig sein. Jene Patienten, die Zugang zur Rundumbetreuung und zu psychotherapeutischen Angeboten hatten, erhielten so wohl eine bessere Möglichkeit, sich ihren eigenen Weg durch die ausbrechende Psychose zu erarbeiten und sie erreichten auch ein besseres psychisches Bewältigungsniveau. Es können jedoch auch noch andere Faktoren eine Rolle spielen wie zum Beispiel optimistische Erwartungen hinsichtlich des Behandlungserfolgs in diesen Kliniken.

Schließlich muss man sich vor Augen halten, dass Daten einer Ein-Jahres-Katamnese nicht ausreichen, um einigermaßen sicher die Behandlung einer psychotischen Episode beurteilen zu können. Häufig kommt es im zweiten und dritten Jahr zu Rückfällen. Hoffentlich können wir mit elaborierten Ergebnissen aufwarten, wenn wir weitere Analysen der sozio-ökonomischen, persönlichkeitsbezogenen und neuropsychologischen Aspekte anstellen, die einen besseren Aufschluss über den Genesungsprozess ermöglichen. Wir werden auch die Anwendung von Parachute-Prinzipien in anderen Kliniken untersuchen.

Schlussfolgernd lässt sich feststellen, dass sich ersterkrankte psychotische Patienten erfolgreich mit einer intensiven psychosozialen Intervention in Verbindung mit »low-dose«-Medikation behandeln lassen. Zugang zu einer Krisenwohnung mit Rundumbetreuung wirkt sich ebenfalls positiv auf die Behandlung schizophrener Patienten aus. Nebenwirkungen traten nicht auf.

Problemformulieren – eine Methode zur Begleitung von Psychosepatienten

Sonja Levander

Die Methode des Problemformulierens wurde im Soteriaprojekt Nacka in Stockholm unter der Leitung von Sonja Levander entwickelt. Sie stellt eine Therapiemethode für akut psychotische Patienten dar, die das individuelle psychotische Erleben an den Anfang und in den Mittelpunkt der Psychosebegleitung stellt. So kann sich mitten in der psychotischen Verstrickung eine angemessen nahe und zumeist tragfähige therapeutische Beziehung entwickeln und prozesshaft verändern und vertiefen. Der Patient selbst gibt durch seine Wahngestalt Inhalt, Thema und die kompensatorische Funktion der Beziehung vor und behält dadurch implizit die für ihn notwendige Kontrolle. Diese Methode steht ganz in der phänomenologischen Tradition. Die Soteria Nacka stellte gleichsam eine ideale experimentelle »Laborsituation« dar, in der diese Arbeitsform mit einem Team entwickelt werden konnte, das die Bereitschaft besaß (und besitzt), sich auf eine möglichst medikamentenfreie Psychosebegleitung einzulassen. Sie stand damit in der Nachfolge der Soteria-Einrichtungen unter Mosher in San José und Ciompi in Bern. Dieses intensive therapeutische Milieu diente später als Vorbild für die Krisenwohnungen im Parachuteprojekt, die eine Erweiterung des klassischen bedürfnisangepassten Ansatzes darstellen. Sonja Levander selbst war auch an der Evaluation des Parachuteprojektes beteiligt.

Theoretischer Hintergrund

Wenn ein psychotischer Patient bei einem psychiatrischen Dienst Hilfe sucht, versuchen die Therapeuten in der Regel, die Symptome zu lindern oder zu beseitigen. Aber es kommt selten vor, dass Patienten diesen Wunsch selbst äußern. Was wir in den psychiatrischen Diensten leicht übersehen: Es kommt zu einer gewissen Angstminderung, wenn psychotische Symptome sich erstmals manifestieren. Die bisher diffuse Angst kann sich dann in einem Inhalt konkretisieren und daran binden. Gleichzeitig wirken psychotische Symptome auf Außenstehende fremd und erschreckend, und deshalb ist es leicht zu verstehen, dass sie zum Ziel der Behandlung werden.

Für den psychotischen Zustand gibt es keine andere allgemein akzeptierte Definition als die, die sich auf das psychische Erleben der vorliegenden Symptome bezieht: Vor allem Wahnvorstellungen und/oder halluzinatorische Erfahrungen. Zum Hintergrund und zur Genese dieser Erfahrungen gibt es hingegen viele theoretische Konzepte: biologische, psychologische und auch soziale. Heute scheint die Vulnerabilitäts-Stress-Theorie, die psychotische Zustände als multidimensional bedingt versteht, am meisten verbreitet und akzeptiert zu sein. Sie impliziert gleichzeitig, dass es im individuellen Fall schwer zu bewerten ist, welche Belastungsfaktoren am stärksten wirken. In dem einen Fall können es im Wesentlichen genetische Faktoren, in einem anderen aktuelle Belastungen in einer gegebenen sozialen Situation sein (vgl. Cullberg, Kap. 1).

Die psychotische Reaktion führt vor allem durch die Aspekte der Ich-Auflösung zu Erfahrungen von Kontrollverlust und Chaos. Weil es grundsätzlich zum Menschen gehört, sich Unbegreifliches, das bedrohlich wirkt, verständlich zu machen, beginnt auch der psychotische Mensch, Erklärungen für sein Erleben zu konstruieren. Insofern sind psychotische Symptome Kompensationsversuche in einer Situation, die ohne sie noch unerträglicher wäre. Ein therapeutischer Zugang sollte deshalb Anschluss suchen an das subjektive Erleben des Betroffenen.

Deshalb geht die Methode des Problemformulierens davon aus, dass die Patienten mit dem Beginn ihrer Psychose eigene Erklärungen oder Theorien über das entwickeln, was sich ereignet hat, und warum es sich ereignet hat. Ein weiterer Grundgedanke besteht darin, dass die angebotene Hilfe (auch) aus der Perspektive des Patienten eine Relevanz haben sollte. Die angebotene Hilfe soll von den Patienten detailliert verstanden werden und deshalb von den Mitarbeitern nicht nur als »gut für einen psychotischen Menschen« begründet werden. Die mangelnde Kooperationsbereitschaft, die psychotischen Menschen häufig zugeschrieben wird, ist oft in einem solchen Mangel an Verständlichkeit und subjektiver Relevanz begründet. Die vorgeschlagenen Behandlungsinterventionen machen deshalb keinen Sinn, wenn sie nicht auf das subjektive Erleben des Problemfeldes abgestimmt sind. Genau wie alle anderen Patienten, die sich medizinische Betreuung wünschen, haben psychotische Menschen ein Bedürfnis nach Hilfe, auf die sie ihre Hoffnung und ihr Vertrauen setzen. Deshalb wäre es das Natürlichste, den Patienten über seine Probleme erzählen zu lassen, um zu erfahren, was aus seiner Sicht für die Verbesserung seiner Situation hilfreich sein könnte.

Vielen Therapeuten erscheint ein solches Verhalten riskant und beschwerlich, da der psychotische Patient per definitionem an Wahnvorstellungen leidet und damit seine Situation nicht erfassen kann und außerdem nicht die Fähigkeit besitzt, seine Phantasien von der Wirklichkeit zu unterscheiden. Die zehnjährige Arbeit mit der Anwendung der Methode der Problemformulierung und ähnliche Erfahrungen aus unserem Forschungsprojekt haben jedoch erwiesen, dass die meisten Patienten über ihre Erlebnisse berichten wollen (vgl. Parachuteprojekt).

Wir wissen auch, dass schon das Erzählen an sich den Weg für einen Veränderungsprozess bereitet (Mishler, 1999). Damit ein solches Narrativ entsteht, stellen wir Fragen, die sich auf das subjektive Problem beziehen. Dies darf jedoch nicht nur in der Absicht geschehen, den Patienten zur Mitarbeit zu motivieren, sondern muss von dem ernsthaften Wunsch bestimmt sein, die Behandlung an das subjektive Problemfeld des Patienten anzuschließen.

Von Anfang an sollte die Frage im Raum stehen, für welches subjektive Problem der Patient medizinische Behandlung sucht. »Es ist wichtig, dass ich dein Problem richtig verstehe, damit ich angemessene Hilfe anbieten kann.« Selbstverständlich wird in den unmittelbaren Antworten des Patienten nicht seine gesamte Problemsituation deutlich, aber im gemeinsamen Dialog lässt sich das Problem allmählich erschließen. Der Helfer darf sich verwundert zeigen und soll nachfragen, wenn er etwas nicht versteht. Er muss sich bemühen, die Bedeutung zu erfassen, die der Patient selbst in unterschiedlicher Weise zum Ausdruck bringt – zum Beispiel Trauer, Wut, Enttäuschung, Wünsche – und darf nicht davon ausgehen, dass die im Allgemeinen verbindliche Bedeutung der Sprache hier immer gültig ist.

Für Therapeuten ist es nicht üblich, Fragen zu stellen und gemeinsam mit dem Patienten nach Bedeutungen in dem Erzählten zu suchen. Sie sind gewohnt, zu Aspekten, die dem Patienten selbst nicht offenbar sind, eine Deutung zu geben. Als Therapeut will man etwas anbieten. Aber dadurch wird die Hilfsbedürftigkeit des Patienten verstärkt und der Therapeut übernimmt für die Dauer der Behandlung eine mehr oder weniger umfassende Verantwortung. In dem Augenblick, in dem wir gemeinsam mit dem Patienten versuchen, die Probleme zu beschreiben, die einer Lösung bedürfen, teilen wir die Verantwortung mit ihm. Dadurch verändert sich die Rollenverteilung, weil auch der Patient als Experte seiner Situation ein Wissen hat und der Therapeut nach fragen muss, um diese Situation zu verstehen.

Selbstverständlich bedeutet dieses Vorgehen nicht, als Professioneller Wissen und Erfahrungen zu vergessen. Aber in dieser ersten Phase der Begleitung lässt man für eine Weile das professionelle Wissen mit seinen vorgefertigten Theorien und Hypothesen ruhen. Man hört so offen und vorbehaltlos wie möglich zu, um den Kern der Wahrheit in dem zu erfassen, was der Patient zu erzählen hat. So erarbeitet man den Ausgangspunkt für die problemformulierende Arbeitsweise und für die weitere Begleitung.

Von großer Wichtigkeit ist es auch, Angehörige in die Arbeit mit einzubeziehen. Nicht zur Korrektur dessen, was der Patient zu erzählen hat, sondern damit alle wichtigen Personen im Umfeld des Patienten ihre Perspektive einbringen und ein gemeinsames Verständnis des Problems möglich wird. So leisten sie oft einen entscheidenden Beitrag dazu, den Problemformulierungsprozess weiterzuführen.

Ein klinisches Beispiel

Im Folgenden ist ein Erstgespräch fast wörtlich wiedergegeben; dabei wird deutlich, dass es sich um eine Familienproblematik handelt und daher Familiengespräche ein sinnvoller Einstieg sind:

Ulf kam zusammen mit seinem Vater in die Praxis, seine Mutter hatte als erste mit der Psychiatrie telephonisch Kontakt aufgenommen. Sie hatte erzählt, dass Ulf eine Woche zuvor »zusammengebrochen« sei.

Er sei seit einiger Zeit sehr überarbeitet und hätte Probleme mit dem Schlafen. Weil er immer *ängstlicher* erschienen sei, habe sie sich frei genommen, um mit ihm zu Hause zu sein. Aber die Situation habe sich verschlimmert und es sei vereinbart worden, dass Ulf vorübergehend bei seinem Vater wohnen solle, der vor zwei Jahren ausgezogen sei.

Als Ulf gemeinsam mit seinem Vater zur Tür hereinkam, lächelte er etwas scheu und schien sich anzustrengen, zuvorkommend und freundlich zu wirken. Er bat sofort um ein Glas Wasser und sagte entschuldigend, dass er ein bisschen müde sei, da er nicht gut geschlafen habe.

T: Was hat dich heute zu uns geführt? Was wünschst du dir für eine Hilfe, die wir Dir geben können?

P: Ich weiß nicht. Ja, ich fühle es in meinem Körper. Irgendeine Angst oder was es ist. Nicht so schön, oder es ist eine Depression.

T: Wenn du Depression sagst, kannst du beschreiben, was du damit meinst? Wie es sich anfühlt?

P: Ich weiß nicht richtig Ich finde es schwierig, Worte zu finden…

T: Ja, es ist oft schwierig zu beschreiben, was man fühlt, aber ich glaube, das ist wichtig, damit ich verstehe was du meinst, damit es nicht schiefgeht.

P: Ja, vielleicht ist es eine Art Abmachung. Vielleicht hat es mit mir selbst zu tun…etwas, dass ich gerne hinter mich bringen würde.

T: Kannst du sagen was?

P: Vielleicht eine Art von Faulheit…ich bin nicht so aktiv gewesen…ich bin nicht so aktiv vielleicht...

T: Möchtest du das gerne sein?

P: Naja…die um mich herum machen viel…Mama und meine Schwester sind sehr aktiv…machen immer viel…ich bin mehr wie Papa.

T: Ist es das, was du faul nennst…nicht viel los zu haben?

P: Ja, nein…aber ich möchte ja wieder anfangen, zu arbeiten…so schnell wie möglich…aber vielleicht muss ich ein bisschen langsamer machen…mich nicht stressen…

T: Dieses Gefühl einer Abmachung, wie lange hast du das gehabt?

P: Ich weiß nicht...vor einiger Zeit war da was...nein letzte Woche. Das war sehr erschreckend...Ich hatte sozusagen eine Vision als ich da auf der Straße ging. Ich war ein Heerführer, der einen Kampf gegen...gegen, sozusagen, die Dunkelheit leitete... Das war vielleicht irgendwas in mir.

T: Das du bekämpfen musst?

P: Ich muss sagen, meine Familie ist für mich sehr wichtig und unterstützt mich nun...Es ist als ob ich mich verändert habe. Vorher hatte ich mehr Abstand...jetzt habe ich verstanden, wie wichtig die Nähe ist. Und die sind immer für mich da. Ich will immer bei denen sein...damit ich mich sicher und geborgen fühlen kann. Körperlich nahe auch. Und man muss sich sicher fühlen, um funktionieren zu können.

T: Du sagtest, dass du mehr deinem Papa ähnlich bist.

P: Ja, wir ähneln uns. Sozusagen die gleiche Sorte. Meine beiden Eltern, meine ganze Familie ist eine große Sicherheit für mich, ganz nahe. Ich verstehe jetzt, dass das mich sicherer macht.

T: (zum Vater): Siehst du es auch so, dass Ulfs Mama und Schwester aktiver sind als Du und Ulf?

Vater: Ja, ich weiß nicht ob es da einen Zusammenhang gibt... aber so war es immer bis zur Scheidung. Sie, Ulfs Mama war immer sehr treibend und engagiert in Umweltfragen und was man essen soll und so...das meiste war immer falsch oder richtig, irgendwie. Ich bin wohl mehr pragmatisch...alles muss ja auch funktionieren...aber diese Art zu denken hat immer kürzer abgeschnitten als wir zusammenlebten...und das hat vielleicht etwas für Ulf bedeutet...das war vielleicht nicht so einfach.

T: Ja,...und vielleicht hat das auf irgendeine Weise mit der Dunkelheit zu tun.

P: (Lehnt mit seinen Armen auf den Tisch) Ich bin ein bisschen müde. Entschuldigung. Aber ich habe diese Nacht nicht gut geschlafen. Kann ich vielleicht etwas mehr Wasser haben.

T: Es ist anstrengend über das zu sprechen, was man fühlt und etwas zu bekämpfen von dem man nicht richtig weiß, was es ist. Genau wie du sagst, es kann schwierig sein, Worte zu finden, Worte, die passen und richtig werden...wir sollten hier vielleicht aufhören, damit es nicht zu ermüdend für dich wird. Und wir wissen ja jetzt ein bisschen mehr, was so schwierig für dich ist...dass du dagegen ankämpfst, faul zu sein, weil du auf eine Weise mehr wie Deine Schwester und Mama sein möchtest...und dass Du einen Kampf gegen die Dunkelheit führen musst, vielleicht gegen irgend etwas in Deinem Inneren. Vielleicht können wir morgen, wenn wir uns wiedersehen, mehr verstehen, und es wäre ja gut wenn Deine Mama und Deine Schwester dann auch dabei sein könnten.

P: Das ist vielleicht nicht gerade faul. Aber ich möchte wissen wie man alles …

Die Funktion des Problemformulierens und ihre theoretischen Grundlagen

Problemformulierende Gespräche unterstützen den Patienten darin, Worte und Bedeutungszusammenhänge zu suchen und zu überprüfen, damit seine schwierigen Erfahrungen einen sprachlichen Ausdruck finden – sie stellen also eine kognitive Unterstützung dar. Die anfänglichen Gedanken und Formulierungen des Patienten werden sich im Laufe des problemformulierenden Dialoges verdeutlichen und verändern, und es werden sich ganz neue Bedeutungen ergeben. Ulfs »Faulheit« bedeutete zum Beispiel schon im ersten Gespräch, dass er nicht richtig wusste, wie er sich verhalten sollte. Es ist, als ob Ulfs eigene Worte für ihn selbst deutlicher werden, wenn er hört, wie sie von seinen Begleitern ausgesprochen werden, und er suchte selbst nach neuen Worten, um sich verständlich zu machen. Damit bekommt sein Erleben natürlich eine ganz andere Wertigkeit, als wenn die Umgebung ihn zurechtweist und sagt, wie es sich eigentlich verhält.

Interessant ist auch, dass Ulfs Vorstellung, ein »Heerführer gegen die Dunkelheit« zu sein, im späteren Verlauf einen konflikthaften Protest gegen die Eltern ausdrückt, die weitgehend unterschiedliche Wertsysteme hatten und deswegen die Familie nicht zusammenhalten konnten. Auf diese Weise wurde also seine »Wahnvorstellung« oder »mangelhafte Realitätsprüfung« – in der Psychiatrie meist das Problem, dem abzuhelfen ist – zu einer Art Metapher für eine schwierige aber wichtige psychische Erfahrung, zu einer Art Wegweiser für die erste Phase der therapeutische Arbeit.

Wenn die sprachlichen Möglichkeiten fehlen, ist es schwierig, differenziert über Erlebnisse zu sprechen und starke emotionale Erlebnisse zu verarbeiten, was wiederum Konsequenzen hat für die Fähigkeit, enge Beziehungen einzugehen.

Diese unterschiedlichen Dimensionen setzen einander voraus und können nicht unabhängig voneinander behandelt werden. Haben die inneren Strukturen des Menschen nicht die Konsistenz und Tragfähigkeit, die benötigt werden, um sich in gewöhnlichen sozialen und emotionalen Situationen zurechtzufinden, hat der Mensch in der Regel auch Schwierigkeiten, Zusammenhänge zwischen Ursache und Wirkung zu erkennen und sich selbst als jemand wahrzunehmen, der die Verantwortung für seine Gedanken und Handlungen trägt. Er macht seltener die Erfahrung, dass seine Gedanken und Gefühle Wertschätzung erfahren, und dass andererseits Kommunikation und Bestätigung notwendig sind, um diese inneren Strukturen aufrechtzuerhalten und weiterzuentwickeln. In Verlauf der Psychosebegleitung ist deshalb nicht zu erwarten, dass sich (wie beim neurotischen Patienten) hinter dem Gesagten Intentionen und Gefühle verbergen, die durch den Therapeuten verdeutlicht werden sollen (Killingmo, 1989). Vielmehr geht es darum, die primitiven Abwehrmechanismen in der Form psychotischer Symptome zu erkennen, sie als eigene verzweifelte und unzureichende Versuche aufzufassen, das Unbegreifliche zu verstehen und dem Patienten zu helfen, Zusammenhänge und Bedeutungen in seinen chaotischen inneren Erlebnissen zu entdecken, die auch von seinem sozialen Umfeld wahrgenommen werden. Deshalb ist die Aufgabe des Therapeuten nicht die Deutung des Verborgenen, sondern die Bestätigung und Hilfe bei der Suche des Patienten nach Bedeutung(en) – ein Vorgehen, welches das Ich stärkt. Mit dieser Arbeit kann der Therapeut dem Patienten das Gefühl vermitteln, dass er trotz seines persönlichen Chaos als Individuum existiert und eine Person ist, mit der zu rechnen ist, auch wenn Probleme in sozialen Kontakten auftreten. Der Patient muss eine Wertschätzung seiner Person und seiner Erlebnisse erfahren. Auf diese Weise können ihm Bedeutungen seiner Psychoseerfahrung zugänglich werden, und sein mangelhaftes Selbstgefühl kann sich verbessern – eine Voraussetzung, um neue Kontakte und Beziehungen einzugehen.

Von Anfang an ist das Herstellen von Vertrauen von zentraler Bedeutung, damit die therapeutische Kommunikation eine positive Veränderung bewirken kann. Durch frühere Erfahrungen haben die Patienten oft gelernt, ihre inneren Prozesse zu verschweigen, um so durch ihr soziales Umfeld gesünder eingeschätzt zu werden und weniger provozierend zu wirken. Je länger jedoch das psychotische Denken ein Eigenleben führt, desto größer ist das Risiko, dass die innere Welt sich verselbständigt und zu einem Puffer wird, der dem Patienten zwar eine gewisse Erleichterung verschafft, ihn aber auch mehr und mehr von seinem sozialen Kontext entfremdet.

Darüber hinaus tendieren Stimmen und andere innere Erlebnisse im späteren Verlauf, wenn eine chronische Entwicklung eintritt, dazu, aufdringlich zu werden und verfolgenden Charakter anzunehmen.

Neben der Absicht, das subjektive Erleben des Patienten ernst zu nehmen und sein Vertrauen in sprachliche Kommunikation zu stärken, besteht auch die Möglichkeit, dass die Begleiter als Identifikationsobjekte dienen, wenn es darum geht, sich mit schwierigen Problemen auseinanderzusetzen und auf sie zu reagieren. Dadurch, dass der Therapeut »laut denkt« und in verschiedenen Situationen erzählt, wie er zu seinen Schlussfolgerungen gekommen ist, wie er Misserfolge und Erfolge erlebt und wie er Fehler zu korrigieren versucht, kann er als realistisches Vorbild dienen. Ich halte dies eher für eine gelungene

»vorbildliche« Vorgehensweise, als wenn man sich als kluger und voraussehender Experte präsentiert. Im glücklichsten Fall erleichtert die problemformulierende Arbeit dem Patienten die Wiedereroberung der »verlorenen« Funktionen und verhindert oder verringert zumindest die qualvollen Erlebnisse des beschädigten Selbst(wert)gefühls und der Hoffnungslosigkeit.

Ausgangspunkte für die Arbeit mit der Methode des Problemformulierens, wie sie in der Soteria Nacka (s. o.) praktiziert wird, sind folgende:

1. Der Patient kann und will über seine Probleme erzählen, so dass der Begleiter neue und wertvolle Information erhalten kann.
2. Der Patient erfährt Bestätigung, wenn das, was er denkt und fühlt, für seine Behandlung relevant ist.
3. Er kann in der schwierigen Anfangsphase die Therapeuten als Identifikationsobjekte nutzen.
4. Er kann mit angemessener Unterstützung in der Regel den Rückzug in die innere Welt aufgeben und zur Außenwelt zurückkehren. Dies erfordert Mut und Vertrauen, weil auch nach einer Psychose die aktuelle problemauslösende Lebenssituation meist unverändert fortbesteht.

Beteiligung der Angehörigen

Die Arbeit mit den Problemformulierungen des Patienten erfüllt auch eine Funktion für die Angehörigen. In dem Beispiel von Ulf wurde deutlich, wie sie mit ihrem Wissen über die Lebensgeschichte des Patienten – Puzzleteilen ähnlich – dazu beitragen können, die Probleme des Patienten begreiflicher zu machen und das fragmentierte Bild zusammenzufügen. Ulfs Erlebnisse konnten bestätigt und mit Hilfe der Erklärung des Vaters verständlicher werden, und deshalb blieben sie nicht eine »seltsame Vorstellung« – nämlich ein »Heerführer im Kampf gegen die Dunkelheit« zu sein – die medikamentös behandelt werden sollte. Statt dessen zeichnete sich als (möglicher) Hintergrund der missglückte Versuch eines Scheidungskindes ab, eine zersplitterte Familie zusammenzuhalten.

Dunkle, verschwommene und verbotene Gefühle von Wut und Enttäuschung darüber, dass die alte Familienkonstellation nicht zu retten war, traten langsam hervor und konnten so von den Eltern in der gemeinsamen fortlaufenden Arbeit aufgegriffen werden.

Durch ihre bloße Anwesenheit können Angehörige während der Gespräche eine Kontinuität sicherstellen, die es dem Patienten ermöglicht, Kontakt zu seinem früheren Selbst zu bekommen – aus der Zeit bevor die Angst und der psychotische Kampf begannen. Sie wissen etwas über die Vorgeschichte, sie erinnern sich und können erzählen, wie es früher war. Diese Funktion können Begleiter nicht erfüllen.

Natürlich können Angehörige auch Bestätigung und Unterstützung erhalten, wenn sie versuchen, »gute Eltern« zu sein. So können viele Schuldgefühle und qualvolle Zweifel aufgrund der psychotischen Erkrankung des eigenen Kindes angemessen relativiert werden. Außerdem können sie sich in der gemeinsamen Arbeit konstruktiv erleben und so den jungen Menschen auf dem Weg zurück zur psychischen Gesundheit unterstützen. In dieser Arbeit können sie selbst auch neue Perspektiven für die gemeinsame Familiengeschichte entwickeln; das bietet ihnen eine größere Chance, auch sich selbst in der eigenen Rolle sicherer zu erleben. Schließlich ist es von großer Bedeutung, dass die Angehörigen mit den wichtigen Entscheidungen in der Behandlung einverstanden sind, so dass sie nicht als einzig mögliche eine kritische Rolle übernehmen, weil sie aus der Behandlung ausgeschlossen wurden.

Die Bedeutung der Arbeitsweise für die Begleiter

Abschließend soll hier der besondere Wert, den diese Arbeitsweise für die Begleiter hat, unterstrichen werden. Patienten und Angehörige als Partner in die Zusammenarbeit der schwierigen Anfangsphase mit einzubeziehen, führt dazu, dass die schwere Verantwortung mit anderen geteilt werden kann. Man muss nicht – ähnlich wie der Patient – von sich selbst erwarten, alles zu können und die Situation zu kontrollieren. Bei Entscheidungen werden alle Beteiligten einbezogen. Das gilt zum Beispiel auch für alle medizinisch-psychiatrischen Fragestellungen, für die der Arzt zuständig ist, wenn der Patient über Probleme klagt, die mit Hilfe von Medikamente gelindert werden können. Entspricht das Resultat der Medikation nicht den Erwartungen, wird gemeinsam überlegt, ob es nicht weitere Aspekte gibt, die nach einer Erklärung verlangen – Aspekte, denen man erst in der weiteren Arbeit auf die Spur kommt.

Wahrscheinlich ist es für die Begleiter noch wichtiger – unabhängig von der Rolle, die sie im Behandlungsteam haben – mit Hilfe der Problemformulierungen einen roten Faden zu entwickeln, an dem sie sich in alltäglichen Situationen orientieren können. So entsteht die Konstanz und Kontinuität, die für psychotische Patienten so zentral ist. Die Arbeit mit psychotischen Patienten bringt Begleiter oft in Situationen, die Entscheidungen verlangen. Hier ist die Kenntnis der eigenen Problembeschreibung des Patienten eine gute Hilfe. Soll die Medikation erhöht werden oder nicht? Darf der Patient alleine oder mit seinem Freund, der zu Besuch ist, einen Spaziergang machen? Darf er bei seiner Mutter übernachten? Wenn man eine zufriedenstellende Vorstellung von seinem Problem hat, liegt die Antwort oft nahe. Wünscht der Patient eine Erhöhung der

Medikation, weil er »schwere Gedanken bekommt, wenn er an seinen Vater denkt«, muss natürlich die Frage gestellt werden, ob solche Gedanken in seiner Anwesenheit zugenommen haben, oder ob sie auch auftauchen, wenn der Vater nicht da ist. Wenn der Patient Schwierigkeiten hat, den richtigen Abstand zu seiner Mutter zu finden, muss man gemeinsam mit ihm überlegen, ob ein eventueller Übernachtungsbesuch bei der Mutter angebracht ist. »Hilft es dir, den richtigen Abstand zu finden, wenn du bei ihr übernachtest? Wie kann es dir helfen? Wie war es, als du das letzte Mal bei Deiner Mutter übernachtet hast?« Je mehr die Begleiter sich bewusst sind, dass die Patienten selbst ihre eigenen Probleme verstehen, desto geringer ist das Risiko, in solchen Situationen in verschiedene Richtungen zu streben und dadurch die Verwirrung weiter zu verstärken. Selbstverständlich setzt die problemformulierende Arbeit bestimmte Aspekte der Verantwortung nicht außer Kraft. Beschlüsse müssen mit den Personen getroffen werden, die dazu ein Mandat besitzen, aber den übrigen Anwesenden wird die Situation transparent.

Da dem therapeutischen Umgang mit psychotischen Menschen viele unterschiedliche theoretische Überzeugungen zugrunde liegen können, kommt es nicht selten vor, dass unter den verschiedenen Berufsgruppen eine Rivalität darüber auftritt, wer die schlüssigste Interpretation besitzt und wer die Problematik des Patienten am besten versteht. Handelt es sich um eine neurophysiologische Problematik auf Synapsenniveau, welche eine Medikation erforderlich macht, oder handelt es sich um Störungen, die schon frühzeitig in der Beziehung zu den Eltern aufgetreten sind, oder um zu hohe Ambitionen in Bezug auf Arbeit und soziale Beziehungen? Wenn der Ausgangspunkt das Verstehen ist, das gemeinsam mit dem Patienten erlangt wurde, sollte auch die Wahl eines Referenzrahmens keine besonders großen Probleme bereiten.

Beispiel aus einer Teamdiskussion

Karl war vor Kurzem zur Soteria gekommen und für die Begleiter war es schwierig zu erfassen, wie man ihm am besten helfen könnte. Er war rastlos und wanderte im Haus herum. Manchmal kroch er auf allen Vieren umher, und er fauchte auf eine merkwürdige Art und Weise, während ihm Speichel aus den Mundwinkeln rann. Immer und immer wieder erzählte er, dass er in Amerika gewesen war – was auch den Tatsachen entsprach. Niemand hatte eigentlich eine Idee, was man für Karl machen könnte, insbesondere wenn er auf allen Vieren herum kroch.

Die Leiterin der Teambesprechung wollte wie üblich wissen, was der Patient selbst darüber dachte, dass er zur Soteria gekommen war und was für eine Hilfe er selbst für nötig hielt. Nach seiner Ankunft vor einigen Tagen hatte er gesagt dass er sich »verwirrt und total leer wie eine Schale« fühle und dass er »jede Menge

Schuldgefühle der Familie gegenüber« habe. Im aktuellen Fall hatte man keine Ideen, um was es sich handeln könnte und warum er sich wie ein Tier bewegte.

Sein Begleiter sagte nach einer kleinen Weile, dass er am Tag zuvor einen Spaziergang zusammen mit Karls Eltern und Bruder unternommen hätte, und das schien positiv für Karl gewesen zu sein. Fast eine halbe Stunde lang hätte er zusammen mit den anderen am Tisch sitzen können. Der Begleiter hatte ein Kreuz für Karl auf ein Stück Papier gezeichnet und danach ein Kreuz für die Familienmitglieder und danach noch ein Kreuz für Karls Freund, den Karl einige Male erwähnt hatte. Karl schien erleichtert, dass die Kreuze gezeichnet worden waren und nahm das Stück Papier, faltete es sorgfältig und steckte es in seine Hosentasche. Nach Beendigung der Therapieversammlung ging er zum Telephon und rief seinen Freund an, was alle erstaunte.

Obwohl sich Karl im Inneren leer fühlte, erschien es so, als ob es in der Außenwelt etwas Wichtiges für ihn gebe. Aber nach wie vor verstanden wir nicht, was die Schuldgefühle der Familie gegenüber bedeuteten. Also fuhr der Begleiter fort, zu berichten, dass die Familie im Gespräch auch erwähnt hatte, dass Karl noch einen Bruder habe, der drei Jahre jünger und ernsthaft entwicklungsgestört sei. Auf die Frage des Begleiters waren die Eltern sich darin völlig einig, dass Karl immer äußerst umsichtig mit seinem Bruder umgegangen war, liebevoll und hilfsbereit. Als dies bekannt wurde, war es für die Gruppe nicht schwierig sich vorzustellen, was für eine Schuld Karl plagte. Er war ja einige Wochen, bevor er psychotisch wurde, in New York gewesen und da waren die Eltern selbstverständlich mit der Verantwortung für den kranken Bruder alleine gewesen. Aber das waren natürlich nur die Überlegungen des Teams, und wir wussten nicht, welche Auffassung Karl selbst hatte. Und was hatte das mit Karls Kriechen zu tun? Es gab viele Fragen.

Während man überlegte, erzählte der Begleiter, dass er am Morgen der Familienbesprechung einen Spaziergang mit Karl unternommen hätte, als dieser so unruhig gewesen sei. Sie waren in einen Wald in der Nähe der Soteria gegangen und Karl hatte plötzlich angefangen, über Katzen und deren Lebensweise zu sprechen. Er meinte, dass Katzen ein ganz anderes Leben als Menschen lebten, ganz von ihren eigenen Bedürfnissen und Impulsen ausgehend. Sie müssten nicht wie die Menschen ständig ihr Leben planen. Karl hatte auch ergänzend erwähnt, dass es in seinem Leben allzu viel Planung gegeben habe.

Diese Begebenheit nährte viele Gedanken. Vielleicht wollte Karl durch sein Verhalten ausdrücken, dass er nicht länger bereit oder in der Lage war, die Rolle des guten Bruders und des guten, stets folgsamen Sohnes auf sich zu nehmen. Vielleicht war er während des Spaziergangs mit seinen Wünschen in Kontakt gekommen: frei zu sein und sein eigenes Leben zu leben – ganz anders als seine Familie es für ihn geplant hatte. Vielleicht stand sein Gefühl von Leere und

Schuld damit in Zusammenhang. Vielleicht gab es für ihn keine andere Lösung des Konfliktes, als wie eine Katze zu gehen und zu fauchen. Falls es sich so verhielt, wäre es die Aufgabe des Teams, Karl zu helfen »Katze« in einer Familie zu sein, die schon schwer mit einem behinderten Sohn belastet war. Karl sollte daher Hilfe erhalten, seine Schuldgefühle zu bewältigen. Damit sollte es ihm möglich werden, seinen gegenwärtigen Protest »unter der Schale« gegen die aktuelle Situation zu Hause zu verdeutlichen und zu verarbeiten. Er hatte ja bereits begonnen, ihn mit Worten zu formulieren – soweit die Teamdiskussion.

In der weiteren Arbeit blieb es die Aufgabe der Begleiter, wahrzunehmen, was noch darüber hinaus in der Katzenproblematik zum Ausdruck kam, und zwar nicht um es zu interpretieren, sondern um herauszufinden, was ihn veranlasste, gleichsam wie eine Katze zu leben.

Der größte klinische Nutzen der problemformulierenden Arbeit besteht vielleicht darin, einen deutlichen und relevanten Rahmen für die Behandlung zu finden. Sowohl in Ulfs wie auch in Karls Fall lag, wie gesagt, zu Beginn der Arbeit ein orientierendes Familiengespräch nahe. In Karls Fall war ein solches Zusammentreffen leider ausgeschlossen, weil der Vater jede Teilnahme verweigerte. Soweit das Personal sehen konnte, bestand Karls Konfliktsituation darin, dass er eine Veränderung für unmöglich hielt. Als Karl die Arbeit wieder aufnahm und eine neue Dienstreise – diesmal nach Rom – geplant war, wurde beschlossen, den Kontakt recht unverzüglich auszudünnen. Man traf die Übereinkunft, dass er den Kontakt wieder aufnehmen könne, falls er seinen Wunsch, ein mehr katzenartiges Leben zu leben, weiter verfolgen wolle.

Abschließender Kommentar

Man kann der Meinung sein, dass die problemformulierende Arbeit, wie sie hier beschrieben wurde, im klinischen Alltag eine Selbstverständlichkeit sein sollte, sowohl aus psychiatrisch-psychologischer als auch aus somatischer Perspektive. Sie ist human und respektvoll und vermutlich auch auf längere Sicht wirkungsvoll. Die Auswertungen des Parachuteprojektes sollten Hinweise dazu liefern. Bestrebungen, vorhandene Ressourcen besser zu koordinieren und zu nutzen, werden in den meisten Arbeitszusammenhängen beachtet. Warum aber werden dann die eigenen Ressourcen der Patienten nicht besser genutzt und die Angehörigen nicht stärker an den Behandlungsdiskussionen beteiligt? Selbstverständlich bemüht man sich in den meisten Fällen, dem Patienten auf respektvolle Art und Weise entgegenzukommen. Dies bedeutet jedoch nicht, dass auch die »Innenperspektive« des Patienten einbezogen wird, so wie es hier beabsichtigt ist. Selbstverständlich bemüht man sich auch, sowohl die psychologischen wie auch die sozialen Perspektiven mit einzubeziehen. Aber im Grunde fehlt die wirklich ernsthafte Anerkennung der Patientenperspektive als für die Behandlung wertvoll und notwendig.

Vielleicht muss man den Blick auf die mehr übergreifende organisatorische Ebene richten, um dies zu verstehen. Wie sind psychiatrische Versorgungsstrukturen organisiert? In der Regel sind stationäre und ambulante Versorgungsstrukturen organisatorisch voneinander getrennt, was selbstverständlich nicht die notwendige Kontinuität der Behandlung fördert. Die stationären Strukturen kümmern sich um den Patienten in der akuten Situation, wenn Angst und Unruhe oft am stärksten sind, während die ambulanten Strukturen sich in der Regel dann auf den Patienten ausrichten, wenn dieser seine Alltagsanforderungen im Großen und Ganzen bewältigen kann. Sogar wenn man sich bemüht, diese Diskontinuität zu überbrücken, indem die Mitarbeiter der Ambulanz Patienten auch besuchen, wenn sie eingewiesen sind, wird der Unterschied zwischen krankem und gesundem Verhalten unbeabsichtigt unterstrichen. Damit fördert man beim Patienten die Tendenz, sein Erleben zu verschleiern, und behindert ihn dabei, die akute Krankheitsperiode auch psychisch hinter sich zu lassen.

Auch sind psychiatrische Dienste hierarchisch aufgebaut, indem das medizinische Personal oft über das Entscheidungsrecht verfügt und die letzte Verantwortung trägt. Da gerade das psychiatrische Versorgungssystem Personal mit unterschiedlichen Professionen und theoretischen Orientierungen umfasst, ist es für Leitungspersonen schwierig, unabhängig von ihrer eigenen Berufszugehörigkeit eine offene Haltung gegenüber anderen theoretischen Orientierungen zu bewahren und nicht zuletzt auch für die Vorstellungen des Patienten, die den Hintergrund und die Überwindung seines Problems betreffen. In einem Team, das mit der Methode der Problemformulierung als Grundlage der Behandlungsplanung arbeiten will, müssen Flexibilität und gegenseitiger Respekt als Voraussetzung für ein gemeinsames Verstehen vorhanden sein.

Weiterhin werden Berufsgruppenunterschiede betont, wenn bestimmte Formen der Supervision gewählt werden. Je öfter Supervision getrennt in der jeweiligen Berufsgruppe stattfindet, desto größer wird das Risiko, dass jede sich auf einen besonderen Aspekt der Problematik des Patienten ausrichtet. Dies kann im schlechtesten Falle dazu führen, dass der Patient nebeneinander unterschiedliche Behandlungsformen erhält, die nicht miteinander koordiniert sind. Supervision des gesamten Teams, bei der alle ausreichend Gelegenheit haben, ihre Gesichtspunkte zu diskutieren, stellt natürlich eine konstruktive Lösung dar.

Effektives Arbeiten mit der Methode der Problemformulierung, bei der die Patientenperspektive mit den unterschiedlichen Berufsperspektiven integriert wird, setzt voraus, dass der üblichen Hierarchie weniger Einfluss gegeben wird, weil die Auseinandersetzung mit Gedanken, die über die eigene theoretische

Orientierung hinausgehen, als vorteilhaft erlebt wird, obwohl der gesetzlich vorgeschriebenen Verantwortlichkeit Rechnung getragen werden muss.

Aber am meisten wird eine Offenheit für die aktuelle Erfahrung des Patienten benötigt. Als Professionelle werden wir, mit oder gegen unseren Willen, dem Patienten oft einen Schritt voraus sein, weil wir darin geschult sind, kompetente und gute Lösungen zu finden. Es drohen aber auch – als Folge abnehmender Ressourcen – kürzere Behandlungszeiten und die Forderung nach effektiven Lösungen, so dass dann die Patientenperspektiven nicht mehr hinreichend berücksichtigt werden.

Zum Abschluss ist hervorzuheben, dass die Problemformulierungsarbeit keine Patentlösung darstellt, die immer funktioniert. Bestimmte Patienten, vor allem diejenigen mit sich langsam entwickelnder Negativsymptomatik, empfinden oft einen Mangel an Hilfe, fühlen sich manchmal sogar gequält von dieser weitgehend sprachabhängigen Art, die Situation zu bewältigen. Sprache stellt für diese Patientengruppe in der initialen Phase keine Möglichkeit dar, um neue Verhaltensweisen zur Problemlösung zu entwickeln. Der Mangel an Vertrauen ist zu groß, und es fällt ihnen schwer zu glauben, dass Worte etwas an ihrer unklaren und angsterfüllten Situation ändern könnten. Das wird in den ersten problemformulierenden Gesprächen sehr schnell deutlich, und das Team kann dann sofort eine Einrichtung suchen, die den Bedürfnissen dieser Patientengruppe besser entspricht. Erst nachdem man eine längere Zeit daran gearbeitet hat, die Patienten durch konkrete Alltagserfahrungen in die Institution zu integrieren, indem man mit Phantasie und Flexibilität ein als bedeutsam erlebtes Zusammensein schafft, können persönliche Kontakte entstehen, die an den täglichen Abläufen im therapeutischen Milieu anknüpfen.

Kapitel 3

Systemisches Vorgehen und methodische Aspekte des Ansatzes

Familientherapie und der bedürfnisangepasste Ansatz

Klaus Lehtinen

Die Ausführungen von K. Lehtinen sind im Zusammenhang mit der bedürfnisangepassten Behandlung zu sehen, die er zusammen mit Alanen u. a. in Turku entwickelte (vgl. Alanen, 1997, Räkköläinen, 1977, Salonen, 1979). Nachdem in den Jahren nach 1970 psychoanalytische Einzeltherapie, Milieutherapie und psychodynmische Familientherapie im Vordergrund standen, kam es seit 1980 zur Einbeziehung systemisch-strategischer Sichtweisen und Therapieansätze (Selvini-Palazzoli u. a., 1978, 1980). Ursprünglich psychodynamische Ansätze wurden um die systemische Perspektive erweitert (Hoffmann 1981; Bloch 1988). Lehtinen stellt diese Entwicklung in vier Abschnitten dar: die »systemische Revolution«, Praxis der Familientherapie, besondere methodische Fragen und Prinzipien im Alltag.

Die Entwicklung führte uns dazu, die Behandlung im umfassenden Sinn als einen psychotherapeutischen Prozess anzusehen. Auf der Grundlage systemischer Annahmen, bekamen scheinbar kleine und verborgene Dinge, die das ganze System beeinflussen, eine große Bedeutung. Behandlungsziel wurde dann, dies im gesamten Behandlungssystem und nicht nur im Unbewussten des Patienten oder in verborgenen Anteilen in den Familieninteraktionen aufzudecken; es ging also um das Gesamtsystem, einschließlich der Therapeuten und des Therapiesettings. Auf diese Weise gelang es uns besser, die Psychose mit ihrer Bedeutung für den Gesamtprozess zu verknüpfen und zu einem Verständnis zu gelangen, das günstigere Veränderungen möglich machte.

Die systemische Revolution

Um die Bedeutung der Familientherapie im bedürfnisangepassten Ansatz verständlich zu machen, möchte ich die Geschichte ihrer Entwicklung kurz zusammenfassen. Von 1968 bis 1980 war das psychoanalytisch-psychodynamische Denken dominant. Das praktische Management der Station lag in jener Zeit in den Händen von vier Personen: der leitenden Stationsschwester und ihrer Stellvertretung sowie zweier Assistenzärzte. Wir alle verfügten über einige Kenntnisse in Familientherapie. Anfang 1981 wurden wir vom familientherapeutischen Ansatz der Mailänder Gruppe, Frau Selvini-Palazzoli und ihren Kollegen, beeinflusst. Wir haben daraufhin beschlossen, uns von Beginn der

Behandlung an mit allen Patienten und ihren Familien gemeinsam zusammenzusetzen. Mit diesen Veränderungen schafften wir die Grundlagen für die Arbeit der »Psychoseteams«, die später Bestandteil des bedürfnisangepassten Behandlungsansatzes wurden (Alanen u. a., 1990). Diese Arbeit veränderte unsere Praxis von Grund auf: Der Fokus unserer Beobachtungen verschob sich vom stationären Setting und damit zusammenhängenden Ereignissen zu solchen, die wir im Familiengespräch erfuhren und die die aktuelle Lebenssituation des Patienten und die Familiengeschichte betrafen.

Um die enorme Bedeutung dieser Entwicklung zu unterstreichen, spreche ich von *systemischer Revolution* (Lehtinen, 2001). Ergebnis war ein Paradigmenwechsel – anstelle von psychotischen Patienten, die an den Wirkungen schwer nachvollziehbarer Probleme aus ihrer Kindheit litten, handelte es sich nun um Patienten mit nachvollziehbaren Lebenskrisen. Diese neue Sichtweise beeinflusste alle Aktivitäten auf der Station. Die Interaktionsmuster in den alltäglichen Gruppen erhielten eine größere Bedeutung, als wir begriffen, wie individuelle Interaktionsprobleme von Patienten, die wir in den Familiensitzungen erlebten, im Stationsleben widergespiegelt wurden. Die Alltagskontakte mit den Patienten normalisierten sich, wenn das »Mysterium« ihrer Psychose aufgeklärt werden konnte. Neben den regulären familientherapeutischen Sitzungen (Therapieversammlungen) wurde die Situation des Patienten auch in Kleingruppen auf der Station, gleich nach der Aufnahme oder am nächsten Morgen, diskutiert. Nach den Erfahrungen in der Familientherapie war es ganz natürlich, den Patienten zu diesen Besprechungen einzuladen, als wichtigen Experten für seine eigene Situation. Bei solchen kurzen »Palavern« wurde ein erstes gemeinsames Verständnis der Situation entwickelt.

Wir arbeiteten damals im Rahmen einer psychiatrischen Klinik, wo es vor dieser Revolution üblich war, Besprechungen über die Behandlungsdaten allein unter den Mitarbeitern zu führen. Der Patient wurde dann gegen Ende der Besprechung kurz hinzu gebeten, und er erhielt eine kurze Zusammenfassung dessen, was für die weitere Behandlung geplant war. Diese neue Praxis bedeutete, dass der Patient von Anfang an auch an den Besprechungsrunden gemeinsam mit den Oberärzten teilnahm.

Die Veränderung der Stationskultur erwies sich als grundlegend. Informationen aus den Familiengesprächen halfen uns Therapeuten ganz entschieden zu einem Verständnis davon, wie Gegenwart und Vergangenheit des familiären Zusammenlebens mit der Psychose des Patienten verbunden waren. Es handelte sich nun nicht mehr um Menschen, die von einer mysteriösen Psychose geplagt waren, welche man ausschließlich in einer komplexen psychoanalytischen Terminologie und als frühkindliche Entwicklungsstörung verstehen konnte. Vielmehr hatten die Patienten nunmehr reale Probleme im Alltag, welche ihre

Psychose offensichtlich auch erklären konnten. Am Anfang jedoch hatten die Mitarbeiter im Team, die an der Familienarbeit nicht beteiligt waren, weniger Zugang zum interaktionellen Verstehen. Es war schwierig, Beobachtungen und Hypothesen, die im Studio hinter der Einwegscheibe gesammelt wurden, mit dem übrigen Team auszutauschen. Die sich entwickelnde Praxis der Therapieversammlungen schaffte hier eine Verbesserung, indem sich die stationären Interaktionsmuster grundlegend änderten. Eine gewisse Neugier der Mitarbeiter trat an die Stelle der reservierten Beobachtung, die früher üblich war.

Wir praktizierten die Familientherapie noch einige Jahre im Studio mit einer Einwegscheibe, aber es passierte auch schon öfter, dass sich Familienangehörige auf der Station aufhielten und sie dann zu den Therapieversammlungen eingeladen wurden. Dabei erwies sich als Vorteil, dass sich mehrere Teammitglieder beteiligen konnten. Als nachteilig stellte sich heraus, dass das formale Setting einer Familientherapie mit der Beobachtung hinter der Einwegscheibe entfiel, wie auch das separate familientherapeutische Team und der Einsatz von Video-Feedback. Als die Turku-Klink in ein neu eingerichtetes Gebäude zog, standen uns dort fünf gut ausgestattete Familientherapieräume zur Verfügung; allerdings bestand für sie kein Bedarf mehr, und so wurden sie für Ausbildungszwecke verwendet. Therapieversammlungen ersetzten nun zunehmend die klassische Vorgehensweise einer Familientherapie.

Das Vorgehen in der Gesprächssführung bildete sich im Rahmen unserer neuen Praxis heraus. Mit zunehmender Erfahrung veränderte sich die strikte Anwendung des zirkulären Fragens zu einer weniger technischen Vorgehensweise. Diskussionsthemen, die früher meist ohne die Familien in der Pause angesprochen wurden, verhandelten wir nun im Gespräch mit Patienten und Familien. Es wurde deutlich, dass der neue Ansatz sich auf das Zustandekommen eines guten therapeutischen Bündnisses und auf die Sicherung der Behandlungskontinuität positiv auswirkte. Dieses Vorgehen war manchmal aufwendiger, und es bot auch für die Familien etwas weniger Schutz vor Ängsten, da es weniger strukturiert war.

Wir richteten uns nach den Prinzipien der bedürfnisangepassten Behandlung (vgl. dazu Alanen u. a., Kapitel 2), und dabei ging es uns zentral darum, durch die Umsetzung dieser Prinzipien die Entwicklung gesundheitsfördernder Interaktionen im sozialen Netzwerk des Patienten zu unterstützen. Unsere Hypothese lautete: Eine Psychose zerstört sowohl die psychischen als auch die interaktionellen Strukturen. Die wesentlichen Aufgaben in der akuten Krisensituation sahen wir darin, Ängste und Panik schnell aufzufangen und die Psychose durch Umdeutung verständlich zu machen. Aufgrund unserer zentralen Annahme bevorzugten wir kurze Behandlungszeiträume, um soweit möglich eine normale Entwicklung zu fördern – vorausgesetzt eine hinreichend tragfähige Neuformulierung von Beziehungen wurde erreicht. Nach 1986 wurden langfristige, jedoch individuell unterschiedliche Behandlungen – möglichst durch das anfängliche Team – angeboten.

Die Einführung der Therapieversammlung an anderen Standorten in Finnland führte zu interessanten Entwicklungen und zeigte auch Sackgassen auf.

Meist fanden die Therapieversammlungen auf der Station oder in der Ambulanz statt. Manche Psychoseteams bevorzugten dafür Hausbesuche und machten von der Möglichkeit Gebrauch, größere soziale Neztzwerke einzubeziehen (beispielsweise in Westlappland). Versammlungen, zu denen Patienten und Familien eingeladen werden, gehören heute in Finnland zum Behandlungsstandard. Es erwies sich als möglich, sie auch unter verschiedenen Bedingungen des Behandlungssettings einzusetzen. Dabei wurden leider manchmal die ehrgeizigen Ziele der Therapieversammlung, wie sie ursprünglich formuliert waren, vernachlässigt. Sie verflachen dann, wenn etwa Angehörige den psychiatrisch Tätigen lediglich berichten, wie der Patient mit der Krankheit fertig wurde. Die entscheidende Frage jedoch wurde vernachlässigt: wie kann man ein *gemeinsames systemisches Verständnis darüber erlangen, wie die Psychose mit der vergangenen und gegenwärtigen Entwicklung in Verbindung steht.* Diese Verflachung wurde verstärkt durch den gegenwärtigen Trend der Psychiatrie, der Diagnostik und sofortige Pharmakotherapie betont. Ganz ähnliche Probleme treten auf, wenn Verfahren der Psychoedukation sich vorrangig auf ein biomedizinisches Krankheitsmodell stützen.

Den Patienten immer dann zu beteiligen, wenn über seine Situation gesprochen wurde, erwies sich als schwierige Herausforderung. Unser Vorsatz, *dem Patienten durch seine Anwesenheit zu einem besseren Verständnis zu verhelfen*, war eigentlich einfach, wurde aber häufig durch die Gewohnheit, sich »unter Fachleuten« zu verständigen, verdrängt. Dafür gibt es verschiedene Gründe, die meist damit zu tun haben, dass man an die Beteiligung des Patienten einfach nicht gewöhnt ist und es auch an der Fähigkeit mangelt, kontroverse Fragen offen und konstruktiv zu diskutieren. Psychoseteams wurden in verschiedenen Landesteilen eingerichtet. In der 10-Jahres-Katamnese im Schizophrenieprojekt von 1993 wurden 50 Teams gezählt (Tuori u. a., 1998). An einigen Standorten kümmerten sich diese Teams (acute psychosis teams) ausschließlich um Psychosepatienten, während sich andere als »Krisenteams« mit einem weiteren Patientenspektrum befassten. Eine Schwierigkeit bei den zuletzt erwähnten Krisenteams bestand darin, dass sie von nicht-psychotischen Krisen überbeansprucht wurden und ihre Kapazitäten für die Psychosebehandlung oft nicht ausreichten. Dieses führte zu unnötiger Hospitalisierung und einem Verlust von Behandlungskontinuität. An einigen Standorten hat man die Psychoseteams aus organisatorischen bzw.

administrativen Gründen wieder abgeschafft – oder weil sich die Behandlungskultur veränderte.

Praxis der Familientherapie

Ich verwende in diesem Zusammenhang den Begriff »Familientherapie«, obwohl der Begriff »Netzwerktherapie« ebenso zutreffend wäre. Unsere Familientherapie beschränkt sich keineswegs auf die Familienmitglieder; jede Person, die zum Netzwerk gehört, kann eingeladen werden, wenn es erforderlich ist. Ein wichtiges Ziel im Erstgespräch mit der Familie besteht darin, dass für alle eine ausreichend tragfähige Grundlage für die nächste Zusammenkunft entsteht. Dies setzt voraus, dass ein Kontakt zu jedem Familienmitglied hergestellt wird. Es ist sehr wichtig, dass die Art der Versammlung die Arbeit in einer Weise unterstützt, wie es auch für jede andere Aktivität gilt, die besondere Fertigkeiten verlangt: Wenn man Stahl auswalzt, wird erst die Walzenstraße gereinigt, dann sucht man das geeignete Material, stellt die Walzgeschwindigkeit ein, richtet das Objekt so gut wie möglich aus und sucht sich selbst den bestmöglichen Standort. Es mag am Anfang schwierig für einen Therapeuten sein, die Gesprächsleitung zu übernehmen und den richtigen Ton zu treffen – dies gilt vor allem bei Hausbesuchen. Es ist zum Beispiel sehr wichtig, dass der Therapeut einen Platz einnimmt, der für seine Zwecke am besten geeignet ist. Ich sitze beispielsweise gern meinem Ko-Therapeuten gegenüber. Bei solchen Verabredungen war ich anfangs etwas hölzern, heute erlaube ich mir zu sagen: »Könnten wir den Platz tauschen, ich kann besser arbeiten, wenn ich meinem Kollegen gegenüber sitze.«

Geben Sie sich als Anfänger die Erlaubnis, unerfahren zu sein. Sie könnten der Familie beispielsweise mitteilen, dass es sich um eine nützliche, aber neue Arbeitsform handelt, die für sie noch etwas beschwerlich ist. Lassen Sie sich ausreichend Zeit, benutzen Sie evtl. eine Checkliste oder häufigere (reflektierende) Diskussionen mit den Teammitgliedern, um zu klären, ob Sie auf dem richtigen Weg sind. Es hilft auch, eine Aufgabenteilung im Team zu verabreden; so könnte sich einer zurückhalten und die Arbeit mit Abstand zu beobachten. Fragen Sie den Patienten und die Familie, was Ihnen einfällt: »Haben wir etwas vergessen? Gibt es noch etwas, das wichtig sein könnte?«

Nehmen Sie sich Zeit, die neue Praxis im Team durchzuspielen. Medizinische Versorgungseinrichtungen sind in der Regel hierarchisch aufgebaut. Die Vorstellung, dass sich jeder gleichberechtigt am Gespräch beteiligt und damit eine bedeutende persönliche Perspektive einbringt, bedarf der Übung und könnte eine erhebliche Veränderung der Grundhaltung erforderlich machen. Ausbildung und Erfahrung in Familientherapie und in anderen Therapieformen sind hilfreich. Es ist auch bereichernd, wenn die Teammitglieder über verschiedene Fertigkeiten und Ausbildungen verfügen.

Wann und wie oft finden Therapieversammlungen statt?

Im Idealfall sollte man eine Therapieversammlung bereits als Erstgespräch im ambulanten Setting durchführen. In Krisensituationen sind Angehörige oder andere Personen, die möglicherweise wichtig sind, vor Ort anwesend oder leicht zu erreichen. In der Praxis jedoch lässt sich die Therapieversammlung normalerweise am ersten nachfolgenden Werktag durchführen. Außerhalb der Dienstzeiten besteht das Problem, dass ein ausreichend qualifiziertes Team schwer zusammenzubekommen ist; die Psychoseteams arbeiten nur in der regulären Arbeitszeit. Dann werden Maßnahmen erforderlich, welche die Situation bis zum nächsten Tag beruhigen können. In der Regel sind die Angehörigen jedoch zufrieden, wenn sie wissen, dass sie am folgenden Morgen Hilfe erhalten. Wenn der Patient ins Krankenhaus eingewiesen wird, wo mehr Mitarbeiter zur Verfügung stehen, ist es wichtig, dass die Angehörigen zum Erstgespräch am nächsten Tag mitkommen. Generell besteht die Gefahr, dass Angehörige dann oft außen vor bleiben.

Die Sitzungsintervalle der Therapieversammlung werden entsprechend dem Bedarf festgelegt. Zu Anfang werden die Sitzungen oft in kurzen Abständen benötigt. Dabei entsteht dann ein gemeinsames Verständnis, das ausreichend tragfähig ist, und Ängste können aufgefangen werden. Zu einem späteren Zeitpunkt kann man dann mit längeren Sitzungsintervallen dem Familiensystem ausreichend Zeit für Veränderungen geben. In Situationen mit hohem Angstpegel und wenn eine Selbst- oder Fremdgefährdung vorliegt, sind häufigere Sitzungen erforderlich – das gilt besonders, wenn der Patient nicht ins Krankenhaus aufgenommen wurde. In solchen Fällen sind manchmal tägliche Versammlungen erforderlich. Möglicherweise tritt bei sehr häufigen Sitzungen das Problem auf, dass der gemeinsame Überblick verlorengeht und dadurch die Ängste im System zunehmen. Dann sieht man den Wald vor lauter Bäumen nicht, und es droht eine Fragmentierung des Prozesses, was zu schlecht aufeinander abgestimmten Handlungen führt.

Wo soll man sich treffen?

In den meisten Bezirken Finnlands wird ein akut psychotischer Mensch ins psychiatrische Krankenhaus oder eine Ambulanz aufgenommen, jedoch nimmt die Praxis der Hausbesuche von Psychoseteams zu. Wenn man das Erstgespräch und künftige Therapieversammlungen in der Wohnung des Patienten durchführen kann, hat das viele Vorteile. Die Angehörigen sind vor Ort, und das gilt auch für Kinder; die Umgebung ist dem Patienten vertraut und eine Realitätskontrolle gelingt leichter. Hausbesuche helfen, unsere Interventionen so vorsichtig wie möglich zu gestalten – im Sinne eines »geklärten« Kontextes (keeping the context clean).

Es ist wichtig, eine klare Vorstellung darüber zu entwickeln, wie das Alltagsleben von Patient und Familie verläuft, welche Stärken und Problempunkte es gibt – dies alles ist bei einem Hausbesuch viel einfacher. Auch die Familiengeschichte lässt sich zum Beispiel mit Hilfe von Fotoalben leichter nachvollziehen. Mögliche Traumatisierungen wie Gewaltausbrüche lassen sich vor Ort besser einordnen, und wenn notwendig kann man Interaktionen »in vivo« nachspielen. Praktische Lösungen für Probleme oder Interaktionsschwierigkeiten können im Alltagskontext eingeübt werden.

Falls der Patient hospitalisiert wurde, kann es aus Gründen der Sicherheit notwendig sein, die Therapieversammlung auf der Station abzuhalten und dann bei der Herstellung eines gemeinsamen Problemverständnisses das Stationspersonal zu beteiligen. Ein Leitsatz bei der Auswahl des Versammlungsortes lautet, dass man am besten dahin geht, wo die Hauptprobleme entstanden sind.

Wen sollte man einladen?

Bei dieser Frage kann man von verschiedenen Ansätzen ausgehen. Es ist möglich, sich zunächst auf den Patienten zu beschränken oder mit einer großen Teilnehmerzahl zu arbeiten. Einige Teams laden gern am Anfang eine große Gruppe ein und betonen so die Netzwerkidee, nach der alle anwesend sein sollen, die in irgendeiner Weise behilflich sein könnten. Andere fangen mit der Kernfamilie an und vergrößern die Gruppe bei Bedarf. Wir hatten oft den Eindruck, dass die Zurückhaltung der Teams, das weitere Netzwerk einzuladen, größer ist als die der Patienten. Oft wird eine solche Zurückhaltung zugunsten der Familienangehörigen mit Aspekten der Vertraulichkeit begründet. Meist wissen jedoch beispielsweise die Nachbarn und Arbeitskollegen schon, dass der Patient psychische Probleme hat. Besonders dann, wenn das auffällige Verhalten des Patienten offenkundig oder in irgendeiner Weise dramatisch war, sollte man eine Einbeziehung des erweiterten Netzwerkes erwägen, sonst nimmt das Risiko zu, dass es zu weiteren stark belastenden Interaktionen kommt.

Die folgende Fallgeschichte wurde wie die nachfolgenden so verändert, dass sie nicht identifiziert werden kann. Eine Frau im mittleren Lebensalter erhielt schon seit Jahren wegen einer paranoiden Psychose eine Rente. Sie wurde gegen ihren Willen hospitalisiert, weil sie gewalttätig geworden war. Es hatte weiterhin den Anschein, dass sie aus der Wohnung ausziehen musste, die ihr gehörte und in der sie seit Jahren wohnte. Die Nachbarn hatten sich beschwert. Auf der Station behauptete sie, dass die Nachbarn sie mit der russischen Mafia bedrohten. Es war klar geworden, dass sie mit ihrer Situation nicht mehr fertig werden konnte, und dass eine psychiatrische Unterbringung die einzige Lösung zu sein schien.

Eine Therapieversammlung wurde anberaumt. Die Patientin, der Hausverwalter, die Nachbarn und zwei Stationsmitarbeiter trafen sich in ihrer Wohnung. Diese war klein und schlicht möbliert, aber gemütlich. Die Situation wurde im Detail besprochen, wobei die Mitarbeiter sich aktiv mit Fragen einschalteten, was passiert war und wie die Beteiligten es erlebt hatten. Es wurde deutlich, dass die Patientin sicherlich ausziehen musste, weil es über Jahre zu viele Schwierigkeiten gegeben hatte. Die Nachbarn hatten sich bei den Behörden um eine Zwangsräumung bemüht, und es gab keinen Weg zurück. Sie fürchteten vor allem um die Sicherheit ihrer Kinder. Diese hatten die Patientin gelegentlich geärgert, welche wiederum mit lautem Geschrei oder vergeblichen Versuchen, die Kinder zu schlagen, reagierte. Das Gespräch kam an den Punkt, wie schlimm und traurig es sei, dass es so weit kommen musste. Auch angenehme Erinnerungen wurden von einem Nachbarn angesprochen, und man lobte ihre ordentliche Wohnung. Auf dem Weg zurück ins Auto sprachen die Mitarbeiter darüber, wie traurig sie es fanden und dass eine solche Versammlung früher hätte stattfinden sollen. Die Patientin sagte nichts.

Es wurden Schritte unternommen, einen gesetzlichen Vertreter einzusetzen. Dazu war eine schriftliche Erklärung von mir als behandelndem Arzt erforderlich. Es war absehbar, dass diese und andere Schritte einige Wochen in Anspruch nehmen würden. Zwei Wochen später erkundigte ich mich nach der Patientin und erfuhr, dass sie ihre Eigentumswohnung verkauft und eine neue in der Nähe des Stadtzentrums erworben hatte. Das Team war der Meinung, dass sie dabei ein gutes Geschäft gemacht hatte.

Dieser und andere Fälle überraschten uns durch die positiven Wirkungen, die eintraten, wenn wir uns um die Probleme im realen Lebenskontext kümmerten – und dies eben auch dann, wenn die Patienten wie in dem geschilderten Beispiel psychotisch waren. Obwohl die praktischen Maßnahmen des Team zweitrangig waren und sich als überflüssig erwiesen, führte die offene Erörterung der Interessengegensätze und Gefühle, die damit verbunden waren, dazu, dass die Patientin selbst handlungsfähig wurde.

Wie führt man die Gespräche?

Nach unseren Erfahrungen mit der Therapieversammlung bewährt sich als Gesprächsführung weniger eine methodische als eine umgangssprachliche Form. In den ersten Jahren bevorzugten wir besondere Interviewtechniken. Wenn wir uns heute unsere Praxis genauer ansehen, verwenden wir sie offensichtlich noch, sind dabei aber viel flexibler.

Ein wichtiges Anliegen besteht darin, die Prozessqualität der Gespräche aufrechtzuerhalten. Damit ist zum Beispiel die Möglichkeit gemeint, neue Aspekte ins Gespräch einzuführen, und eine Situation zu schaffen, in der man gegenüber allen neugierig sein kann. Wenn wir über schwierige oder schmerzhafte Inhalte sprechen, ist es hilfreich, Raum zum Ausdruck von Gefühlen zu geben, ohne sich jedoch davon überwältigen zu lassen. Man kann hier einen Vergleich mit der Chirurgie anstellen: Zuviel Schmerz macht eine Operation genauso unmöglich wie zuviel Angst, jemandem weh zu tun.

Wenn eine größere Zahl von Mitarbeitern beteiligt sind, übernehmen in der Regel ein bis zwei von ihnen die Gesprächsführung. In der ersten Therapieversammlung sind die Therapeuten normalerweise zunächst damit beschäftigt, Informationen zu erfragen: Was ist geschehen, was geht in der Familie bzw. dem weiteren Netzwerk vor, wie sieht die Familiengeschichte ungefähr aus? Es ist hilfreich, einen Flipchart zu benutzen, auf dem alle die Abbildung eines Familienstammbaums, einer Netzwerkskizze oder einer Zeitleiste mit den Hauptereignissen sehen können.

Verschiedene Instrumente sind: Diskussion, die neugierige, aktive Befragung, Skizzen und Informationen einbringen etc. – das alles hilft Patient und Familie wieder einen Blick von außen auf die Situation zu erlangen. Wenn man eine solche beobachtende Haltung einnimmt, so hilft dies, den Prozess voran zu bringen und ein gemeinsames Verständnis zu erarbeiten.

Wenn das Gefühl, abgehängt zu werden oder auf der Stelle zu treten, öfter auftritt, sind Interventionen, die in der Familientherapie gebräuchlich sind, hilfreich: Beratung mit Ko-Therapeuten im Rahmen der Therapieversammlung, Unterbrechung der Sitzung, lautes Nachdenken oder auch eine Kontroverse mit den Ko-Therapeuten.

Ich war als Oberarzt der Station eingeladen worden, an der ersten Therapieversammlung eines Patienten, der soeben aufgenommen worden war, teilzunehmen. Zu meiner Überraschung fand das Gespräch in einem anderen Gebäude statt, und ich verspätete mich deshalb einige Minuten. Ich öffnete die Tür, nahm Platz, stellte mich den vier Angehörigen und dem Patienten vor und entschuldigte mich für meine Verspätung. Sofort erhob sich der Patient, welcher der Vater in der anwesenden Familie war, von seinem Stuhl und schrie, dass er dies nicht länger mitmachen würde. Eilfertige Versuche, ihn zu beruhigen und zurückzuhalten, fruchteten wenig. Ich selber fühlte mich auch hilflos und verärgert, und aus diesem Gefühl heraus sagte ich ziemlich genervt zur Stationsschwester: »So geht es immer, nie sagen Sie mir rechtzeitig, wo die Versammlung stattfindet. Deshalb verspäte ich mich, und nun ist der Vater in dieser Familie diese Sache genauso leid wie ich. Ich kann gut verstehen, dass er gehen will. Warum haben Sie für die Versammlung diesen unsinnigen Raum ausgesucht?«

Dies führte zu einem Streit zwischen der Stationsschwester und mir. Die Familie beobachtete uns erstaunt und verstohlen aus den Augenwinkeln. Der Vater hatte sich beruhigt, und als ich bei ihm für meine Beschwerde Unterstützung suchte mit den Worten, »die Frauen arrangieren die Dinge immer so, und wir sollen dann mitmachen,« gab er sein Vorhaben, den Versammlungsraum zu verlassen, auf. Stattdessen bemerkte er, dass es hier ganz ähnlich zuging wie zu Hause in der Familie; seine Frau und die beiden erwachsenen Kinder verabredeten sich hinter seinem Rücken. Dies war der Einstieg in ein Gespräch, in dem deutlich wurde, dass dies tatsächlich der Fall war. Die Frauen in der Familie hatten in der Tat Angst, Themen direkt anzusprechen, weil dies seine paranoiden Symptome verstärken könnte, und sie besprachen deshalb mehr und mehr hinter seinem Rücken. Die Information, dass dieses Verhalten weit verbreitet und gefährlich für den Patienten sei – er wird allein gelassen, und was er befürchtet, tritt tatsächlich ein – war sehr hilfreich, denn es erlaubte der Familie, die Situation mit Abstand zu betrachten, wenn sie dann wieder auftrat.

Teams entwickeln verschiedene Praktiken und das gehört zu den kreativen Vergnügen unserer Arbeit. Ein solcher Streit, wie ich ihn beschrieben habe, erfordert viel Rückhalt im Team, und es war entscheidend, dass wir ihn konstruktiv austragen konnten; denn es wäre sehr gefährlich, wenn ein Team in einem ernsten Streit stecken bliebe. Dies kann passieren, wenn erhebliche, ungelöste Machtkämpfe ausgetragen werden. Wenn es jedoch gelingt, kann eine heftige kontroverse Diskussion unter den Mitarbeitern, bei der der Patient und die Familie zuhören, neue Perspektiven eröffnen und andere unbemerkte Qualitäten einer Situation deutlich machen, die zuvor als Schwarz-Weiß-Muster erlebt wurde.

Die verschiedenen Positionen haben Vorteile und Nachteile, die es wahrzunehmen gilt. Eine dialogische Integration, die andernfalls nicht möglich gewesen wäre, nimmt im Teamgespräch Gestalt an.

Gemeinsam geteiltes Verständnis

Das Hauptziel der Familienarbeit und der Therapieversammlungen besteht darin, ein gemeinsames systemisches Verstehen zu ermöglichen. Nach unserer Meinung wird durch das gemeinsame Verständnis eine Umdeutung der Situation vorgenommen, von: »ein Mitglied einer Familie ist ernsthaft erkrankt«, zu: »jemand hat ein verbreitetes Problem«, wobei die Psychose zu einem allgemein verständlichen Phänomen wird; zwar ist die Situation schwierig und die Probleme sind sehr ernst, aber immerhin verständlich.

Vor vielen Jahren brachte eine vierköpfige Familie eine Tochter zur akuten Aufnahme aufgrund psychotischer Symptome und heftiger Streitigkeiten zwischen Mutter und Tochter. Das Psychoseteam führte umgehend ein Erstgespräch. Die Tochter litt seit mehreren Monaten an psychotischen Symptomen. Sie hatte im Frühjahr das Gymnasium mit guten Noten abgeschlossen. Sie war dann jedoch nicht in der Lage gewesen, an der Universität, wo sie einen Studienplatz bekommen hatte, zu studieren. Wir erfuhren, dass sie über einen großen Freundeskreis verfügte und unter ihren Klassenkameraden sehr beliebt war.

Während des Sommers hatte sie sich zunehmend zurückgezogen, litt unter Schlafstörungen und paranoiden Ängsten. Gelegentlich fragte sie sich, ob ihre Mutter ihre wirkliche Mutter sei und ob nicht sie den Platz der Mutter in der Familie einnehmen sollte. Ein niedergelassener Psychiater hatte ihr erst niedrig dosierte Neuroleptika verordnet, aber über die Monate war daraus eine übliche Dosis geworden. Die junge Frau wirkte überdosiert und hatte Nebenwirkungen.

Die Situation der Familie wurde gründlich untersucht. Das Team zeigte sich besonders interessiert an der großen Altersdifferenz zwischen Mutter und Vater, der 20 Jahre älter war. Es stellte sich heraus, dass er Universitätsprofessor und die Mutter bis zur Heirat eine Studentin in seinem Forschungsteam war. Das Ehepaar bekam in kurzem Abstand zwei Kinder und beschloss, dass die Mutter zu Hause bleiben und sich um die Kinder kümmern sollte. Später wurde ein drittes Kind geboren. Die Mutter hatte ihre akademische Laufbahn aufgegeben, sie arbeitete als Sekretärin. Der Vater war zum Zeitpunkt der Therapie gerade pensioniert worden und hatte damit eine sehr erfolgreiche Karriere beendet.

Die Mutter machte auf das Team einen ziemlich ehrgeizigen Eindruck, und als wir an diesem Punkt nachhakten, erzählte der Vater, dass sie eine vielversprechende Studentin gewesen sei und in seinem damaligen Forschungsteam innovative Ideen entwickelt habe. Die Mutter bestätigte, dass ihr der Verzicht auf eine Karriere schwergefallen sei. Die Kinder berichteten, dass die Mutter ihre schulische Entwicklung sehr intensiv unterstützt hätte. Sie hatte von ihren Kindern verlangt, ihre Ausbildung abzuschließen, insbesondere von den Mädchen. Nachdem nun ihr Gatte pensioniert war, war sie gerade Anfang 40 und bereit zu einer eigenen Karriere. Der Vater hatte die Vorstellung, im Ausland ein paar ruhige Jahre als Rentner zu verbringen, sobald seine Kinder nicht mehr zur Schule gingen.

Das Team fragte sich, ob die älteste Tochter nicht in einem Durcheinander von widersprüchlichen Gefühlen gefangen war. Indem sie zu Hause blieb und die Rolle einer Mutter übernahm, würde sie quasi der Mutter gestatten, ihre Karriere aufzunehmen. Diese Erklärungsmöglichkeit für das ansonsten seltsame Verhalten der Tochter besprachen wir sehr gründlich. Dann schlugen wir als weitere Erklärung vor, dass die Übernahme der Mutterrolle es sogar dem Vater erlauben würde, seine Rückzugspläne weiterzuverfolgen.

Wir setzten die Medikation der jungen Frau ab, und sie wurde aus dem Krankenhaus entlassen. Ihre Erfahrungen wurden in mehreren Einzelgesprächen thematisiert. Wir trafen die Familie noch einmal, um die Situation der Eltern genauer durchzusprechen. Es wurde deutlich, dass der Vater seit einigen Jahren an Bluthochdruck und Herzproblemen litt. Sein Arzt hatte ihm nahegelegt, es langsamer gehen zu lassen.

Im darauf folgenden Sommer nahm die Familie wieder Kontakt zu unserem Team auf, als sie befürchtete, dass die Streitigkeiten zwischen Mutter und Tochter wieder aufträten. In der Therapieversammlung wurde deutlich, dass die Tochter den Winter über erfolgreich studiert und in einem eigenen Zimmer gewohnt hatte. In den Sommerferien ging sie einer Arbeit nach und wohnte zu Hause, um Miete zu sparen. Die Situation wurde erneut durchgesprochen und das gemeinsame Verständnis, das schon zuvor formuliert wurde, überprüft. Es wurde über einige neue Möglichkeiten gesprochen, was die anderen Familienmitglieder zur Beruhigung beitragen könnten. Wir vertraten dabei den Standpunkt, dass Meinungsverschiedenheiten zwischen Müttern und Töchtern keineswegs unüblich sind, wenn Kinder unabhängiger werden. Bei der Nachuntersuchung im Jahr darauf hatte sich die Situation normalisiert.

Kontinuität

Der therapeutische Prozess hängt von den Menschen ab, die daran beteiligt sind. Veränderungen im Team sind deshalb so kompliziert, weil so viel von den persönlichen Beziehungen und Erfahrungen abhängt, so dass eine Übergabe ausgeschlossen ist. Im Idealfall sollten diejenigen, welche die Therapie beginnen, auch während des gesamten Prozesses verfügbar sein. Diese Voraussetzung lässt sich nur schwer erfüllen. Der Zeitraum für Familienarbeit kann drei oder vier Therapieversammlungen umfassen, aber auch mehrere Jahre dauern, und er kann zwischen diesen beiden Extremen liegen. Einige Familien benötigen eine lebenslange Unterstützung (Lehtinen, 1985). Es ist wichtig, Regelungen zur Hand zu haben, um mit größeren Veränderungen im Team fertig zu werden. Wenn eben möglich, sollte man sich genügend Zeit nehmen, um dies zu bearbeiten.

Langfristige Arbeit mit Familien und Patienten erfordert vom Therapeuten einen besonderen Einsatz, ist aber meist auch sehr lohnend. Besonders wenn man mit chronischen Patienten arbeitet, muss man bedenken, dass Veränderungen Zeit benötigen – die Verantwortlichen sollten dies wissen. Ein gutes Ergebnis kann dann u. U. auch schon sein, wenn ein Patient weitgehend selbständig und von Krankenhausbehandlung unabhängig leben kann.

Besondere Fragestellungen

Psychoedukation

Wenn man bei der Literaturrecherche unter dem Begriff »Psychoedukation« sucht, stößt man auf zahlreiche Hinweise – angefangen von einem kurzen Videoclip über die Auswirkungen einer Krebsdiagnose auf die Lebensqualität von Patienten bis hin zu Beschreibungen von psychoedukativen Behandlungsprogrammen bei psychischen Erkrankungen. Der Begriff wurde ursprünglich von Carol Anderson (Anderson u. a., 1980) eingeführt. Sie unterrichtete chronische Patienten und ihre Familien zum Thema »Schizophrenie«. Die Art der Informationsvermittlung hat sich im Laufe der Zeit von Vorträgen zu dialogischen Familiensitzungen weiterentwickelt (Falloon u. Fadden, 1993).

Ein besseres Verständnis von Patient und Familie ist der Kern des bedürfnisangepassten Ansatzes, wie übrigens auch bei jedem anderen psychotherapeutischen Ansatz. Informationen können einen Verstehensprozess unterstützen oder ihn behindern. Beim bedürfnisangepassten Ansatz kommt es darauf an, wann, wie und welche Informationen man gibt; das Informieren sollte – wie alle anderen Vorgehensweisen – den therapeutischen Prozess unterstützen. Dabei steht für mich im Vordergrund, ein Gesprächsklima zu schaffen, in dem folgender Leitsatz gilt: »Es ist gut etwas zu wissen und zu verstehen, und es ist wichtig, Fragen zu stellen.« In der Anfangsphase der Behandlung fasse ich kurz zusammen, wie wir die Situation von Patient und Familie verstehen, und ich versuche mit Fragen zu provozieren, wie zum Beispiel: »Die Situation zu verstehen ist für die Prognose ganz entscheidend. Gibt es etwas, das sie hinzufügen oder fragen möchten oder was sie beunruhigt?« Das führt zu Fragen und Diskussionen über Symptome, Ursachen der Psychose, ihre Benennung, die Bedeutung der Prognose oder den Beitrag von Medikamenten etc.

Das »Stress-Vulnerabilitäts-Modell« (McFarlane, 1983) ist als allgemeiner Erklärungsrahmen für psychische Erkrankungen hilfreich. Wir bringen die Idee so ein, dass ein Übermaß an Alltagsproblemen psychosozialen Stress erzeugt und dass irgendwann eine kritische Grenze überschritten wird, bei der ein Individuum zusammenbricht. Wie jemand reagiert, hängt von seiner bio-psychosozialen Ausstattung sowie von erlernten »Coping-Strategien«, d. h. seinen Möglichkeiten zur Problembewältigung ab.

Wenn wir jemand einen Rucksack aufsetzen und ihm dann immer mehr Steine hineinlegen, kommt irgendwann ein Punkt, an dem er unter einem bestimmten Gewicht zusammenbricht. In meinem Vergleich steht Gewicht für Stress. Wo wir unter dem Gewicht zusammenbrechen, hängt von dem schwächsten Glied einer Kette ab – das kann bei einigen der Rücken sein, bei anderen ein Knie oder der Knöchel. Aufgrund von psychosozialen Belastungen kann man

Bluthochdruck bekommen, Herzprobleme, eine Depression oder eine Psychose, Ängste oder irgend eine andere Störung. Die Belastung resultiert aus gegenwärtigen oder vergangenen Alltagsproblemen. Statt von Stress spreche ich von psychosozialen Belastungen, um die psychischen oder interaktionellen Bedingungen zu betonen. Dazu habe ich immer eine Abbildung auf einem Blatt Papier oder meinem Laptop dabei. Das Modell hilft den Menschen, Problembereiche einzugrenzen und Alltagsprobleme aufzuspüren und zu benennen. Weiterhin ist es so allgemein gehalten, dass man darin biologische, psychologische oder interaktionelle Erklärungsansätze unterbringen kann. Um die psychische Verletzlichkeit zu erläutern, benutze ich oft das Traumakonzept.

Unsere Fähigkeit, mit einer psychischen Belastung fertig zu werden, hängt von unserer Struktur ab. Dabei ist ein Teil genetisch bedingt, alles weitere hängt davon ab, wie unsere Persönlichkeit sich entwickelt hat. Traumatische Ereignisse wie Mobbing, verschiedene Missbrauchserfahrungen oder eine Psychose können in unserer Psyche gefährliche Bruchstellen hinterlassen. Extrem schwierige oder schmerzhafte Erfahrungen können u. U. völlig in Vergessenheit geraten und es ist schwierig, über sie nachzudenken oder zu sprechen. Was für ein bestimmtes Individuum zum Trauma wird, hängt nicht von dem Ereignis ab, sondern wie man es erlebt und psychisch verarbeitet hat.

Psychotische Erfahrungen können sehr seltsam und bizarr sein; unsere Psyche kann alles Mögliche hervorbringen. Heute wissen wir, dass nach Psychosen etwa die Hälfte der Patienten an posttraumatischen Symptomen leiden, die denen vergleichbar sind, die Überlebende von großen Katastrophen haben. Dabei ist der Patient oft davon überzeugt, dass er als einziger etwas erlebt hat, das mit seiner psychotischen Erfahrung vergleichbar ist. Es ist ganz wesentlich, dass diese Bruchstellen entdeckt und durchgesprochen werden. Gelingt dies nicht, kann es zu einer gefährlichen Aushöhlung der Selbsterfahrung und des Selbstwertgefühls kommen.

Ein diagnostischer Gesprächsleitfaden, der Symptome erfasst (wie SCAN oder SCID), verhilft Patienten meist zu der Erfahrung, dass ihre Symptome keineswegs ungewöhnlich sind und dass es viele andere Symptome gibt, an denen sie nicht leiden. Die Interviews helfen dabei, traumatische Erfahrungen auszusprechen und dienen so als erste Krisenintervention. Diese Entdeckungen können dann in einer Einzeltherapie oder in Therapieversammlungen weiter bearbeitet werden.

Integration verschiedener Therapiemethoden

Die Indikationen für verschiedene Therapieformen beruhen auf dem gemeinsam geteilten Verständnis. Im Verlauf des Behandlungsprozesses kristallisieren sich verschiedene, abgegrenzte Problembereiche heraus, und bezogen darauf

Kategorie	Eigenschaften	Konsequenz für Behandlung
Identitätskrise	Auch wenn im Verlauf der sozialen und psychischen Entwicklung des Patienten kumulativ Traumatisierungen wirksam wurden, verläuft die Biografie des Patienten hinsichtlich Prozeß, Funktionen und Identität phasengerecht und normal. Die Interaktionsatmosphäre in der Familie ist offen; die Eltern verwickeln den Patienten nicht in ihre Auseinandersetzungen.	Bedürfnis nach Sicherheit, intensives Halten, das Raum für spontane Remission und weitere Reifung der Identität zuläßt. Falls Psychotherapie erforderlich ist, ist Einzeltherapie angezeigt (flankiert von Familientherapie). Neuroleptika sind nicht angebracht.
Trennungskrise	Ausgedehnter und quälender Trennungsprozeß, in dem plötzliche und stürmische Versuche, sich zu individuieren, gemacht werden. Entwicklungsrückstände in allen Phasen der psychischen und sozialen Entwicklung in Verbindung mit »Borderline« – Persönlichkeitsstruktur (Kernberg, 1981). Die Interaktionsatmosphäre der Familie ist nicht offen; Eltern verwickeln den Patienten in ihre Auseinandersetzungen. Kann sowohl gute als auch schlechte Prognose bedeuten.	Intensive Familien- und Einzelpsychotherapie von Anfang an, vielfach über Jahre. Neuroleptika, auf die gut respondiert wird, sind angezeigt.
»Double-bind«-Krise	Ausgedehnte Symbiose schlägt sich nieder in Affektverflachung, Autismus, psychosozialer Regression und Isolation. Die psychosoziale Entwicklung und Identitätsbildung ist diffus, der Ausbruch der Psychose schleichend. Chronische psychotische Persönlichkeitsstruktur. Die Atmosphäre in der Familie ist »mystifiziert«, Situationen mit »double-bind« beinhalten unauflösliche Verstrickungen. Eher schlechte Prognose	Umfangreiche rehabilitative Interventionen. Neuroleptika: bedürfnisgerechte Anordnung.

Tabelle 1: Diagnostische Kategorien zur Einteilung der Patienteninteraktion aus dem Kupittaaprojekt für Behandlung, Planung und Nachuntersuchung

werden Maßnahmen verabredet. Bei der Diskussion verschiedener Lösungsmöglichkeiten erörtern wir die Ressourcen von Patienten und Familien und der Behandlungsorganisation. Die Betonung liegt darauf, die im Netzwerk vorhandenen Potentiale zu nutzen.

Eine besondere Wichtigkeit kommt der Einschätzung der Medikamente zu, sonst wird leicht der Eindruck vermittelt, dass sie die einzige oder wichtigste Therapieform sind. Ich selbst bin sehr genau bei der Beschreibung der Zielsymptome für die Medikation und benutze dazu meist eine Skala von 0 bis 10, die der Patient wiederholt ausfüllt – wenn möglich selbständig –, um die Wirksamkeit der Medikation im Verlauf einzuschätzen. Die möglichen Nebenwirkungen bespreche ich gründlich. Falls die Medikation nicht so wirkt, wie wir es erwarten, setzen wir sie ab. In Finnland schreiben die Ärzte auf, wie die Medikamente eingenommen werden sollen und auch wofür bzw. gegen welche Beschwerden; dies wird dann auf die Packung gedruckt. Weiterhin ergänze ich auf dem Rezept den Hauptaspekt des gemeinsam erarbeiteten Verständnisses – als Erinnerung für den Patienten und das weitere Netzwerk:

Eine Frau in den Vierzigern war seit sechs Jahren in Einzeltherapie, und es war geplant, diese im kommenden Jahr zu beenden. Ein paar Wochen, nachdem wir dies vereinbart hatten, bat sie den Psychotherapeuten, ihr ein Medikament zur Unterstützung zu verschreiben. Zuvor war sie seit Jahren ohne Neuroleptika ausgekommen. Nun meinte sie jedoch, wieder eine geringe Dosierung zu benötigen. Ich gab ihr nicht nur die Verordnung, sondern fragte sie auch, warum sie diesen Wunsch jetzt äußerte. Die Verbindung zum vorgesehenen Therapieende lag auf der Hand, und so vermerkte ich auf dem Rezept: »Als Hilfe, damit Sie mit den gemischten und schwierigen Gefühlen fertig werden, die mit der Beendigung Ihrer Langzeittherapie zusammenhängen.«

Das Beispiel stammt noch aus den achtziger Jahren, als ich zum ersten Mal ein solches Rezept ausstellte, und zu diesem Zeitpunkt war es noch nicht üblich, eine Indikation auf der Medikation zu vermerken. Ich war besorgt, was der Apotheker beim Lesen denken würde. Vielleicht fand er mein Rezept merkwürdig, meine Patienten jedoch bestimmt nicht. Ohne diesen Text wäre die Patientin als psychotisch bezeichnet worden, nun jedoch hatte sie Schwierigkeiten. Anstelle einer unverbundenen Handlung wurde die Medikation hiermit zu einem integrierten Teil der Therapie und unterstützte so den Prozess.

Größe des Teams

Unser erstes Psychoseteam hatte vier Mitglieder, und zusätzlich nahm ein Oberarzt oft an den Therapieversammlungen teil. Diese Größe ist anscheinend erforderlich, weil zwei natürliche Paare für die notwendige Sicherheit und vier verschiedene Standpunkte für genügend Kreativität sorgen. Ein Team von drei Mitgliedern kann durch Triangulierung gefährdet werden. Dann kommt es zu einer hohen Spannung und einem geringen Sicherheitsgefühl. Ich habe schon ziemlich komplizierte Triangulierungen bei normalen und gesunden Personen erlebt, die aufgrund dieser Teamkonflikte schwere gesundheitliche Probleme entwickelten. Im West-Lapplandprojekt bevorzugt man ein Team mit drei Mitarbeitern – in der Annahme, dass der Patient dann zum vierten Teammitglied werden kann. Dabei handelt es sich allerdings um jeweils fallspezifische, nicht jedoch dauerhafte Teamzusammensetzungen.

Wenn man als Therapeutenpaar arbeitet, so bietet das genügend Sicherheit, aber es fehlen doch ausreichende Spannung und Unterschiedlichkeit, um auf längere Sicht genügend Kreativität zu ermöglichen; das Paar gleicht dann zunehmend einem einzelnen Therapeuten. Dies lässt sich durch Supervision und Zugehörigkeit zu einem größeren Team vermeiden. Es ist auch möglich, allein zu arbeiten, dann muss man als Therapeut jedoch über viel Erfahrung und Belastungsfähigkeit verfügen. Dadurch ist die therapeutische Arbeit aber auch anfälliger für Veränderungen im Leben des Therapeuten. Eine gute Supervision und ein Rückhalt im Team sind auf jeden Fall erforderlich und stellen auch eine Unterstützung bei Krisen dar.

Diagnose

Eine Diagnose bedeutet immer eine grobe Verallgemeinerung. Die heute übliche Diagnostik, die ausschließlich deskriptiv verfährt, ist für den Behandlungsprozess problematisch. Die diagnostischen Systeme des ICD-10 oder des DSM-IV sind zunehmend komplex aufgrund ihrer detaillierten Beschreibung, und doch beinhaltet die Diagnose wenig oder gar keine Information, die für die Behandlung sachdienlich wäre. Nicht nur in Finnland wird der formalen Diagnostik ein zu hoher Stellenwert eingeräumt.

Kategorie	Familienstruktur	Sozialstatus	Konsequenz für Behandlung
Akute Krise	Bei Psychose hängt klar erkennbar mit einer Zuspitzung längerfristiger Familienprobleme zusammen (und manchmal weiterer wichtiger Beziehungen). Öfters zeigen mehrere Familienmitglieder eine Symptomatik und haben evtl. Unterstützung beansprucht.	Patient und Familie funktionieren relativ normal im größeren Netzwerk.	Sofortige Krisenintervention, wobei die Probleme der Familieninteraktion im Vordergrund stehen. Erleichterung bei dem Symptomen für alle, die belastet sind, läßt sich herstellen, wenn die Ziele richtig bestimmt werden.
Stagnationskrise	Blockierte Familieninteraktion; ein unbefriedigendes und belastendes Arrangement ist chronisch geworden. In systemischer Sicht ist die Psychose anscheinend der Versucht, in einer unmöglichen Situation eine Lösung bzw. eine Veränderung herbeizuführen. Die Stagnation der Interaktion hat einen zeitlosen Charakter (Lehtinen et al., 1985) und diese Balance wird durch die heranwachsenden Kinder bedroht.	Die Familie ist ziemlich isoliert. Das "Gummizaun"-Phänomen (Singer u. Wynne, 1963) begrenzt eine Integration in ein größeres Netzwerk.	Sofortige familiäre Krisenintervention. Auch wenn kurzfristige Veränderungen nicht zu erwarten sind, müssen die Problemfälle sorgfältig analysiert werden. Weil die Interaktionsprobleme lange bestehen, braucht man in dieser Gruppe langfristige und kontinuierliche Therapie.
Malignes Isolationssyndrom	Der Patient wird in seinem Umfeld seit Jahren als hilfsbedürftig gesehen, schon bevor die Behandlung einsetzt. Familie und Patient befinden sich in einem Teufelskreis aus Isolation, Scham und verschärfter Isolation. Die Situation ist schon zu Anfang chronifiziert.	Die Familie ist extrem abgegrenzt und isoliert. Netzwerk besteht nur aus engen Verwandten.	Der Patient hat altersspezifische Entwicklungen verpaßt und es müssen deshalb schnell Bezüge zum normalen Alltag hergestellt und bestehende Bindungen verstärkt werden. Eine gute Kontinuität und Nachuntersuchung ist nötig. Vorsicht ist bei dem Versuch angebracht, die Hoffnungslosigkeit durch evtl. überzogene Zielsetzung beheben zu wollen.

Tabelle 2: Diagnostische Einteilung der Familieninteraktion für Planung von Behandlung und Nachuntersuchung

Auch andere diagnostische oder theoretische Konzepte erleichtern nicht das gemeinsame Verstehen. Der wirkliche Gehalt und die praktische Bedeutung von Begriffen wie »Spaltung«, »narzisstische Persönlichkeit«, »Agieren«, »Symbiose«, »limbisches System«, »kognitive Funktionen« u. a. werden heute oft selbst von Fachleuten nicht richtig verstanden und dennoch leichtfertig in der alltäglichen Diskussion verwendet.

Eine Patientin erhielt die Diagnose »Panikstörung«. Sie litt an schweren Angstsymptomen und hatte einen exzessiven Gebrauch von Benzodiazepinen entwickelt. In einer Therapieversammlung wurde der Beginn einer Panikattacke im Einzelnen erörtert. Dabei wurde deutlich, dass die Symptome auftraten, als ihr Mann beim gemeinsamen Einkauf in eine andere Abteilung des Kaufhauses ging. So kam in der Diskussion zur Sprache, dass der Vater der Patientin starb, als sie vierzehn Jahre alt war. Der Vater war mehrere Jahre sehr krank gewesen, bevor er starb. Sie konnte sich kaum an Einzelheiten seiner Krankheit erinnern, aber man hatte ihr erzählt, dass sie ihrem Vater vor seiner Erkrankung sehr nahe gestanden hatte.

Diagnosen können vielleicht die Übertragung von Einsichten aus ähnlich gelagerten Fällen erleichtern, aber sie können auch die Aufmerksamkeit einengen. Das *gemeinsame Verstehen*, das den Prozess der bedürfnisangepassten Behandlung voranbringt, ist die eigentlich richtige, *fallspezifische und ganzheitliche Diagnose* (Herv. d. Übersetzers). Unter klinischen Gesichtspunkten hat es sich als sinnvoll erwiesen, die Psychosen mit drei verschiedenen Familientypen in Verbindung zu bringen. Ich habe diese Typologie so definiert, dass man die Art der Familienprobleme mit der Art der Psychose verbinden kann, und zwar so, dass die Besprechung der Typologie mit den Familien den Therapieprozess unterstützt (Lehtinen, 1994).

Im Falle eines »malignen Isolationssyndroms« erlebte eine Familie den Patienten schon seit Jahren als schwach und krank, bevor eine Behandlung aufgesucht wurde. Oft befürchtet man dann, dass die Krankheit chronisch verlaufen wird, eine Befürchtung, die mit dem Patienten meist nicht besprochen wird. Häufig hat seine »Schwäche« zu einer engen Beziehung zu einem Elternteil – meist der Mutter – geführt. Man wirft den Müttern dann üblicherweise vor, dass sie sich überfürsorglich und symbiotisch verhalten: Ich würde sie jedoch eher als schrecklich besorgt und hilflos beschreiben, und dabei versuchen sie alles Mögliche, um ihr Kind zu unterstützen. Der andere Ehepartner wurde meist allein gelassen, und die gesamte Familie ist isoliert, ihr soziales Netzwerk besteht i.d.R. lediglich aus Verwandten. Typischerweise hat sich auch der Patient sozial isoliert und die dem Adoleszenzalter entsprechende psycho-sexuelle Entwicklung verpasst – was gefährlich ist und die Möglichkeit, als Erwachsener unabhängig zu leben, einschränkt. Oft wurde er auch in der Schule schon gehänselt.

Die Familie und der Patient befinden sich in einem Teufelskreis von Isolation, Sorgen, Scham und wachsender Isolation.

Bei der Behandlung ist es wichtig, das Chronische und die Hoffnungslosigkeit einer festgefahrenen Situation zu erkennen. Schnelle und effektive Interventionen gegen den Teufelskreis der Isolation sind also dringend geboten. Es ist auch äußerst wichtig, möglichst umgehend zu – wenn auch kleinen – praktischen Veränderungen zu kommen, damit ein Hoffnungsschimmer sichtbar wird. Die Verbindung der Krankheit mit dem Alltagsleben muss in kleinen, praktischen Fortschritten geleistet werden. Dabei ist nicht unbedingt die Aufnahme ins Krankenhaus hilfreich, sondern es stellt sich als vorteilhaft heraus, den Patienten so weit wie möglich in seinem natürlichen Netzwerk zu halten. Es ist dabei äußerst wichtig, ihn zu Eigeninitiative und Selbständigkeit anzuregen und diese aufrecht zu erhalten. Hier muss das Team eine flexible ambulante Vorgehensweise entwickeln und die Behandlung auf das weitere Netzwerk ausdehnen. Das lässt sich am besten erreichen, wenn die Betonung auf der Bewältigung praktischer Probleme liegt.

Im weiteren Netzwerk gibt es die Tendenz, den Patienten in seiner Isolierung zu belassen, weil man sich fürchtet und nicht weiß, wie man den Kontakt herstellen und gestalten kann. In diesem Fall kann eine praktikable Umdeutung etwa folgendermaßen lauten:

> »Willi hat sich aus unbekannten Gründen von seiner Altersgruppe isoliert, und Erfahrungen, wie man Beziehungen zu anderen Erwachsenen und speziell zum anderen Geschlecht knüpft, hat er nicht. Dies erscheint ihm so schwierig, dass er sich in eine Phantasiewelt zurückzieht, wenn seine Schwierigkeiten zu groß oder seine Einsamkeit zu unerträglich werden. Unsere Aufgabe ist nun, ihn in dieser Phantasiewelt aufzurütteln und ihn schrittweise in unsere gemeinsame Realität hineinzuziehen. Diese Erfahrungen sind für ihn wesentlich, denn sie ermöglichen es ihm, Grundlagen für Beziehungsfähigkeit zu entwickeln, damit er sich sicher fühlen und seine Phantasiewelt allmählich aufgeben kann.«

Es ist uns deutlich geworden, dass Therapeuten einfühlsam auf eventuell verborgene Probleme und Ängste eingehen müssen; besonders wenn der Patient stärker verwirrt und in seiner Psychose befangen ist, sind meist Verhaltensweisen und Vorfälle eingetreten, welche die Angehörigen in der Regel von sich aus nicht ansprechen. Wenn man darauf nicht eingeht, unterminiert das Unausgesprochene das Behandlungsbündnis und die gesamte Arbeit. Es hat sich nach meiner Erfahrung häufig gezeigt, dass die guten und gesunden Seiten des Patienten leichter erkannt werden, wenn man auf das »Schlimmste« eingegangen ist. Dann kann ich einer Familie etwa Folgendes sagen:

»Ihre Situation ist nun schon so lange, nämlich seit etlichen Jahren, schwierig. Meistens benötigt man für solche Situationen Zeit und Sie stellen sich besser auf einen Marathon und nicht auf einen Hundertmeterlauf ein. Es ist wichtig, dass Sie dafür genügend Kraft haben, deshalb müssen Sie sich auch Ruhepausen und Zeit für sich selber gönnen. Manchmal gibt es zwar eine schnelle Besserung, aber dann ist es gefährlich, wenn man zuviel auf einmal versucht und damit ein Scheitern riskiert. Sie und ganz besonders Jochen (der Patient) haben die Erfahrung gemacht, dass Ihnen nichts helfen kann und wir doch diesen Teufelskreis von Hoffnungslosigkeit und Isolation aufbrechen müssen. Das ist das Hauptziel, das wir verfolgen.«

Sobald der Alltag stabilisiert ist und eine positive Entwicklung über eine gewisse Zeit aufrechterhalten werden konnte, lassen sich auch andere Problembereiche angehen, die zunächst verborgen waren oder mit dem chronischen Zustand der Familie zusammenhingen. Es ist wichtig, nichts zu überstürzen, sondern schrittweise voranzukommen.

Misshandlung und sexueller Missbrauch

Es ist äußerst wichtig, dass jeder sich selbst geschützt fühlt und auch weiß, dass jeder andere sicher ist. Familienprobleme können auf gefährliche Weise eskalieren – egal ob es sich um verschiedene Formen von Missbrauch oder andere Gefahrenmomente handelt, muss darüber ausführlich gesprochen werden, und Maßnahmen zur Aufrechterhaltung der Sicherheit sind u. U. erforderlich. Es kann vorkommen, dass es mehrstündige Verhandlungen erfordert, um dieses Problem zu lösen. Scham und Schuld erschweren oft, über diese Punkte zu sprechen. Bei meinen Erstgesprächen versuche ich einen Bezugsrahmen zu formulieren, auf den sich die Familien mit ihren Schwierigkeiten leichter beziehen können und der so das Gespräch erleichtert. Wenn ich vermute, dass es vielleicht zu Gewalttätigkeiten gekommen ist, die zu Prellungen, aber nicht zu Knochenbrüchen geführt haben, frage ich zum Beispiel:

»Es hat physische Gewalt gegeben, wenn ich recht im Bilde bin, kam es zu einer Fraktur von Knochen? Haben Sie die Notfallambulanz im Krankenhaus aufgesucht?« Als Anwort hörte ich zum Beispiel: »Nein, nur einmal einen Finger, und wegen einer Narbe habe ich Behandlung in Anspruch genommen.«

Aus systemischer Sicht ist ein Individuum Teil eines größeren Systems, und daraus kann eine Gefahr resultieren, die Verantwortlichkeit auszublenden. Bei der Befragung wird normalerweise deutlich, dass sich die Familie in einem Teufelskreis befindet, in dem Erfahrungen aus der Vergangenheit wiederholt werden, obwohl niemand dies will. Falls dies zutrifft, sage ich zum Beispiel in einem Familiengespräch:

»Wenn jemand missbraucht wird, ist dies schmerzlich. Aber jemanden zu missbrauchen, ist es auch. Das erstere verursacht physische Schmerzen und ein Gefühl der Erniedrigung und Wehrlosigkeit; letzteres führt zu permanenten Schuldgefühlen und Scham, und es zerstört die Selbstachtung.«

Bei der Planung von Schutzmaßnahmen sind konkrete Verabredungen und Problemlösungen sehr nützlich, was auch für andere Problemsituationen zutrifft. Der Zeitraum, für den man plant, sollte nicht zu lang sein – manchmal besser nur für einen Tag. Normalerweise wird der gemeinsame Plan aufgeschrieben und oft auch von den Teilnehmern unterzeichnet. Wenn die Planung abgeschlossen ist, überprüfe ich, ob jeder Einzelne seine Sicherheit gewährleistet sieht. In der Regel teste ich dies mit dem Prinzip der »guten Nachruhe«, was bedeutet, dass alle Anwesenden, ich eingeschlossen, in der folgenden Nacht ruhig schlafen können.

Bezug zum Alltagsleben

Ein Kernanliegen der Familientherapie im bedürfnisangepassten Ansatz ist es, Patient und Familie in die Lage zu versetzen, ihre Selbstsicherheit mit einem besseren gegenseitigen Verständnis und mit so wenig Hilfe wie möglich aufrechtzuerhalten. Mit dem Begriff »Alltagsprinzip« will ich versuchen, die Erfahrungen, die wir gewonnen haben, zusammenzufassen (Lehtinen, 2001).

Die menschliche Psyche entwickelt sich in Interaktionen. Wir werden in einen Lebensfluss hinein geboren und verbringen unser Leben, indem wir im »Fluss der alltäglichen Interaktion mitschwimmen«. Die zahlreichen, wiederholten Alltagskontakte und ihre Kohärenz mit inneren Repräsentanzen erhalten unsere psychische Stabilität und geistige Gesundheit. In der Psychose wird diese fragile Balance zerstört und der Patient strandet. Er versteht seine Mitmenschen nicht mehr, und diese verstehen ihn nicht. Behandlungsziel ist, den Patienten wieder in den Interaktionsfluss zu begleiten, mit uns und Personen seines Netzwerkes, und ihm zu ermöglichen, seine Balance und Selbstkontrolle in Beziehungen wiederzuerlangen. In dieser Hinsicht ist es wesentlich, Patienten und ihren nächsten Angehörigen zu helfen, ein Verständnis für das Geschehene als Behandlungsgrundlage zu entwickeln. Es ist ein weiteres Ziel, Patient und Netzwerk mehr Selbständigkeit zu ermöglichen. Unsere Behandlungsstrukturen bringen Gefahren mit sich, die dieses Ziel beeinträchtigen können. Eine Hauptgefahr der Psychosenbehandlung besteht darin, dass der Patient auf Dauer in den speziellen »Fluss für psychiatrisierte Patienten« eingeschleust wird. Damit sind jene Subkultur von betreutem Wohnen, Arbeits- und Freizeitangeboten gemeint, die für die Patienten eine Lebensführung außerhalb

der normalen gesellschaftlichen Institutionen vorsieht.
Die einzelnen Aspekte des Alltagsprinzips sind:

- *Die Behandlung zu den Problemen bringen.* Das bedeutet Hausbesuche, Netzwerktreffen am Arbeitsplatz etc. Es gibt verschiedene praktische Gründe so vorzugehen: Probleme lassen sich leichter erkennen und auf Ursachen zurückführen, ein Zusammentreffen in der Wohnung ist für den Patienten und die Familie von Vorteil, und therapeutische Interventionen lassen sich leichter mit alltäglichen Beziehungen verbinden.
- *Patienten und Angehörige beteiligen.* Wir sollten Patienten und Angehörige dabei unterstützen, ihre Probleme zu verstehen und selbst zu lösen. Unsere Rolle als Therapeuten ist die eines »Coach«; es ist ihr Leben, wir können informieren und zur Seite stehen, aber schließlich müssen sie selber damit zurechtkommen.
- *Spezialistendienste vermeiden.* Wir versuchen stets »Minimallösungen« zu finden, ohne dass wir deshalb unengagiert sein wollen, und setzen so wenig wie möglich auf Expertenlösungen. Selbst wenn wir unser Methodenarsenal einsetzen, ist es uns sehr wichtig, dass Ziel, Problemfokus und die Behandlungsform für die Beteiligten transparent sind, um Patienten und Angehörigen Kontrollmöglichkeiten zu geben. Dabei ist auch an den Zeitrahmen der Therapie zu erinnern; dies ist von besonderer Bedeutung bei Einzeltherapien, weil die Entwicklung eines therapeutischen Bündnisses oft lange Zeit benötigt.
- *Persönliche Problemdefinition bevorzugen wir vor Diagnosen.* Psychiatrie und Psychologie bieten eine reichhaltige Fachterminologie und komplexe Hypothesen an, die oft noch nicht einmal von uns Professionellen ausreichend verstanden werden. Ihre Anwendung führt leicht zur Mystifizierung und verhindert damit ein empathisches Verstehen. Der Patient und seine Angehörigen brauchen Informationen, aber diese müssen relevant und bedürfnisangepasst sein, und man sollte sie alltagssprachlich ausdrücken, damit sie ein besseres Verständnis ermöglichen und Problemlösungen unterstützen.

Psychosen sind immer das Ergebnis einer langen Entwicklung mit mehrjährigen Schwierigkeiten, zunehmender Symptomatik, Spannungen und schließlich einer Manifestation der Störung. Je eher wir intervenieren können, desto besser; Verhaltens- und Beziehungsmuster neigen dazu, sich zu verfestigen. Je länger ein Patient gestrandet ist, um so schwieriger wird es, ihn wieder in den »Fluss der alltäglichen Interaktion« zurückzubringen.

Narrativer Ansatz und psychodynamische Aspekte

Im Folgenden sind ein Text zur Arbeitsweise von Psychoseteams und drei Aufsätze wiedergegeben, die die Möglichkeiten des »narrativen« Ansatzes in der Familientherapie mit Psychosekranken und ihren Angehörigen beleuchten. In einem kurzen Text mit Fallbeispielen wird in das Thema »narrative« Familientherapie eingeführt. Dieser Text bezieht sich ebenso wie die folgenden auf Teilprojekte im Nationalen Schizophrenieprojekt (NSP) in Finnland, das mit dem Modellprogramm der Bundesregierung in den achtziger Jahren bei uns verglichen werden kann. Unter dem Stichwort »Autonomiestreben« wird das Thema um einen wesentlichen Aspekt, nämlich Individuation und Trennung in der Entwicklung Heranwachsender, erweitert. Abschließend findet sich ein kurzer Text zu einem Supervisionsprojekt, in dem ein Leitbildverfahren in der Behandlung formuliert wird. Alle Projekte machen auch deutlich, wie notwendig und hilfreich qualitative Vorgehensweisen in der Forschung sind, wenn man Antworten auf praktische therapeutische Fragen erwartet.

Zunächst wird die Arbeitsweise der akuten Psychoseteams erläutert. Zusätzlich wird dieser Ansatz durch einen psychodynamischen Bezugsrahmen ergänzt. Dabei geht es darum, in der Behandlungssituation alles zu minimieren, was für die Familie und ihre Mitglieder, einschließlich des Indexpatienten, eine Beschneidung von Erfahrungen oder Beobachtungen oder eine Isolierung bedeuten könnte. Vielmehr soll das Psychoseteam einen »Möglichkeitsraum« (potential space) schaffen. In der Therapieversammlung vollziehen sich in der Interaktion der Teilnehmer »projektive Identifizierungen«, und in der Supervision geht es um die Analyse solcher Beziehungsmuster. Dabei stehen Übertragungs- und Gegenübertragungsprozesse zwischen Patient, Familie und Mitarbeitern eines Psychoseteams im Zentrum der Überlegungen. Diese werden, wie auch die nachfolgenden Arbeiten, aus der Perspektive einer supervisorischen Begleitforschung geschildert.

Psychoseteam und Akutbehandlung

Jukka Aaltonen, Aino Vartiainen, Maija-Lena Kallioskoski, Tuula Riikonen

Dieser Aufsatz beruht auf einer Untersuchung der Arbeit eines Psychoseteams im Kuopio- Gesundheitszentrum in Ostfinnland. Das Kuopio-Zentrum hat einen Aufnahmebezirk von 80.000 Einwohnern. Das Psychosezentrum wurde 1986 gegründet. Es arbeiten dort ein Psychiater, ein Psychologe und eine

Fachkrankenschwester. Alle Mitglieder des Teams sind gleichermaßen in Familientherapie ausgebildet. Es ist das Ziel des Psychoseteams, sicherzustellen, dass ein akut psychotischer Patient einen Gesprächstermin innerhalb von 24 Stunden, nachdem ein Patient oder eine vermittelnde Instanz einen Kontakt hergestellt hat, bekommt. Die Initiative, eine Behandlung oder eine Beratung vom PT(=Psychoseteam) zu bekommen, kann direkt von Angehörigen, der Gesundheitsbehörde, der Polizei oder dem Sozial- oder Jugendamt ausgehen. Die Mitarbeiter des Gesundheitszentrums können ebenfalls eine Beratung erhalten, wenn für sie die Handlungsmöglichkeiten bei der Versorgung des psychotischen Patienten schwierig sind. In dem Fall kommt der frühere Bezugstherapeut wenigstens zu den ersten Sitzungen mit dem Patienten und seiner Familie. Dabei können neben der gesamten Familie auch wichtige Freunde und eventuell die verweisende Behörde an der Therapieversammlung teilnehmen.

Bei der Behandlung akuter Psychosen können erhebliche organisatorische Probleme auftreten, die damit zusammenhängen, dass sehr unterschiedliche Interventionen von professionellen Helfern benötigt werden. Das bringt die Gefahr mit sich, dass Zielsetzungen aneinander vorbeigehen und auf der Strecke bleiben. In der Krisensituation ist es das erklärte Ziel des Psychoseteams, die verschiedenen Ansätze und Methoden so zu integrieren, dass die psychischen Bedürfnisse des Patienten und seiner Familie berücksichtigt werden, wie Alanen u. a. (1980, 1990) es beschrieben haben. Die Integration der verschiedenen Formen, sich akuten Psychosen anzunähern, hängt eng mit der theoretischen Annahme zusammen, dass sie einen Sinnzusammenhang umschreiben. Demnach geht es nicht nur um einen psychischen Zusammenbruch, sondern darum, dass der »Apparat« *(bzw. der psychische und interaktionelle Prozess, Anm. des Hrsg.)*, der neue psychologische Bedeutungen hervorbringt, versagt.

Die Arbeit der PT ist dadurch gekennzeichnet, dass alles im Behandlungssetting vermieden wird, was zu einer Isolierung oder Externalisierung im Beobachtungsprozess führen könnte. Dies ist in einer Situation entscheidend, in welcher der psychotische Patient und die Familie oder gar das erweiterte soziale Netzwerk möglicherweise zu verwirrt, ängstlich oder misstrauisch sind, als dass sie sprechen könnten. Man kann das Leben des Patienten als ein System verstehen, das Handlungen erzeugt. In einem solchen System lautet das Erkenntnisinteresse nicht: »Was kann man wissen oder sagen?« sondern: »Was können wir erfahren und wie können wir es erfahren?« Bezogen auf die Arbeit des Psychoseteams ist es deshalb wichtig, wenigstens während der ersten Sitzungen so viele Teammitglieder wie möglich zu beteiligen. Zusammenfassend sehen wir folgendes Arrangement für die Arbeit des Psychoseteams vor:

1. Was immer den aktuellen Therapie- und Untersuchungsprozess betrifft, muss gemeinsam von Patient und beteiligter Familie in der familienzentrierten Arbeit während der Sitzung wahrgenommen und erfahren werden.
2. Ein Einwegspiegel und andere Beobachtungsapparaturen werden nicht eingesetzt.
3. Das Team macht keine Sitzungspausen, um sich getrennt von Patienten und den anderen Teilnehmern zu beraten.
4. Das Team spricht in der Sitzung vor den Teilnehmern über Bilder, Gedanken, Ideen und Hypothesen, die es erlebt. Dabei vermeidet es ein mechanisches Spiegeln, damit die Teammitglieder sich nicht zur aktiven Sprechergruppe aufschwingen und die Teilnehmer in eine passiv beobachtende Gruppe verwandeln (oder umgekehrt). Dies würde den »Möglichkeitsraum« beschneiden – hier geht es nicht um Spiegelung, sondern darum, den anderen zu erfahren.
5. In Einzelgesprächen, die zusammen mit der familienzentrierten Arbeit geführt werden, wird Vertraulichkeit zwischen einzelnen Familienmitgliedern und dem Team gewahrt. Themen, die hier angesprochen werden, können anderen nur dann mitgeteilt werden, wenn dazu eine Erlaubnis gegeben wird.

Datenmaterial

Seit 1988 war das Psychoseteam regelmäßig einmal monatlich in Supervision. Während des Forschungszeitraums von 11/1988 bis 5/1991 hatten wir 23 Fälle, in denen es um ein psychotisches Familienmitglied ging, in Supervision. Die Gesamtzahl der Fälle des Psychoseteams in knapp drei Jahren lag bei 201, von denen 79% erfolgreich ambulant behandelt werden konnten.

Die Diagnosen waren folgende: Paranoid-halluzinatorische Schizophrenie (5), hebephrene Schizophrenie (1), paranoide Psychose (11), depressive Psychose (5) und atypische Psychose (1). Das Psychoseteam hatte zumindest zu einem weiteren Familienmitglied zusätzlichen Kontakt. 19 der oben genannten 23 Patienten wurden sorgfältig ambulant während der Nachuntersuchungsphase weitere zwei Jahre lang erfolgreich betreut. Zu Beginn dieser zwei Jahre wurde die Behandlung eingeleitet. Der therapeutische Schwerpunkt lag in der Familientherapie. In sieben Fällen kombinierten wir die Familientherapie mit Einzeltherapie. In den verbleibenden vier Fällen kombinierten wir Einzeltherapie mit wenigstens einer Familiensitzung.

Behandlungsbeginn: Psychose als Zusammenbruch einer Geschichte

Wir gehen grundsätzlich davon aus, dass ein Mensch Psychotherapie braucht, wenn die dominierende Erzählung seines Lebens und Familienzusammenhangs nicht mehr in ausreichendem Maß die gesamte Lebenserfahrung wiedergibt (White u. Epston, 1990). Wir haben es also nicht länger mit der Lösung eines Einzelproblems zu tun. Die Frage einer neuen Geschichte berührt wesentlich das Konzept der Zeit – Vergangenheit und Gegenwart. Die Familie, die an ein PT verwiesen wird, ist oft mit einer Situation konfrontiert, in der die Geschichte, ja der »Plot« sowohl des Patienten als auch der Familie so inkohärent und brüchig sind, dass man meist nur Fragmente der dominanten, aktuellen Geschichte mitbekommt. Die wichtigste Aufgabe einer Geschichte ist es, die Zukunft vorab zu formulieren und vorhersagbar zu machen. Wenn jedoch die Vergangenheit durch eine Fragmentierung der Erzählung gekennzeichnet ist, präsentiert sich auch die Zukunft in einer chaotischen Form. Wir können also davon ausgehen, dass im Fall einer Psychose niemand in der Lage ist, mit einer übergeordneten Erzählung aufzuwarten. Mit anderen Worten sind zunächst weder der Patient noch die Familie in der Lage, unter dieser Voraussetzung an der Neuformulierung der Geschichte oder des Plots oder auch nur von Bestandteilen, die für ein neues Narrativ erforderlich sind, mitzuwirken.

Möglichkeitsraum und Psychose

Die Antwort unseres Psychoseteams auf diese Frage geht davon aus, dass die Vermeidung von Abspaltungen der Erfahrung und Beobachtung höchste Priorität bekommt. Damit ist im positiven Sinne gleichzeitig die Möglichkeit intendiert, eine gemeinsame Sprache zu entwickeln. Zu dieser Fragestellung fand das Psychoseteam als theoretischen Rahmen zwei Konzepte aus der psychodynamischen Theorie der Objektbeziehungen wichtig, die wir dem Werk von D. W. Winnicott (Möglichkeitsraum/»potential space«) und der Behandlungsweise psychotischer Patienten vom T. H. Odgen (bzw. seiner Variante der projektiven Identifikation) entnahmen. Dabei ging es uns nicht darum, die Dynamik von Patient und Familie auf dieser Grundlage zu deuten. Wenn wir uns auf einen Ansatz der Objektbeziehungen stützen, geht es uns auch nicht um eine besondere Methode der Familientherapie. Wir fanden die Konzepte des Möglichkeitsraumes und der projektiven Identifizierung lediglich nützlich, um die Verständnismöglichkeiten im therapeutischen Prozess zu verbessern.

Möglichkeitsraum, Empathie und Fallbeispiele

Im Fall akuter Psychosen kann eine kohärente Geschichte in der frühen Phase der Behandlung noch nicht formuliert werden. Somit kann die Herstellung der Gesprächsatmosphäre oder eines offenen Raumes besonders wichtig für den Behandlungsprozess sein. Das ermöglicht den Neueinstieg in ein Narrativ »in statu nascendi«, welcher vom gegenwärtigen Augenblick in die Zukunft hinein reicht, gerade weil die gegenwärtige Verbindung zur Vergangenheit unterbrochen wurde. Dabei liegt der Schwerpunkt, so formulieren White und Epston (1990), bei einmaligen Ereignisreihen (unique current outcomes), welche die besonderen charakteristischen und einmaligen psychischen Bedürfnisse der Situation umschreiben. Mit Winnicott (1971) und Odgen (1988) nennen wir diese Atmosphäre den »Möglichkeitsraum«. Der Möglichkeitsraum ist jener Ort, an dem sich sowohl Mitglieder der Familie als auch des Teams sicher fühlen und erfahren, wie sie mit den anderen in Beziehung treten und gleichzeitig sie selbst sein können. Die Gewissheit der Sicherheit ist in den Fällen von psychotischen Krisen abhanden gekommen. Der Möglichkeitsraum hilft beim Einstieg in eine neue Erzählung mittels Empathie und den gewöhnlichen Prozessen einer projektiven Identifikation. Wir sehen es als wesentlich an, dass die Inhalte dieses Raums auf die ganz bescheidenen und konkreten Alltagserfahrungen in der Familie und im Psychoseteam beschränkt bleiben. Diese Erfahrung, ob in geschriebener oder gesprochener Form, mag naiv erscheinen, wenn man sie im Lichte einer elaborierten, komplizierten Theorie sieht, aber die meisten wichtigen Erfahrungen, die wir machen, sind in eben solchem Kontext zu sehen.

> »Der Möglichkeitsraum zwischen Symbol und Symbolisiertem, vermittelt durch ein interpretierendes Selbst«, schreibt Odgen (1985), »ist der Raum, in dem Menschen lebendig sind, im Gegensatz zu einer eher reflexiven Reaktionsweise« (S. 133).

Dem Zitat kann man einen Hinweis auf das Sprachsystem entnehmen, so wie Goolishian und Anderson (1987) es diskutieren. Im Hinblick auf den potentiellen Raum geht es darum, dass dort das Sprachsystem entsteht, nicht jedoch um das Sprachsystem selber. Wenn es gelingt, diesen potentiellen Raum zu schaffen und Patient und Familie darin einzubeziehen, dann kann auf dieser Grundlage eine Geschichte für die Zukunft entstehen.

Fallbeispiel I

Der Indexpatient war ein 17 Jahre alter schizophrener Krankenhauspatient, der extrem regrediert war (er hörte fast auf zu atmen). Die Behandlung dauerte schon zehn Monate und umfasste 30 Therapieversammlungen mit seinen Eltern und drei Geschwistern. Nach einer Sitzung organisierte der drei Jahre alte Bruder eine »Therapieversammlung« zu Hause. Er rief seine Eltern und Geschwister zusammen, zog einen kleinen Notizblock hervor und sagte: »So, und nun sprechen wir über unsere Familienprobleme«. Ein Gefühl der Erleichterung und ein Gemisch aus Ängsten und Trauer bewegte die ganze Familie. Bei dieser Gelegenheit wurde deutlich, wie die Familie mit dem Therapeuten identifiziert war und dies prägte die gesamte Atmosphäre. Die Familientherapie erwies sich als positiv. Die psychotischen Symptome des Patienten verschwanden und er war seitdem nicht mehr in stationärer Behandlung. Er lebte sein Leben als Junggeselle auf dem elterlichen Hof. 20 Jahre nach Beendigung der Therapie traf der Therapeut die Familie, Vater und Mutter und den ehemaligen Indexpatienten, wieder. Die Mutter sagte zur Begrüßung: »Paul wartet schon im Wohnzimmer auf Sie«. Die Begrüßung des Patienten lautete: »Ich sah Sie auf unseren Hof kommen und ich habe auf Sie gewartet«. Der Familientherapeut (oder das Erlebnis des Möglichkeitsraumesraums, den er ermöglichte) war auf der Grundlage der früheren Patientengeschichte all die Jahre präsent geblieben. Wir haben allen Grund zu der Annahme, dass die Geschichte dieses Mannes, die eines chronischen Krankenhauspatienten geworden wäre, wenn wir diese Erfahrung nicht gemacht hätten.

Nach Odgen (1985) ist der Möglichkeitsraum eine notwendige Voraussetzung, dass es zur Empathie als einem Element des psychischen Erkennens kommt. Er schreibt:

> »Empathie ist ein psychologischer Vorgang (wie auch eine Art Objektbezogenheit), die als ein Moment der Dialektik, der andere zu sein und es nicht zu sein, auftritt. In diesem Kontext (des Möglichkeitsraums) spielt man mit der Idee, dass man der andere ist und gleichzeitig weiß man, dass man es nicht ist. Es ist möglich, wie bei einer Anprobe, erst die eine, dann eine andere Identifizierung vorzunehmen (mit anderen Worten wie ein anderer auf unterschiedliche Weise zu sein), weil ein Gegenpol aber im Widerspruch sozusagen die Gefahr verringert, dass man sich selbst im anderen verliert ...« (S. 138)

Wenn man Empathie so definiert, dann bedeutet sie in der klinischen Situation den Zustand von Neugier beim Therapeuten, so wie Ceccin in seinem Aufsatz »Zum gegenwärtigen Stand von Hypothetisieren, Zirkularität und Neutralität – eine Einladung zur Neugier« (1988) beschrieb.

Eine Schwierigkeit in der Arbeit des Psychoseteams liegt in der Tatsache, dass die brüchige Generationsgeschichte gleichfalls in der Behandlungssituation hervortritt. Nach Odgen (1980) liegt bei der Schizophrenie immer ein paradoxer Konflikt zwischen zwei gleichermaßen virulenten Bestrebungen vor. Das bedeutet zum einen die Aufrechterhaltung einer psychischen Verfassung, in der eine Bedeutung stabil bleibt und zum anderen der Versuch, diese Bedeutung zu zerstören. Diese Konfliktsituation bedeutet eine besondere Bedrohung für die Möglichkeit, den potentiellen Raum und die Empathie aufrecht zu erhalten, um so eine neue Geschichte als Behandlung akuter Psychosen herzustellen.

Diese parallel auftretende Erfahrung ist verwirrend schmerzlich. Mitarbeiter versuchen auf verschiedene Weise, aus dieser Situation herauszukommen, nicht nur durch Abkürzungen oder übereilte Interventionen, sondern auch durch vorschnelle Etikettierungen von psychotischen Erfahrungen, die zu Schwierigkeiten führen können, wie sie im Fall II angesprochen werden.

Fallbeispiel II

Der Indexpatient in dieser Familie war 27 Jahre alt. Als er die Zusammenarbeit mit dem Psychoseteam aufnahm, war der Patient paranoid, desorientiert und anscheinend kataton. Er induzierte besondere Gefühle von Distanz und Leere im Team. Im Verlaufe der Supervision verstand ein Teammitglied dies als Ausdruck von Unsicherheit. Diese Unsicherheit bezog sich darauf, ob man Kontakt hatte mit diesem Patienten, eine Erfahrung, die Pao (1989) als diagnostisches Kriterium für das Vorliegen einer Schizophrenie bezeichnete. Die Freundin des Patienten und die Mitarbeiter waren nicht in der Lage, dieses Gefühl von Leere und Distanz zu ertragen. Sie versuchten das Verhalten des Patienten als »Show« oder »Agieren« zu etikettieren, d. h., sie schufen eine »Pseudoerklärung« für das psychotische Verhalten des Patienten, der daraufhin destruktiv wurde.

Fallbeispiel III

Searles (1965) hat in vielen Artikeln sehr lebendig beschrieben, wie bestimmte Phänomene, die in einer Psychose auftreten, ein Eigenleben in der Therapie entwickeln, das nur schwer wahrnehmbar ist. Das Team hatte begonnen, eine Mitarbeiterin damit zu necken, dass die jungen Männer der Familie wohl an ihr interessiert waren. Die Mitarbeiterin fand dies zunehmend unangenehm. In der Supervision wurde dem Team deutlich, dass bei der Behandlung der Familie der Indexpatient geäußert hatte, dass seine Stimmen ihn als homosexuell bezeichneten, und daraufhin hatten die Neckereien angefangen. Das Team hatte in der Arbeit eine defensive Strategie gewählt, mit der die Heterosexualität von Indexpatient und Team betont wurden.

Fallbeispiel IV

Ein 28-jähriger Mann rief das Psychoseteam an. Sein einziger Kommentar am Telefon war, »ich glaube, ich brauche Unterstützung«. Er war verwahrlost, seine Kleidung war schmutzig, und er starrte fast fortwährend vor sich hin. Zu Beginn der Behandlung sagte der Patient gar nichts. Sein Vater informierte das Team, dass das Stimmenhören seines Sohnes damit angefangen hatte, dass die Nachbarn üble Bemerkungen über ihn machten. Er war seit vier Jahren arbeitslos, und er lebte völlig isoliert in der Etagenwohnung der Eltern.

Der Vater war früher Alkoholiker, und viele enge Verwandte der Mutter litten an Schizophrenie. Das Hauptcharakteristikum der Krankheit war die offensichtliche Isolation. Diese Tendenz der Familie, sich extrem zu isolieren, war der eigentliche Teil der Familiengeschichte, der in der gesamten Therapie deutlich wurde. Jedoch erhielt gerade dieser Aspekt eine neue Bedeutung und entwickelte sich innerhalb des therapeutischen Systems. In der Terminologie von White können wir sagen, dass es sich bei der Isolation um ein Problem handelt, welches das Leben des Patienten beherrscht. Jedoch äußerte der Patient zu keinem Zeitpunkt, dass seine Tendenz, sich zu isolieren, für ihn ein Problem darstellte. Er äußerte wirklich nicht mehr, als das, was er schon am Telefon gesagt hatte. Der Patient setzte eine Projektion oder Externalisierung gegenüber dem Team in einer Weise in Gang, dass sich das Psychoseteam als Teil des isolierten Lebens von Patient und Familie erfahren konnte. Dies geschah, als die Therapeuten erlebten, wie sich der Patient in der Therapie isolierte. Das hört sich banal an, aber es beinhaltete den potentiellen Raum, den dieser Patient und seine Familie bekamen. So konnte das Psychoseteam dem Patienten helfen, und zwar nicht, indem über die Probleme gesprochen wurde, sondern indem sie dem unmöglichen transaktionellen Muster, in dem sich der Patient über Jahre verfangen hatte, Raum gaben. Das brachte die folgende Episode aus der Therapie ans Tageslicht.

Zu Beginn der Behandlung verpasste der Patient einen Termin, den er verabredet hatte. Die Psychiaterin rief ihn zu Hause an. Der Patient sagte, dass er sich nicht danach fühle, zu kommen. Dies war der Punkt, an dem der Patient seine Isolationstendenz auf das Team projizierte. Er versuchte in gewissem Sinne die Kontrolle über das Team zu bekommen, indem er sich entschied, ob er kam oder nicht kam. Das Psychoseteam erlebte, wie es den Patienten aus der Isolation befreien wollte, und dies gleichzeitig nicht erreichte, weil der Patient nicht erschien. Jedoch gelang es dem Team, dem projizierten Muster eine Form zu geben, wobei gleichzeitig Akzeptanz und eine Lösungsmöglichkeit offeriert wurden, falls der Patient sich entschloss, sich nicht vom therapeutischen System zu isolieren. Die Ärztin sagte am Telefon: »Bitte teilen Sie uns mit, wenn Sie sich entscheiden, nicht zu kommen«. Dann machte sie mit ihm einen neuen Termin aus. Er kam dann mit seinem Vater und unterhielt sich über Alltagsangelegenheiten, die nach Meinung des Teams keinerlei Bedeutung hatten. Jedoch hatte der Patient begonnen zu sprechen.

Erneut hielt der Patient seinen Termin nicht ein, und wieder musste ihn die Ärztin zu Hause anrufen. Der Patient sagte, dass er vorhatte, die Therapie zu beenden. Die Ärztin schlug vor, noch einmal zu kommen. Der Patient nahm den Termin wahr und beschwerte sich über die Nebenwirkungen der neuroleptischen Medikation, welche die Ärztin in geringer Dosierung verschrieben hatte. Die Teammitglieder fragten detailliert nach den Nebenwirkungen. Die Medikation hatte seine Beine so schwer gemacht, dass er kaum den Weg von der Stadt nach Hause geschafft hatte. Insofern bekam die Isolationstendenz des Patienten, die er auf das Team projizierte, zum ersten Mal einen spezifischen Inhalt, der mit dem Team zusammenhing. Das war der Anfang einer neuen Geschichte mit einem eigenen Plot (in statu nascendi). Entscheidend war an der Kritik des Patienten, dass es sich nicht um eine paranoide Projektion handelte, sondern sie Teil des Prozesses wurde, in dem ein neuer Sinnzusammenhang entstand.

Gleichzeitig äußerte der Patient seine Sorge, dass das Psychoseteam die Behandlung beenden würde. Somit versuchte der Patient, das Team zu verlassen, bevor dieses ihn verlassen konnte. Dies machte uns deutlich, dass der Patient inzwischen das Beziehungsproblem auf einer psychologischen Ebene verarbeitete. Hier möchten wir auf einen faszinierenden Gedanken hinweisen, in dem wir die Paranoia positiv konnotieren, wenn diese in eine Quelle für flexible neue Ideen verwandelt werden kann. So behauptet Odgen:

> »Die paranoid schizoide Weise, Erfahrungen zu machen, sieht notwendigerweise Spaltungen und Verbindungen vor ..., und sorgt so für mögliche neue Verbindungen und Gedanken.«

Alle nachfolgenden Termine hielt der Patient ein. Zu Hause fing er damit an, die eigene Wäsche, welche bislang seine Mutter gewaschen hatte, zu versorgen. Er pflegte sich selbst und sah Teammitglieder an, wenn sie mit ihm sprachen. Der Patient berichtete, dass er sich bei einer technischen Fachhochschule beworben habe und zum Vorstellungsgespräch eingeladen worden sei. Er besuchte seinen Bruder in Helsinki, kaufte ein Fahrrad und nahm eine Arbeit auf. Trotz all dieser positiven Schritte sah er noch deprimiert aus. In diesem neuen Kontext ließ sich der Patient auf den Trennungsprozess auf einem neuen Niveau ein und dies betraf ihn und seine Familie.

Indem der Patient die Aufmerksamkeit wieder auf sich selbst richtete, erlebte er sich depressiv. Dies war im Sinne der Behandlung wohl ein Schritt vorwärts, wenn auch für ihn unangenehm. Aus Sicht einer ausschließlich problemorientierten Therapie war dieses neue Problem (Depression) etwas, das beseitigt werden musste. Depression ist jedoch auch ein Zeichen einer neuen Erfahrungsweise, in der die subjektive Empfindung und das Zeiterleben eine zentrale Rolle spielen. Geschicklichkeit und Potential für neue Geschichten können nur auf der Basis dieses Subjektivitätsempfindens und dieser Zeitvorstellung entstehen.

Der Patient erlebte seine Umgebung buchstäblich neu. So konnte er nun Blickkontakt aufnehmen, weil er seiner Umgebung nicht mehr mit paranoiden Symptomen entgegentreten musste. Er konnte seiner Umwelt eine neue Bedeutung beimessen, die qualitativ anders war. Als er nicht mehr projizieren musste, konnten Patient und Familie von ihrer Umwelt und auch der Therapie differenzierteren Gebrauch machen.

Das bedeutete umgekehrt auch, dass die Arbeit des Psychoseteams strukturierter verlief, und die Teammitglieder konnten, indem sie die Mimik des Patienten sahen, seine Reaktionen wahrnehmen auf das, was sie vorbrachten. In Ergänzung wurden neue Voraussetzungen geschaffen für eine wirkliche, gesprächsorientierte Behandlung.

Das Psychoseteam hielt den Kontakt zum Patienten. Die gesamte Nachuntersuchungsphase dauerte drei Jahre, und das waren noch mehr als zwei Jahre, nachdem sein Stimmenhören verschwand. Der Patient war im gesamten Zeitraum frei von Symptomen. Er war inzwischen von zu Hause in ein eigenes Appartement gezogen und er lebte noch in derselben Stadt, in der er zu Beginn der Behandlung »Schwierigkeiten hatte, nach Hause zu kommen«. Zur Zeit geht es in der Therapie vor allem um ein Austarieren von Abhängigkeit und Unabhängigkeit in spielerischer Form, über die er mit dem Team rangelt und diskutiert.

Zusammenfassend ist hervorzuheben, wie wichtig ein Team in der Behandlung chaotischer oder stark paranoider Familien ist. Das Team versuchte eine Atmosphäre zu schaffen, in der Patient und Familie aufs Neue Zeit und Historizität erleben. In der Konsequenz ist das Potential für neue Geschichten weder fragmentiert noch rigide von Problemen beherrscht. Das setzt die Schaffung eines potentiellen Raumes oder eines Kontextes voraus, indem das Psychoseteam einen dialogischen Prozess aufrecht erhält zwischen dem Team und der Familie, die in Behandlung ist. Die Fähigkeit des Teams, jeweils erneut festzuhalten was wichtig und was nicht wichtig ist, ist wesentlich für den Prozess. Die Herstellung eines Möglichkeitsraumes durch das Psychoseteam ist die notwendige Voraussetzung für einen strukturierten Prozess, in dem neue Bedeutungen geschaffen werden. Eine mögliche Vorgehensweise ist die Externalisierung des Problems und die Erfindung einer neuen Geschichte, wie White und Epston es beschrieben haben. Die Aufrechterhaltung und das wiederholte Angebot des Möglichkeitsraums macht es möglich, in der Familie Platz zu schaffen für neue Verbindungen im Prozess der Identifizierung und neue Geschichten zu erzählen.

Der narrative Ansatz in der Familientherapie und akute Psychosen

Juha Holma und Jukka Aaltonen

Im narrativen Ansatz wird davon ausgegangen, dass es sich beim menschlichen Bewusstsein um einen fortlaufenden Bewusstseinstrom handelt und nicht um die Verarbeitung von Momentaufnahmen, die sich isoliert gegenüberstehen – d. h. um einen kontinuierlichen Prozess. Wenn man ein Ereignis verstehen will, muss man es im Zusammenhang mit vorhergehenden und nachfolgenden Ereignissen betrachten (Gergen u. Gergen, 1988).

Der Ansatz besagt, dass die Erzählung (das »Narrativ«) den dominierenden Rahmen für die gelebte Erfahrung, und wie diese organisiert und strukturiert wird, bestimmt. In diesen Erzählungen legen wir fest, welchen Platz wir unseren Erfahrungen einräumen und welche Bedeutungen wir ihnen beimessen (White u. Epston, 1990, Epston, White u. Murray, 1992). Der narrative Ansatz betont, dass der Prozess, in dem fortlaufend die Geschichte des eigenen Lebens entwickelt wird, die Grundlage jeglicher Identität ist. Gergen und Gergen (1988) benutzen den Begriff »Selbstnarrativ«, um die individuellen Berichte über den Sinnzusammenhang relevanter Ereignisse im Laufe der Zeit zu kennzeichnen. Mit der Entwicklung eines Selbstnarrativs versucht der Mensch eine verständliche Verbindung zwischen wichtigen Lebensereignissen herzustellen, und sie stellt ein natürliches Ergebnis der Lebensgeschichte dar. Mittels einer solchen Erzählung gelingt es uns, im Laufe der Zeit zu erkennen, wer wir im Verhältnis zu anderen sind (Lax, 1992).

Im Falle psychotischer Patienten ergibt sich eine interessante Problemperspektive, wenn man den narrativen Ansatz wählt. Üblicherweise wird in der Forschung die Rolle biologischer Faktoren betont, manchmal so weitgehend, dass andere Faktoren ganz außer Acht gelassen werden. Wenn man davon ausgeht, dass das Ziel der Behandlung die Beseitigung oder die Korrektur eines biologischen Defektes ist, geraten wir in Gefahr, dass uns der Kontakt mit dem akut psychotischen Menschen misslingt, da wir sein Selbstnarrativ, und das heißt, seine besondere Wirklichkeit, zum Beispiel die des Stimmenhörens, ignorieren, und es gelingt so nicht, ihn bei seinem Versuch, diese in eine kohärente Beziehung zu tatsächlichen Lebensereignissen zu bringen, zu verstehen. Wenn wir das Symptom beseitigen, laufen wir Gefahr, das aktuelle Selbstnarrativ zu beseitigen und damit eliminieren wir gleichzeitig auch den wesentlichen Inhalt des kortikalen Prozesses. Ein entscheidendes Merkmal von halluzinierten Stimmen ist das Zuhören, d. h. wie üblich auf eine Stimme oder auf einen Inhalt zu hören; insofern hat sogar das Stimmenhören eine interaktionelle und narrative

Dimension. In diesem Sinne kann zum Beispiel bei einer akuten Psychose die Symptomunterdrückung durch Medikation dazu führen, dass die narrative Dimension gedämpft oder beseitigt wird und es zu einer Verschlechterung kommt, indem der Patient etwa verstärkt Negativsymptome ausbildet.

In der akuten Psychose kann das Selbstnarrativ des Patienten unverständlich und zerbrochen sein, so dass lediglich Fragmente des wesentlichen Selbstnarrativs, das vor der Situation Bestand hatte, sichtbar werden (Aaltonen u. a., 1994). Da dieses vorherrschende Selbstnarrativ die Zukunft prägt, ist diese, im Lichte der zerbrochenen Erzählung, chaotisch.

Normalerweise bewegt sich ein Mensch in der sozialen Interaktion, indem er sein Selbstnarrativ entsprechend den diskursiven Umgangsformen, den Geschichten und den Sinngebungen des Einzelnen und der Gemeinschaft ständig weiterentwickelt (Davis u. Harré, 1990). Er lässt sich nicht nur eine einzige Geschichte erzählen, sondern Menschen können prinzipiell multiple Perspektiven einnehmen, wenn ihre Kultur ihnen eine solche Breite von Narrativen ermöglicht (Gergen u. Gergen, 1988). Um eine solche Breite von Perspektiven geht es auch bei dem nachfolgend geschilderten Behandlungsansatz, denn es ist entscheidend, dass wir psychiatrische Patienten in einer Weise unterstützen, die vielseitige Selbstnarrative ermöglicht. Dabei geht es bei der Anwendung des narrativen Ansatzes darum, den familientherapeutischen Prozess, der in verschiedenen Behandlungsphasen bei schizophrenen Patienten stattfand, zu analysieren und zu klären, wie sich die Patienten, deren Selbstnarrativ kollabiert war, von anderen unterscheiden und wie es in den Therapieversammlungen gelang, ein neues Narrativ zu formulieren.

Auf einen entscheidenden Aspekt des narrativen Ansatzes bei akuten Psychosen wollen wir schon jetzt hinweisen – es kommt nicht selten vor, dass der Patient im akut psychotischem Zustand zunächst am Prozess gar nicht beteiligt ist. Dann ist der Patient auch nicht Autor bzw. Ko-Autor bei der Formulierung der »problemüberlasteten« Geschichte (White, 1989).

Fallbeispiel 1: Zusammenbruch des Selbstnarrativs wird durch Symptome verhindert

Ein 26-jähriger Mann fürchtete sich vor Lähmung und Bluthochdruck, und zusätzlich hörte er Stimmen. Er war sehr ängstlich führte zwanghafte Reden und zeigte weiteres Zwangsverhalten. Wie er angab, befürchtete er, sich ohne dieses Zwangsverhalten zu verlieren. Manchmal hatte er Atemnot und legte sich dann gelegentlich auf den Fußboden. Die Krankenhausmitarbeiter und seine Angehörigen (Mutter und 29-jährige Schwester) machten sich Sorgen wegen der Stimmen und der Zwänge zu diesem Zeitpunkt. Eine Medikation sollte die Stimmen abmildern.

In der Therapieversammlung dominierte eine einzige problemüberlastete Geschichte, und diese schien Teil einer medizinischen und diagnostischen Geschichte zu sein. Es überfrachtete die gesamte Geschichte, und alle Beteiligten konzentrierten sich in der Behandlung darauf und auf die Frage, wie man sie eliminieren könnte. Der Patient teilte dieses Verständnis.

In der dritten Therapieversammlung schilderte der Patient eingangs, wie er die Stimmen hörte und mit ihnen argumentierte. Die Stimmen waren die einzige Möglichkeit, wie er sich lebendig fühlen konnte. Sie halfen ihm dabei, sein Selbstnarrativ aufrecht zu erhalten. Eine neue Geschichte fing mit der Erkenntnis an, dass die Stimmen eine interaktive Rolle spielten und für ihn nützlich waren. Aus seiner Perspektive wäre seine Lage schlechter gewesen, wenn man die Stimmen neuroleptisch eliminiert hätte, dann hätte er nämlich keine Möglichkeit gehabt, sich argumentativ zur Wehr zu setzen, und sein eigenes Denken hätte ihm abhanden kommen können. Im Laufe der Therapieversammlungen brauchte er die Stimmen nicht mehr und sie verschwanden. Er erinnerte sich genau, dass dies geschah, bevor er Medikamente nahm.

Falbeispiel 2: Halluzinationen in einer Geschichte, die nicht problemüberlastet war

Eine 42-jährige Frau wurde wegen Ängsten und Schlaflosigkeit ins Krankenhaus eingewiesen und sie halluzinierte – es erschienen ihr Teufel. Sie selbst sprach von Bildern, die sie seit einigen Monaten sah. Schon in der Vergangenheit hatte sie lebhafte Träume gehabt, so hatte sie ihre Schwangerschaft und ihr Kind wie auch den Tod ihres Vaters vorausgesehen. Sie selbst und auch ihr Mann hatten ein lebhaftes Interesse an diesen Träumen entwickelt. Einige der ängstigenden Bilder verschwanden schnell (noch bevor eine Wirkung der antipsychotischen Medikation einsetzen konnte), und was davon zurückblieb, stellte für die Patientin kein Problem dar. Allerdings sah ihr Mann dies nicht so (ebenso wie die Mitarbeiter, welche sie als Symptome ansahen), da er fürchtete, die Teufel würden zurückkehren. Erneut wurde die Patientin in einer Situation, in der die Bilder beängstigend waren, aufgenommen. Sie erhielt sofort Medikamente, und wieder verschwanden die Bilder, bevor die pharmakologische Wirkung einsetzen konnte.

Zwei Jahre später gab sie in der Nachuntersuchung an, immer noch Bilder zu erleben. Sie bedeuteten für sie einen »Besuch Gottes«. Die Patientin, ihr Mann und die Mitarbeiter machten sich keine Sorgen mehr. Die Mitarbeiter sahen diese Halluzination als etwas an, das ihr einen Kontakt ermöglichte, den sie sonst nicht erlebt hätte. Die Bilder hatten eine interaktive Funktion und erzeugten eine Geschichte, die nicht problemüberlastet war. Die Halluzinationen waren ein Teil ihres Selbstnarrativs, durch das sie sich von anderen Menschen unterschied und welches ihr einen persönlichen Wert verlieh.

Das Phänomen, Träume und Bilder zu erleben, hatte das Paar immer interessiert, und sie teilten es miteinander. Nachdem es beängstigend wurde, bekamen die Bilder eine problematische Bedeutung und trennten die beiden. In der Familientherapie veränderte sich die Bedeutung des Ereignisses und aus der parapsychologischen Geschichte wurde erst eine medizinische und dann eine religiöse.

Autonomiestreben und narrative Suche in der Psychose

Juha Holma und Jukka Aaltonen

Das Erleben, als Individuum autonom handeln zu können, ist ein wesentliches Konzept des narrativen Ansatzes in der Familientherapie. In einem narrativen Kontext wird es als Problem gesehen, wenn die Handlungsautonomie beeinträchtigt wird (Goolishian u. Anderson, 1990). Diese Probleme verhindern, dass man selber kompetent tätig wird. Veränderungen im Rahmen der Therapie eröffnen neue Möglichkeiten der Autonomie, wenn die Begebenheiten im Lebenskontext in einer neuen Geschichte anders verknüpft werden und eine neue Bedeutung erlangen. Erzählungen ermöglichen (oder beeinträchtigen) die persönliche Wahrnehmung von Freiheit und die Kompetenz, vernünftig und selbständig zu agieren.

Nach White und Epston (1990) ist das Ziel der Therapie die Identifizierung oder Herstellung alternativer Geschichten, die nicht unterdrücken und die mehr Raum für die individuell bevorzugten Geschichten lassen, oder besser die gelebte Erfahrung einer Person zum Ausdruck bringen. Diese therapeutische Veränderung kann besonders erleichtert werden, wenn einmalige Ereignisreihen gefunden werden, sozusagen als gelebte Erfahrung, die zuvor noch nicht in der Erzählung aufgehoben waren. Ein anderes Vorgehen ist die Externalisierung eines Problems. Die Externalisierung verhilft dazu, sich von unterdrückenden Erzählungen oder Wissen frei zu machen und sich so in die Lage zu versetzen, eine angemessene Handlungsautonomie zu entwickeln. Wenn ein Mensch eine alte Geschichte wieder aufleben lässt, entsteht eine neue Möglichkeit, in sein Leben und seine Beziehungen einzugreifen. Das meinen White und Epston mit dem Begriff des »Wieder-Erzählens« von Leben und Beziehungen. Das Wieder-Erzählen erzeugt weiterhin eine reflexive Atmosphäre und eine Aufmerksamkeit für den Prozess, in dem die Teilnehmer sowohl die Aufführenden als auch das Publikum sind. Bei jeder neuen Aufführung wählt eine Person aus der Vielzahl möglicher Erzählungen diejenigen aus, die in seinem Leben derzeit gängig sind. In dieser Inszenierung von Geschichten kommt das Bedürfnis nach Autonomie und neuen Geschichten zum Ausdruck (Epston, White u. Murray, 1992).

Ricoeurs narrative Interpretation von Psychotherapie legt nahe, dass die Geschichte eines neuen Lebens aus den Geschichten erwächst, die nicht erzählt und in einem Narrativ aufgehoben wurden. Das Leben wäre ein ausschließlich somatisches Phänomen, wenn es keine narrativen Interpretationen gäbe. Nach Ricoeur ist es zutreffend, das Leben als »Geschichte in statu nascendi«, als Aktivität und Leidenschaft zu sehen, wobei es darum geht, ein Narrativ herauszubilden. Dieser Aktivität misst Ricoeur einen prä-narrativen menschlichen

Erfahrungsmodus zu. Das Leben erscheint so als eine konstruktive Aktivität, die sich ein narratives Verstehen ausborgt, vermittels dessen wir unsere Subjektivität entdecken. Probleme entstehen dann, wenn diese Konstruktion eines Narrativs beeinträchtigt wird und unterdrückende Geschichten die Aufführung blockieren und so das Streben nach Autonomie unterbinden.

Beim narrativen Ansatz beruht die Eigenschaft, die wir als Identität bezeichnen, gleichfalls auf Erzählungen. Die Identität einer Person tritt dann hervor, wenn die Erzählungen, die sie betreffen, im Sinne innerer Gespräche internalisiert werden. Solche Gespräche verdichten sich zu einem Narrativ. Durch den Vorgang des Erzählens setzt eine Person eine Identitätsdynamik in Gang, die einen bestimmten Plot hervorbringt; dieser Plot, nach dem wir suchen, vermittelt zwischen Bestand und Veränderung. Der Plot wird vom Erzähler aus zusammenhängenden und unzusammenhängenden Geschichten im Laufe der Erzählung geschaffen.

Wenn wir nun diese Gesichtspunkte auf Psychosen beziehen, können wir zunächst einmal annehmen, dass ein Psychotiker Schwierigkeiten bekommt, wenn er versucht ein Narrativ zu erfinden und er sozusagen auf die prä-narrativen menschlichen Erfahrungsqualitäten zurückgeworfen wird. Die aktive Suche nach einem Narrativ wird beeinträchtigt, wenn eine unterdrückende Geschichte Alternativen blockiert. Die alternativen Geschichten, welche die persönlichen, prä-narrativen Erfahrungen besser zum Ausdruck bringen könnten, bleiben unverstanden, und so wird das Autonomiestreben eingeschränkt.

Zweitens geht ein reflexiver Kontext verloren, wenn eine unterdrückende Geschichte die Auswahl zwischen der Vielzahl möglicher Geschichten blockiert. Das Individuum ist dann kein Darsteller mehr, sondern wird sozusagen Teil der Zuhörerschaft, welcher die eigene Geschichte erzählt wird. Wenn die unterdrückende Geschichte blockierend wirkt, ist die betreffende Person nicht mehr in der Lage, die Suche nach der narrativen Identität anzugehen. Das ist etwa so, als wenn man die eigene Identität kopiert oder ausborgt und jegliche persönliche Handschrift vermissen lässt.

Die Psychose wirkt dann wie eine Flucht, welche in eine alternative Geschichte mündet, und durch eine alternative Identität wird ein unerträglicher Zustand substituiert, welcher von der unterdrückenden Geschichte, in der sich die Person verfangen hat, verursacht wird. Erzählte Wirklichkeit und Identität unterscheiden sich in dieser Situation von den Geschichten, die die meisten von uns teilen. Die Erzählung schält sich aus den inneren Monologen eines Subjektes heraus, und die notwendigen Dialoge mit anderen werden nicht geführt. Jedoch verhindern psychotische Symptome, dass die narrative Identität gänzlich zusammenbricht (vgl. Holma u. Aaltonen, 1995). Die Symptome sind vielleicht die letzte Möglichkeit, das Bedürfnis nach Autonomie zu bewahren, da sie Teil der Interaktion sind, die die narrative Identität erzeugen.

Es ist Ziel dieser Studie, auf der Grundlage eines narrativen Blickwinkels die frühen Stadien eines Patienten zu durchleuchten, der zum ersten Mal eine Psychose erlebt. Dabei ging es darum, zu verdeutlichen, dass auch die Psychose ein Narrativ und das Bedürfnis nach Selbsttätigkeit beinhaltet.

Teilnehmer und Forschungsmethode

Die Studie ist ein Teilprojekt des finnischen »integrated approach to the treatment of psychosis« (API – integrierter Behandlungsansatz von Psychosen, vgl. dazu Lehtinen u. a., 1996) und umfasst weiterhin ein lokales Nachfolgeprojekt. Die Empfehlungen des API-Projekts für die Erstbehandlung von psychotischen Patienten beinhalten u. a. folgende Punkte: Integration verschiedener Behandlungsangebote in einem bedürfnisangepassten Konzept, familienzentrierte Intervention im Team (einschließlich Patient), Familie und soziales Netzwerk gemeinsam in Therapieversammlungen und Betreuungskontinuität in den verschiedenen Phasen und bei unterschiedlichen Therapieformen. Der Patient wird in allen Situationen beteiligt, in denen über seine Behandlung entschieden wird. Ein solcher Ansatz ist in unseren Augen der Versuch, die Handlungsautonomie des Patienten auf jeder Stufe der Therapie zu unterstützen.

Die Forschungsdaten haben wir in einem der Krankenhäuser, dem Kangasvuori Hospital in Jyväskylä (Zentral-Finnland mit 117.000 Einwohnern), das am API-Projekt beteiligt war, erhoben. Die Patienten unserer Studie mussten bestimmte Kriterien erfüllen: Sie waren zum ersten Mal psychisch erkrankt, ihr Alter lag zwischen 15 und 45 Jahren, sie hatten die Diagnose Schizophrenie oder Wahn- oder nicht-affektive Störungen im Sinne des DSM-III-R (American Psychiatric Associatio, 1987). Während des Zeitraumes vom 1.9.1991 bis zum 28.2.1995 (d. h. API-Projekt plus örtliche Nachsorgeaktivitäten) erfüllten 45 Patienten des Kangasvuori Hospitals diese Kriterien. Ihre Hospitalisierung dauerte von vier Tagen bis vier Monaten, mit einem Durchschnitt von 41 Tagen. Der erste der beiden Autoren nahm während der Anfangsphase an den Therapieversammlungen teil, und er beteiligte sich an der Nachuntersuchung von 15 Patienten. Insgesamt nahm der Autor an 180 Therapieversammlungen zu Beginn teil, an weiteren elf im Behandlungsverlauf oder bei einer erneuten Hospitalisierung und an 27 Versammlungen im Rahmen der Nachuntersuchung. Das Ziel der Erstgespräche war, herauszufinden, warum man zu diesem bestimmten Zeitpunkt Hilfe anforderte, wer den ersten Kontakt initiiert hatte, wie das Leben in der Familie verlief, als Probleme auftraten, und was diese Probleme bewirkten. Die Nachuntersuchung fand ein halbes, ein und zwei Jahre nach der ersten Aufnahme ins Krankenhaus statt. Mit diesen Untersuchungen wollten wir herausbekommen, wie sich die Situation im Hinblick auf die angesprochenen Probleme verändert hatte, und ob Veränderungen in der Familie eingetreten waren, die für den weiteren Behandlungsverlauf wichtig waren.

Die Daten aus den großen Therapieversammlungen stammen vom ersten Autor, der sofort nach jeder Sitzung seine persönlichen Erfahrungen, Erklärungen dazu und den Sitzungsverlauf dokumentierte. Es ging dabei darum, die Bedeutung sprachlicher Äußerungen festzuhalten (Ricoeur, 1991a), indem das Gesagte (Gemeinte), jedoch nicht die wörtliche Transkription festgehalten wurde.

Der zweite Schritt bei der Analyse bestand darin, die Aussagen nach Kategorien zu ordnen: das Bedürfnis nach Handlungsautonomie, narrative Identität und prä-narrative Erfahrungsqualität. Ziel war, Geschichten aufzudecken, die mit diesen Kategorien zusammenhingen. Wir definierten Geschichte als eine sinnvolle Einheit von Ereignissen und Personen, die durch Zeit und Kausalität verbunden sind. Eine prä-narrative Qualität konnten wir in den Sitzungen dann feststellen, wenn Fragen des Teams unbeantwortet, d. h. ohne eine Geschichte blieben, später dann aber beantwortet wurden.

Im nächsten Schritt untersuchten wir, wie die Geschichten sich im Laufe der Bewertung veränderten. Dabei erwies sich das Aufdecken prä-narrativer Qualitäten als entscheidend. Abschließend verdeutlichten wir dann unsere Kategorien mit Hilfe von Fallgeschichten.

Ergebnisse

Unsere Ergebnisse legen wir hier in Form von drei Fallgeschichten vor. Es geht uns dabei nicht darum, möglichst Erfolgsergebnisse zu präsentieren, sondern den narrativen Ansatz deutlich zu machen, d. h. zu zeigen, wie Narrative im Verlaufe der Therapieversammlungen geschaffen werden.

Fall A.: Erzählung einer neuen Geschichte, die prä-narrative Erfahrungen aufhebt

Ein 22-jähriger Mann begab sich in die psychiatrische Ambulanz. Er hatte das Gefühl, dass Persönlichkeitsveränderungen aufgetreten waren und dass er seltsame Gedanken hatte. Eigentlich studierte er, war aber wegen dieser Symptome vom Studienort nach Hause zurückgekehrt. Er war deprimiert und führte dies auf einen Gehirntumor zurück. Während der ersten Therapieversammlung fragten sowohl seine Eltern als auch er selbst , ob dies durch eine Überproduktion von Testosteron während des Sporttrainings verursacht worden sei. Der Patient nahm weiterhin an, dass die Polizei ihm nach einer Festnahme LSD verabreicht habe, und dass dies geschehen sei, kurz bevor er die Persönlichkeitsveränderung festgestellt habe. Die Teammitglieder äußerten, dass Patient und Familie gleichermaßen physiologische Gründe für die psychotische Symptomatik annahmen. Patient und Familie fragten daraufhin, was es denn sonst seien könnte.

Zunächst wurden die Symptome also ausschließlich im Rahmen einer biomedizinischen Geschichte dargelegt. Während der folgenden Sitzungen bestand das Hauptanliegen darin, mit den Symptomen fertig zu werden.

In der fünften Therapieversammlung drückte sich der Patient in einer sehr metaphorischen Ausdrucksweise aus, indem er sich selbst als »Architekt des Untergangs« bezeichnete; dabei war er sehr ängstlich. Die Identität des Patienten schien sich aufzulösen und bei solchen Gelegenheiten sprach er in Metaphern. Das Team bemerkte, dass die Äußerungen an Tod erinnerten, und wir fragten ihn, ob er suizidale Gedanken habe. Der Patient verneinte dies. Zu diesem Zeitpunkt erhielt er eine neuroleptische Medikation.

An der sechsten Sitzung in der folgenden Woche nahmen der Patient, seine Eltern und eine Schwester teil. Die Eltern brachten vor, dass das Medikament zu wütenden Aggressionsausbrüchen des Patienten geführt habe. Er selbst war nicht der Ansicht, dass er Aggressionsausbrüche gehabt habe. Das Team und die Familie sprachen über Wutausbrüche und wie sie mit solchen Erfahrungen umgingen, es wurde auch versucht, vergleichbare Erfahrungen des Patienten zu eruieren und Ursachen einer möglichen aggressiven Verstimmung zu erraten. Dies war das erste Mal, dass die Eltern versuchten, etwas von den psychischen Vorgängen des Patienten zu verstehen. Persönliche Erfahrungen wurden offen angesprochen, und dies eröffnete vielseitige Möglichkeiten für neue Geschichten. So wurde es für die Beteiligten einfacher, Ereignisse und Erfahrungen miteinander in Verbindung zu bringen. Die prä-narrative Qualität, welche die Ereignisse zunächst hatten, erhielt nun eine narrative Dimension.

In der siebten Therapieversammlung am folgenden Tag äußerten die Eltern, dass sie in der letzten Sitzung eine gute Gelegenheit zum Diskutieren erlebt hätten. Eine solche Erörterung von Gefühlen habe zuvor noch nie stattgefunden. Der Vater sprach über seine Stellung in der Familie, und die Mutter entwickelte einen neuen Blickwinkel, der eine Konkurrenz zwischen ihr selbst und den Kindern nahelegte, denn sie hatte zur selben Zeit wie diese ein Universitätsstudium aufgenommen. Zunächst gelang es also den Eltern, in der Versammlung eine neue narrative Identität zu entwickeln. Der Patient weinte und äußerte, dass er an Tod dächte. Am folgenden Tag wurde er nach einem Suizidversuch in die Klinik aufgenommen.

In den Therapieversammlungen, die während der Krankenhausbehandlung des Patienten einmal wöchentlich stattfanden, war ein wesentlicher Punkt, eine Antwort auf die Frage zu finden, wie man mit Ängsten und Aggressionen fertig werden konnte. Die Eltern waren sehr besorgt, wie sie auf die Furcht und die Aggression des Patienten reagieren sollten. Die Mitarbeiter beschäftigte hauptsächlich, wie der Patient dies schaffen könnte, ohne sich selbst zu verletzen. Aus der narrativen Perspektive lassen sich diese Versuche als eine aktive Suche des Patienten nach einer narrativen Situationsdefinition verstehen: Die Ereignisse brachten Schuldgefühle, Ängste und Sorgen mit sich, die in den Therapieversammlungen offen zum Ausdruck gebracht und von Familie, Patient und Team offen erörtert wurden. Er wollte dann seine Familie nicht mehr sehen, und so wurde die Therapieversammlung ausgesetzt. In dieser neuen Situation brachte er zum Ausdruck, dass er nun seine Beziehungen selbst gestalten wolle, und wir verstanden diese Entscheidung auch als eine neue narrative Dimension in seinem Leben.

In der 15. Therapieversammlung etwa sechs Monate nach seiner Krankenhausaufnahme äußerte der Patient, dass er nun selbständiger sei und er nicht mehr so viel über seine Gedanken reden wolle. Er sagte, dass er nun ein neues »Ich« gefunden habe, mit dem er sprechen könnte. Sein Schweigen und sein Rückzug irritierten seinen Vater, und beide Eltern fragten ihn über seine Ängste aus. Der Patient wurde erneut sehr ängstlich, und es wurde darüber gesprochen, ob man überhaupt darüber offen reden sollte, oder ob sein Schwiegen als ein positives Zeichen seiner Selbständigkeit zu sehen sei. Er konnte seine Gefühle nun doch besser kontrollieren. Die öffentliche Diskussion darüber hatte sich zu einem Selbstgespräch des Patienten weiterentwickelt. Im Verlaufe dieser Versammlung entschieden Patient, Familie und Team gemeinsam, dass der Patient entlassen werden sollte.

Während einer Sitzung im Rahmen der Nachuntersuchung zwei Jahre später kreiste das beherrschende Narrativ der Familie um den Begriff »Normalisierung«, was bedeutete, dass der Patient überwiegend ambulant behandelt worden war. Er hatte die erste Zeit zu Hause gewohnt und nun eine eigene Wohnung gemietet. Manchmal hatte er noch psychotische Symptome. Im Zusammenleben der Familie war der Prozess einer narrativen Verständigung vorangeschritten. Der Vater hatte gelernt, Dinge unerledigt zu lassen, ohne sich ärgern zu müssen. Die Mutter hatte gelernt, über sich selbst zu reflektieren und sie sprachen offener über ihre inneren Erfahrungen. Alle Mitglieder bezeichneten das halbe Jahr Familientherapie als das beste in ihrem Leben.

Fall B.: Verbesserung des Selbstbewusstseins anstelle einer Unterdrückungsgeschichte

Eine 23-jährige Frau wurde in verwirrtem Zustand ins Krankenhaus eingewiesen. Sie hatte in den letzten vier Jahre allein gelebt, doch ihre Eltern machten sich zunehmend Sorgen wegen ihrer seltsamen Telefonanrufe. Die erste Therapieversammlung mit der Patientin und ihren Eltern wurde am Tage ihrer Klinikeinweisung abgehalten. Die Mutter war sehr beunruhigt, dass die Patientin zu dünn sei. Sie behauptete, dass die Patientin an Anorexie, Anämie und schlechten

Blutwerten leide. Das Team sah die Patientin nicht als zu dünn an (ihre Diagnose lautete schizophreniforme Psychose). Die Patientin selbst machte sich aber ebenfalls Sorgen um ihr Gewicht und stellte sich regelmäßig auf die Waage. Sie erlebte sich selbst als dick und hässlich. Ihr Vater hatte damit keine Schwierigkeiten, aber er vertrat auch keine abweichende Meinung. Die Geschichte über das Körpergewicht stand im Vordergrund der ersten beiden Therapiesitzungen, und zumindest darin stimmten alle Familienmitglieder überein.

In der zweiten Therapieversammlung informierten wir über den physischen Zustand der Patientin, der keinen Anlass zur Besorgnis bot. Die Patientin wurde ungehalten, als ihre Mutter sie ausfragte, was sie im Krankenhaus getan und gegessen hatte, und die Patientin verließ wütend die Versammlung. Im Vordergrund stand nun das Thema »Übergriffigkeit«, dies war im Verlaufe der Sitzung deutlich geworden. Diese Geschichte hielt die Patientin davon ab, eine persönliche Idee von Freiheit zu entwickeln. Die beherrschende Geschichte von Anorexie und Übergriffigkeit war Bestandteil einer Unterdrückungsgeschichte, die durch neue Akte zu einem Abhängigkeitsgefühl führte. Nach diesem Treffen gestalteten wir die Behandlung so, dass sie möglichst ihre Unabhängigkeit und Selbstkompetenz bestärkte. Ziel war, im Kontext einer alternativen Geschichte zu agieren, damit die Patientin ihren Wunsch nach Selbständigkeit entwickeln konnte.

In der dritten Therapieversammlung berichtete die Patientin, sie habe gelernt, gegenüber einem Mitpatienten »nein« zu sagen. Die Mutter bemerkte, das schließe auch sie ein. Im Gespräch ging es darum, wie wenig die Eltern über das Leben der Patientin wussten, beispielsweise über ihren früheren Freund, der ihr gegenüber aggressiv geworden war. Die Mutter berichtete, dass in ihrer eigenen Familie Unabhängigkeit sehr wichtig war. Sie hatte eine übergriffige Schwiegermutter erlebt und wollte nun eigentlich nicht dasselbe mit ihren Kindern machen. Auf diese Weise hatte die Geschichte von »Unabhängigkeit« die Familie schon seit Jahren beschäftigt. Aus der Geschichte von Übergriffigkeit wurde so eine von Unabhängigkeit, aber diese enthielt noch nicht viel Ansporn zur Handlungsautonomie, weil darin die Möglichkeit der Einzelperson, als Handelnder hervorzutreten, zu gering war. Auf eine gewisse Art hatte die Patientin sich einiges an Selbständigkeit durch den eigenen Rückzug und ihre Gewichtskontrollen bewahrt.

Während der vierten Therapieversammlung setzte sich diese Geschichte fort, und ihr Wunsch nach Selbständigkeit nahm zu. Die Patientin sagte, dass sie sich nun abnabeln und eine eigene Familie haben wolle. Die Mutter bemerkte bitter, die Patientin könne das ja nach ihrem Tod tun. Die Mutter wollte, dass die Patientin wieder arbeiten ginge, diese widersetzte sich jedoch. Als das Team die Familienmitglieder nach der Zukunft fragte, äußerte die Patientin, dass sich die Eltern wegen ihr scheiden lassen würden. Die Mutter äußerte Sorgen über die Patientin und ihren Bruder. Sie meinte, beide würden nach Hause zurückkehren. Der Vater hingegen sagte, beide Kinder kämen gut zurecht, und auch ihr eigenes Leben würde wie bisher weitergehen. Fragen der Unabhängigkeit und der Wunsch nach Selbständigkeit konnten nun offen angesprochen werden, und wurden von starken Gefühlen begleitet.

Auch weitere Besprechungen kreisten um diese Themen. Das erste Nachuntersuchungstreffen fand fünf Monate später statt. Die Eltern nahmen hier in Übereinstimmung mit der Patientin teil. Letztere war schon vor vier Monaten entlassen worden und machte zu diesem Zeitpunkt eine Einzeltherapie. Die Mutter erzählte, dass sie sich nach der Entlassung eine Zeit lang näher gekommen seien, dies aber jetzt anders sei. Sie hätten eine andere Art von Beziehung aufgebaut: ohne Angst vor zu engem Kontakt, aber trotzdem unabhängig. Die Patientin war nun besser in der Lage, die Geschichte von Abhängigkeit und Unabhängigkeit selbst in die Hand zu nehmen.

Als die Patientin mit den Eltern über das nächste Nachuntersuchungsgespräch redete, verbot sie deren Teilnahme. Die Mutter war empört und wollte dennoch teilnehmen. Die Patientin behauptete, dass ihre Mutter die ganze Zeit redete und niemanden sonst zu Wort kommen ließe. Sie bemerkte, dass ihre Stellung in der Familie sehr viel leichter geworden sei, da ihre Eltern sie nicht mehr in ihre eigenen Auseinandersetzungen verwickelten.

Sie setzte ihre Einzeltherapie fort, hatte aber die Medikation seit einigen Wochen abgesetzt. Dies überraschte ihren Therapeuten, der dies nicht gewusst hatte. Die Patientin hatte sich gemäß ihrer Geschichte über Unabhängigkeit verhalten, als ihr Bedürfnis, selbständig zu werden, im Vordergrund stand.

Die Einzeltherapie wurde kurze Zeit nach dieser Versammlung beendet. Gegen Ende der Sitzung informierte das Team über eine weitere Nachuntersuchung nach einem Jahr. Die Patientin machte ihre Mutter nach und bemerkte, »wenn ich noch lebe, komme ich«.

Zwei Jahre nach der Krankenhausbehandlung fand eine dritte Nachuntersuchung statt, an der die Patientin allein teilnehmen wollte. Sie sprach über ihren Freund, mit dem sie seit einem Jahr zusammen war und mit dem sie zusammen wohnte. Ihr Bruder war bei einem Unfall ums Leben gekommen, und in dieser Krisensituation hatte sie einmal ihren früheren Therapeuten angerufen. Sie hatte diese sehr schwierige Situation ohne psychotische Symptome überwunden. Sie hatte sich vorgenommen, über ihre Entwicklung während der zwei Jahre etwas zu schreiben.

In einem Brief, der »Psychose« überschrieben war, berichtete sie über ihre Einsamkeit und die unglückliche Zeit vor dem Ausbruch ihrer Psychose. Sie äußerte sich wütend über ihre Mutter, wusste aber nicht warum. Sie hatte einen

Film über eine Frau gesehen, die verrückt geworden war, und sie hatte sich mit dieser Person stark identifiziert. Der Hintergrund für den Zusammenbruch im Film war die fortgesetzte Quälerei, welche von einer grausamen und übergriffigen Schwiegermutter verübt wurde. Das neu erwachte Interesse an ihrer Selbständigkeit und eine buchstäbliche »Neuformulierung« spiegelten einen reflektierten Kontext wieder und ermöglichten, dass sie zugleich als Handelnde (Schreiberin des eigenen Briefes) und als Zuhörerin (Lesende) ihre eigene Geschichte überarbeitete.

Fall C. Psychose als Flucht führt zu passiven Symptomen

Ein 24-jähriger Mann wird wegen des Gefühls von Bedrohung und Angst ins Krankenhaus aufgenommen. Er hatte im Ausland studiert, dort ein Bordell besucht und war bei seiner Rückkehr in Panik verfallen, weil er glaubte HIV-positiv zu sein und in wenigen Wochen sterben zu müssen. Er wies seltsame Symptome an Händen und Hoden auf. In der zweiten Therapieversammlung berichteten die Eltern, dass er bereits vor zwei Jahren wegen Spannungen in ambulanter psychiatrischer Behandlung gewesen sei. Er war arbeitslos, sozial isoliert und verhielt sich passiv. Er erhielt eine neuroleptische Medikation, die ihm gegen seine Anspannung half, aber seine Körperkontrolle beeinträchtigte, wie er sagte. Die Medikation verführe ihn dazu, Dinge zu tun, wie einer Theatergruppe beizutreten oder ein Auto zu kaufen. Dies waren alte Träume, die nun in Erfüllung gingen. Er sagte, dass er verrückt würde, wenn er keiner Tätigkeit nachgehen könne. Seine Eltern finanzierten seine Aktivitäten. Einer seiner Träume war im Ausland in Erfüllung gegangen: Er hatte eine Freundin gefunden und sie geküsst. Jedoch hätte sich sein Traum aufgrund seiner HIV-Infektion in einen Alptraum verwandelt, so meinte er.

Im Verlaufe der Sitzung erörterten die Mitglieder des Teams, wie möglicherweise sein Verhalten als unabhängige, erwachsene Person und seine sexuellen Aktivitäten dazu geführt hatten, dass Schuldgefühle entstanden, die sich auf dem Wege einer psychosomatischen Störung artikulierten.

Die psychotische Welt des Patienten funktionierte wie eine Quelle von Unabhängigkeit. Irgend eine andere Form von Unabhängigkeit löste anscheinend enorme Schuldgefühle aus. Passivität und Isolierung hätten die einzige Form einer unabhängigen Lebensführung sein können, wie dies vor der Gabe der Medikamente der Fall war. Seine derzeitige Isolierung ähnelte jedoch seinem früheren Leben und seinen Beziehungen, und daraus war kein ausreichender Ansporn für Selbstständigkeit entstanden.

Die Therapieversammlungen, die in den nächsten Wochen stattfanden, dienten der Klärung, was der Patient alles unternommen hatte, um einen Studienplatz zu bekommen und soziale Kontakte aufzubauen. Es war ihm gelungen, im

Ausland zu studieren, einen Kredit aufzunehmen und wieder zurückzukehren. Sein Vater war ärgerlich auf ihn, weil er noch einen weiteren Kredit aufgenommen hatte, ohne dass er die Möglichkeit hatte, selbst Geld zu verdienen. Diesen Kredit hatte er aufgenommen, um einen Straßenkreuzer zu kaufen. Sein Vater hatte ihm zu einem kleinen, wirtschaftlichen Wagen geraten. Dies war die bislang deutlichste Opposition gegen den Willen seiner Eltern gewesen. Das Team überlegte, inwiefern sich der Patient damit einen Jugendtraum erfüllt hatte, und einige äußerten sogar ihre Neidgefühle. So wurde es zu einem Traum, der gemeinsam geteilt wurde. Während derselben Therapieversammlung wurde deutlich, dass ein Pfleger mit ihm zum Parkplatz gegangen war, wo der Wagen geparkt war, und ihn aus dem Schnee frei geschaufelt hatte. Das Team überlegte nun, wie man den Wagen auf den Klinikparkplatz schleppen könnte und wie der Patient ihn reparieren könnte. Der Vater vertrat die Ansicht, dass dieser Plan völlig unrealistisch sei. Der Patient begann damit, den Wagen wieder in Stand zu setzen und entgegen allen Voraussagen bekam er ihn über den jährlichen TÜV.

Bei der Nachuntersuchung nach einem Jahr befand sich der Patient auf der Rehabilitationsstation. Er berichtete, dass eine Besserung eingetreten sei, als er sein Auto repariert habe. Er fuhr an jedem Wochenende zu dem Sommerhaus, wo der Wagen stand und arbeitete mit seinem Vater daran. Das Auto sei für ihn wie ein guter Freund, sagte er. Im Sommer unternahm er dann mit einem Kameraden einige Touren. Zusätzlich hatte er sich eine Flugreise ins Ausland vorgenommen. Er beabsichtigte, in eine eigene Wohnung zu ziehen, welche seine Eltern für ihn gesucht hatten.

Alle seine früheren Versuche, sich ein eigenes Leben aufzubauen, beruhten auf Träumen. »Träume setzen ihn ans Werk«, bemerkte einmal sein Vater. Er versuchte diese in die Wirklichkeit umzusetzen. Das Narrativ, welches seine Träume beinhalteten, wurde so zum Skript für seine Handlungen. Ohne diese Träume war er passiv oder psychotisch. Seine prä-narrative Leere wurde durch Symptome besetzt, vor allem durch so genannte negative schizophrene Symptome wie Passivität und Rückzug. Als es ihm gelang, seine Träume umzusetzen, wie zum Beispiel sein Auto zu reparieren, wurde er aktiver und sozialer. In seinen prä-narrativen Eigenschaften schlummerten Ressourcen, welche es den Familien- und Teammitgliedern ermöglichten, ihn zunehmend als aktiven Partner anzuerkennen.

Diskussion

Ziel dieser Studien war die Analyse von Therapieversammlungen mit Hilfe des narrativen Ansatzes im Verlaufe der Behandlung von psychotisch ersterkrankten Patienten. Dabei hat sich zum einen herausgestellt, dass man Psychosen in der Tat mit diesem Ansatz besser verstehen kann. Zum anderen bewährt sich dieser narrative Blickwinkel, wenn es im integrierten Behandlungsmodell darum geht, die

Grundlagen für die Handlungsautonomie der Patienten zu verbessern. Unsere Ergebnisse belegen, dass ein Mensch in der Psychose aktiv mit der Konstruktion eines Narrativ beschäftigt ist. Dabei fallen die Ergebnisse unterschiedlich aus:

1. Die vorhandenen Geschichten geben die prä-narrative Qualität der persönlichen Erfahrung nicht in ausreichendem Maß wieder. Das passiert, wenn in der sozial-kulturellen Umgebung einer Person die Herstellung von Narrativen eine gewünschte Geschichte dominiert, d.h. die Art des Narrativs verhindert, dass die Erfahrungen dieser Person besser wiedergeben könnte. Der Kontext eröffnet keine Möglichkeiten für bestimmte Entwicklungen. Solche Punkte können dann nur metaphorisch zum Ausdruck gebracht werden bzw. sie verbleiben auf einem prä-narrativen Status. Metaphorische Sprache eröffnet keine Erfahrungsperspektiven, und so erscheint die Metapher als wirklich und die Wirklichkeit als metaphorisch. Die innere und äußere Welt geraten in solchen Punkten durcheinander. Der innere Dialog wird als äußerer und ein reales Gespräch als innerer Dialog verstanden. Wirklichkeit und Identität werden gemäß der inneren Stimme gestaltet und können sich von der sozialen Welt unterscheiden.
2. Handlungsautonomie wird beeinträchtigt, wenn die Geschichten im sozialen Kontext unterdrückender Natur sind, so dass eine Person daran gehindert wird, die eigene Handlungskompetenz zu definieren. Die vorhandenen Geschichten ermöglichen nicht genügend Vielfalt, um der Person die Möglichkeit zu lassen, eine eigene, autonome Identität zu entwickeln. Die dominierende Geschichte blockiert Auswahlmöglichkeiten und damit einen reflexiven Kontext. Das Individuum kann sich nicht als Autor einer Geschichte erleben, es verbleibt eher im Status eines Zuhörers.
3. Psychosen können auch eine Flucht sein, durch die sich die Aufrechterhaltung der Handlungsautonomie erübrigt. Die Symptome sind dann eine Art Hilfskonstruktion, um wenigstens eine minimale Selbständigkeit aufrechtzuerhalten. Wenn nun das Ziel verfolgt wird, diese zu eliminieren, kann dies einen erheblich ängstigenden Zustand bei Patienten herbeiführen. Es kann passieren, dass die Flucht dann um so schwieriger wird und sich die Symptome verändern oder zuspitzen. Möglicherweise ist der Patient im Sinne seines Narrativs erfolgreich, aber er verliert die soziale Bindung. Der Preis dieses Rückzugs aus der sozialen Realität sind Passivität und Vereinsamung. Der Gewinn ist die Aufrechterhaltung einer gewissen Autonomie und Identität.

In allen drei Fällen gehörten zu den wichtigen Themen der Therapie Unabhängigkeit und Autonomie. Patient, Familie und Team bemühten sich in den Therapieversammlungen um die Frage: In welchem Umfang müssen wir Gefühle und

Erfahrungen teilen und wie kann man gleichzeitig unabhängig bleiben? Wie kann man enge persönliche Bindungen aufrechterhalten, ohne das eigene Streben nach Autonomie aufzugeben? Wie sehr kann man sich dem anderen angleichen und doch seine persönliche Identität aufrecht erhalten? Dass man in engen Beziehungen Gefühle teilt, ist unerlässlich, wenn man sich auf die Suche nach einem Narrativ für prä-narrative Erfahrungsqualitäten begibt. In diesem Prozess ist es wichtig, dass Identität und Autonomie jedes Teilnehmers gewahrt bleiben.

Arbeit mit dem Leitbild im Behandlungsprozess

Jukka Aaltonen und Viljo Räkköläinen

Vor dem gemeindepsychiatrischen Hintergrund in Turku war das Hauptthema unseres Projekts, die mehrdimensionalen therapeutischen Aktivitäten zusammenzufassen. Dies erreichten wir, indem wir einen psychotherapeutischen Ansatz für unsere stationäre Schizophreniebehandlung zugrunde legten und die systemische Supervision einführten, um die Prinzipien der bedürfnisangepassten Behandlung zu implementieren. Die Studie hatte den Namen »gemeinsames Leitbild im Behandlungsprozesses« und wurde 1986 bis 1991 am Kupittaa Hospital durchgeführt. Sie stützte sich auf die Dokumentation der Teamsupervision aller Stationsmitarbeiter und die Behandlungsdokumentation in 54 akut psychotischen Fällen, die auf der geschlossenen Aktut-Psychosestation behandelt wurden. Die Station hatte 35 Betten und weitere 35 Plätze in der Nachsorgephase. Das Personal-/Patientenverhältnis betrug 1,3/1 und nur 0,8/1 in der Nachsorgephase. Die Supervision wurde von J. Aaltonen durchgeführt, V. Räkköläinen war ärztlicher Direktor der Klinik. Die Auswahl der Patienten für die Supervision wurde im Gesamtteam abgestimmt. Das Kriterium für die Auswahl eines Patienten, war in allen Fällen, dass sich die Behandlung in einer Sackgasse befand.

Begründung für das Leitbildverfahren in der Stationsarbeit

Das gemeinsame Leitbild für den Behandlungsprozess (Aaltonen, 1991, Aaltonen u. Räkköläinen, 1989, 1993) entstand aus der Supervision des multi-professionellen Stationsteams. Wir betonten, dass jeder der psychotherapeutischen oder anderweitigen Kontakt mit Patienten hatte (einschließlich Pflegehelferinnen) an den Sitzungen teilnehmen konnte. Die Begründung für dieses Vorgehen war die folgende:

1. Das Leben im Krankenhaus bringt viele verschiedene Formen gelebter Erfahrung mit sich, die das Mitarbeiterteam mit psychotischen Patienten und ihren Angehörigen teilt.
2. Wenn psychotherapeutische Methoden nur auf dem Symbolverständnis und den Deutungen des Patienten beruhen, so ist dieser Ansatz zu eng, um die gelebte, besonders die konkrete Erfahrung, wirklich zu erfassen.
3. Man kann Psychosen als einen Zusammenbruch des Prozesses verstehen, in dem verschiedene psychologische Bedeutungsgehalte erzeugt werden. Ein Schwerpunkt des integrierten Ansatzes liegt darin, gemeinsam ein Bild zu erarbeiten, mit dem das gesamte Team symbolische (sprachliche) und nicht-sprachliche Verhaltensäußerungen und Symptome seines Patienten integrieren kann.

Im Laufe der Krankenhausbehandlung kann eine Integration verschiedener Aktivitäten ohne gemeinsame Bilder von Patienten nicht gelingen. Ein großer Teil der Schwierigkeiten bei der Behandlung akuter Psychosen ist in dem Umstand begründet, dass die Herstellung psychologischer Bedeutung in Alltagsaktivitäten zusammengebrochen ist. Gemeinsame Leitbilder dienen nicht nur den therapeutischen Aktivitäten, sondern stützen auch ganz besonders die scheinbar triviale Alltagsroutine in der Behandlung.

Den gemeinsam geteilten Leitbildern liegt eine triadische Beziehung von Patientensymptom, ihrer Bezugsperson (Objekt) und der Deutungsidee der Mitarbeiter zugrunde. Die Einheitlichkeit der integrierten Behandlung entsteht im Prozess der Leitbildformulierung, indem die Bedürfnisse des Patienten und der Familie und die Anpassung an die therapeutischen Ziele einen Zirkel vertieften Verstehens erzeugen und psychologische Einsichten ermöglichen.

- Zuerst entwickelt das Behandlungssystem (das Stationsteam mit Unterstützung des Supervisors) ein fallspezifisches, gemeinsames Bild.
- Dann werden im Rahmen dieses Bildes bedürfnisangepasste Behandlungsziele formuliert (z. B. aufgrund aktueller Behandlungsbedürfnisse, die aus der realen Situation des Patienten resultieren).
- Schließlich passt sich das Behandlungssystem diesem Bild an und entscheidet sowohl über weitergehende Ziele (z. B. Rehabilitationsplanung) als auch über naheliegende Teilziele (z. B. Indikation für ein Medikament) als weitere Schritte der Zielanpassung.

Wenn das Team sich so verhält, ändert es seine Arbeitsstruktur, um sich den Bedürfnissen des Patienten möglichst optimal anzupassen.

Der Supervisionsprozess erzeugt das gemeinsame Bild

Bei der stationären Behandlung Schizophrener hat der Supervisor die Aufgabe, gemeinsam mit dem Team die Erfahrungen aus dem Alltagsleben mit dem Patienten und seinen Angehörigen zusammenzufügen. Diese Erfahrungen lassen sich allgemein als die Art von Aktivitäten definieren, mit denen der Patient auf Denken und Handeln der Stationsmitarbeiter einwirkt. Der Supervisor wartet zunächst ab, welche Beschreibung dieser Erfahrungen sich bei ihm oder den Mitarbeitern niederschlagen und wie der Kern eines gemeinsamen Bildes aussieht. Dabei unterscheiden sich die Erfahrungen der Einzelnen, aber da sie gemeinsam im Alltag die bewusste, vorbewusste und unbewusste Dynamik des Patienten erleben, müssen sie auch zumindest in gewissem Umfang eine gemeinsame Grundlage haben. In den Supervisionssitzungen liegt der Schwerpunkt darauf, zu erkennen, ob die unterschiedlichen Bilder, die aus der Erfahrung mit dem Patienten auftauchen, gemeinsame Qualitäten untereinander und hinsichtlich der Dynamik des Patienten aufweisen (d. h. dass es »Ikonen«-Zeichen sind, s. u. Anmerkung). Man kann also diese Bilder nebeneinander stellen. In einem ersten Schritt bittet der Supervisor die Mitarbeiter zu berichten, was ihnen zu bestimmten Patienten, um die es in der Sitzung geht, einfällt. Normalerweise trägt dann jemand die Krankengeschichte eines Patienten vor, aber ziemlich regelmäßig, beinahe unbemerkt, werden alltägliche Begebenheiten berichtet, ganz besonders dann, wenn sich ein neues Gefühl gegenüber einem Patienten einstellt; dabei bezieht man sich in der Regel auf den Gang der Stationsereignisse. Schritt für Schritt formt der Supervisor ein dynamisches Bild der grundlegenden Konfiguration. Er beschreibt den Mitarbeitern sein Bild; wenn es die vorbewussten Erfahrungen im Zusammenhang mit dem Patienten berührt, löst dies ein Gefühl von Vertrautheit oder Ähnlichkeit bei verschiedenen Teilnehmern aus. Von da an sind sie in der Lage, kleinere oder größere Vorfälle beizusteuern, welche eine Grundregel stützen: »Das war mir vorher gar nicht so klar«.

Bei dem Bild handelt es sich nicht um eine abstrahierte Darstellung der Psychodynamik des Patienten, und es wird nicht in einer psychologisch-theoretischen Begrifflichkeit formuliert. Am besten ist es, wenn es die Form einer neuen, gemeinsamen Erfahrung hat, die in der Alltagssprache zum Ausdruck gebracht wird. Der Supervisor ermutigt die Gruppe, über ihre Erfahrungen zu sprechen, und er erarbeitet stärker begründete psychologische Beobachtungen und Hypothesen mit ihr heraus.

Das gemeinsame Bild, das vom Team entdeckt wird, ist ein notwendiger Schritt bei dem Versuch, die zerbrochenen Modi und den Prozess der Erfahrung des Patienten zusammenzufügen. Das gemeinsame Bild sorgt auch für Entlastung, weil die Psychose des Patienten, wie von Stanton und Schwartz (1954) und von Kernberg (1976) beschrieben, überwältigende oder verwirrende Ängste oder primitive Abwehrmechanismen wie Spaltungen im Mitarbeiterteam hervorruft.

Die Supervisionssitzungen dauern 1,5 Stunden, und es wird jeweils über einen Patienten gesprochen. Dabei können die Mitarbeiter einen bestimmten Fall auch mehrfach ansprechen.

Eine mögliche Art der Auswertung des gemeinsamen Leitbildes war die Schlussfolgerung, dass *eine Sättigung des psychologischen Materials* eingetreten war – eine Vorgehensweise aus der qualitativen psychologischen und soziologischen Forschung (Strauss, 1988). Das letzte Leitbild wurde erreicht, wenn keine zusätzlichen Daten auftauchten und die gemeinsame Übereinkunft feststand. Dieses Leitbild wurde dann in einer gesonderten Dokumentation in zwei bis drei Sätzen aufgeschrieben. Wir betonten, dass jeder im Team diese Dokumentation während der Behandlung einsehen solle. In der jeweils ersten Sitzung konnte schon bei 60% (54 Fälle) ein Leitbild formuliert werden.

Das nachfolgende klinische Beispiel stammt aus dem Jahre 1991, als mit dem psychotherapeutischen Ansatz – nach einer Grundausbildung in Familien- und Einzeltherapie für das gesamte Stationspersonal – offen umgegangen wurde. Dabei ist dieser Ansatz als eine Kombination von Einzel-/Gruppen- und Familientherapie zu sehen. Während der gesamten Zeit ist es möglich (und wird auch so praktiziert), dass die unterschiedlichen Therapieformen für Patient und Familie sich überschneiden, und auch bei der Planung der Vorgehensweise kommen schon mehrere Ansätze zum Einsatz. Das gemeinsame Leitbild ist ein »unverfängliches« Mittel, das jedem zugänglich ist und das von keinem der psychotherapeutischen Ansätze, die sich manchmal überschneiden und miteinander konkurrieren, für sich allein in Anspruch genommen wird.

Fallbeispiel

Bei dem folgenden Fall handelt es sich um ein Beispiel, das in der Supervision behandelt wurde. Es ist sehr stark zusammengefasst, und dient dazu,

a) die ursprünglichen Beobachtungen der Station,
b) ein typisches Leitbild, das in der Arbeit formuliert wurde und
c) die aktuelle Anwendung des Leitbildes in der klinischen Praxis zu verdeutlichen.

Ein 17 Jahre alter Mann, der bei seiner Mutter lebte und das gemeinsame Schlafzimmer mit ihr teilte, wurde in akutem und typisch präpsychotischem Zustand aufgenommen. Er litt an einer ausgeprägten Verwirrung, was die eigene Identität betraf und äußerte offen inzestuöse Wünsche gegenüber seiner Mutter. Den größten Teil seines Lebens hatte der junge Mann bei seiner Großmutter gelebt, die vor sechs Monaten gestorben war; seit ihrem Tod lebte er bei seiner Mutter. Als seine Mutter mit ihm schwanger war, lebten seine Eltern zusammen ohne verheiratet zu sein. Danach war der Vater wieder bei seiner eigenen Großmutter eingezogen, die in der Nähe wohnte.

Dem Team wurde bald deutlich, dass der Tod der Großmutter des jungen Mannes ein wesentlicher Auslöser seiner Psychose war. In diesem Fall wurde die psychologische Gewissheit, dass es dieser Auslöser war, zum gemeinsamen Bild, jedoch fragten wir uns, wie wir dies als Leitbild therapeutisch nutzen konnten. In den nächsten Tagen fiel der Patient in eine tiefe Regression. Er nässte ein und fiel in einer Familiensitzung in Ohnmacht, er versank in einem katatonen Zustandsbild; er hörte sogar auf, zu essen und zu trinken und war von suizidalen Gedanken verfolgt, und in Halluzinationen ging es um seine verstorbenen Angehörigen.

stammt der offene Dialog aus der Familientherapie und stellt inzwischen die Standardmethode unserer Behandlung dar, die eine Integration verschiedener Therapieformen wie Einzeltherapie, Familientherapie, Netzwerktherapie und psychotherapeutische Gemeinschaft ermöglicht. Die Ergebnisse unserer Integrationsversuche sind vielversprechend (Haarakangas, 1997, Keränen, 1992, Lehtinen, 1993, Seikkula, 1991, 1994, Seikkula u. a., 1995).

Die Sprache des Lebens ist vielstimmig

Der Dialog als wissenschaftliche Methode geht auf einen alten, ursprünglich platonischen Gedanken zurück. In der neueren Zeit erhielt die Sprachphilosophie viel Aufmerksamkeit, besonders zu Beginn des 20. Jahrhunderts (Raatikainen, 1997). Obwohl die Vorrangstellung der Sprache als Gegenstand philosophischer Forschung rückläufig ist, bleibt ihre Bedeutung doch weiterhin bestehen. Die Werke Wittgensteins und Gadamers sind grundlegend für eine Anwendung philosophischer Sprachtheorie in der klinischen Praxis. Besonders John Shotter hat sich bemüht, Therapeuten die zentralen Anliegen von Wittgenstein nahe zu bringen. Die Sprache umreißt die Grenzen der Wirklichkeit, innerhalb derer wir uns gegenseitig über uns selbst verständigen, Gestalt und soziale Identität annehmen. Erst kommt die Sprache, und mit der Sprache entsteht das Verständnis eines sprechenden Subjekts in einem gegeben, besonderen Kontext.

In der Psychologie haben Michael Bachtin (1981, 1983, 1984, Bachtin u. Medwedew, 1991), Walentin Woloschinow (1996) und Lew Wygotsky (1978) die Tür für die wichtige neue Forschung zum Beispiel von Iwanka Markowa (Markowa u. Foppa, 1990, 1992, Markowa u. a., 1995) – weiterhin von James Wertsch (1991) in der Pädagogik – geöffnet. Bachtin und Woloschinow (1996) gehen davon aus, dass aufgrund der Struktur der Naturwissenschaft immer nur ein Forschungssubjekt möglich ist. Die Cartesianische Auffassung zielt darauf ab, den Geist eines isolierten Individuums quasi als abgeschlossene Entität zu erfassen – seine Kontrolle von Handlungen, Reaktionen, Emotionen und Antworten in bestimmten Situationen – so als ob dieser eine Einheit für sich wäre, die nach rationalen Regeln, vorhersagbar und unabhängig vom Kontext, funktioniere. Die Aufgabe der Sprache ist es, sich durch die Möglichkeiten eines Individuums zu artikulieren und das Bild der Wirklichkeit für dieses Individuum und sein soziales System zu reflektieren. Die Sprache ist ein Werkzeug, mit dem man Beobachtungen anstellt und Individuen oder Gruppen als eine Einheit beschreibt. In ihren Entwicklungen orientieren sich Individuum oder Familie an der Wahrheit und regulieren in diesem Sinne den Kernbestand der Handlungen und des Verhaltens. Als einen solchen Kern, der Verhalten motiviert, kann man zum Beispiel Persönlichkeit, Identität, das Unbewusste oder die Familienhomöostase ansehen.

Für Bachtin und Woloschinow ist die psychische Wirklichkeit ein semiotischer Prozess, und die Theorie menschlichen Handelns ist eng verbunden mit den Problemen der Sprachphilosophie. Menschliche Aktivitäten sind ideologisch, und alles Ideologische hat einen semiotischen Wert. Jedes ideologische Zeichen ist nicht nur eine Widerspiegelung der Realität, sondern wird auch zum materiellen Bestandteil dieser Realität. Menschliche Ideologien lassen sich nicht in einem Einzelbewusstsein lokalisieren, zu einem Verstehen kommt es vielmehr vermittelt durch Zeichen. Diese Zeichen sind jedoch nicht ein semiotischer Code, aufgrund dessen das Individuum die Wirklichkeit interpretiert, wie u. a. Lotman die Aufgaben der Semiotik definiert hat. Die Worte sind vielmehr für sich genommen »Handlungsträger« (agents). Ein neues Verständnis entsteht nicht im vereinzelten Bewusstsein eines Menschen, sondern im Interaktionsprozess untereinander (Peuranen, 1998).

Worte sind eine grundlegende Art von Zeichen. Ein Wort ist nicht nur Sprechwerkzeug, sondern es verleiht der Verständigung Bedeutung (Bachtin, 1986, S. 34). Die Dinge, die uns umgeben, erhalten ihre Bedeutung erst durch die Sprache. Jede Sache tritt nur einmal in dieser oder jener Umgebung auf und mit diesen oder anderen Menschen, die anwesend sind. Anstatt nur eine Meinung zu haben, leben die Menschen »polyphon«, d. h. mit vielen Stimmen, je nach dem spezifischen Kontext und den konkreten Gesprächsthemen. Jeder Verhaltensakt ist immer die Reaktion auf eine vorausgegangene Handlung oder Äußerung. In dieser Reaktion auf ein Ereignis realisiert sich das Leben entsprechend dem aktuellen Bezugsrahmen, und gleichzeitig werden Bedeutungen geschaffen. In diesem Prozess lässt sich letztlich zwischen dem Gebrauch der Sprache (Rede = Benutzung von Sprachwerkzeug) und dem Sprachsystem unterscheiden (Peuranen, 1998). Worte zu äußern ist das entscheidende Ziel jeder Unterhaltung. Um ein neues Verständnis zu ermöglichen, ist eine dialogische Unterhaltung vorausgesetzt (Seikkula, 1995), in der es gelingt, Themen, über die man gesprochen hat, mit einer neuen Bedeutung auszustatten.

Fallgeschichte: Zwei Arten von Schizophrenie

Lars war ein stark beeinträchtigter, psychotischer junger Mann. Er saß in einer Ecke der Station und hatte mit niemandem Kontakt. Nachdem sich sein Zustand drei Monate lang nicht gebessert hatte, entschied sich das Team, eine Therapieversammlung zu dieser schwierigen Situation abzuhalten. Das Team lud dazu alle beteiligten Mitarbeiter, ambulante wie stationäre, und seine Familie ein. Im Verlaufe des Gesprächs bemerkte Lars ältere Schwester irgendwann, »die letzten zwei Wochen waren für die Familie sehr anstrengend.« Als wir fragten, was es denn der Familie so schwer mache, antwortete weder sie noch ein anderes Familienmitglied. Nach einer Weile bemerkte Lars' Bruder, »nachdem wir die Meinung des Arztes hörten, war es für die Familie sehr schwierig.« Auf die Frage, was denn der Arzt gesagt habe, geriet die Unterhaltung wieder ins Stocken. Wiederum nach einer Weile nahm die Schwester den Punkt zum dritten Mal auf: »Es war eine schwierige Zeit, nachdem die Familie das Urteil des Arztes erfahren hatte.« Nun baten wir, dass sie den Anwesenden mehr über die Situation und die ärztliche Diagnose erzählte. Sie sagte, dass der Arzt seine Meinung, was mit ihrem Bruder nicht stimmte, geäußert habe und sie diese Diagnose nur schwer ertragen könnten. Wir ermutigten sie, zu wiederholen, was der Arzt gesagt hatte. Nach einem kurzen Zögern antwortete sie leise: »Der Arzt hat gesagt, dass unser Bruder eine Schizophrenie hat.« Als sie dies sagte, fingen alle Familienmitglieder an zu weinen.

Das Team verhielt sich ruhig, um so diesem emotionalen Augenblick Raum zu geben, und dann fragten wir jeden, was Schizophrenie für ihn bedeutete. Sie fingen allmählich an, sich mitzuteilen und kamen zur Sache: Die Mutter des Vaters war als schizophren diagnostiziert worden und sie war seit 35 Jahren hospitalisiert. Die Familie hatte versucht, die »Großmutter« bei sich aufzunehmen, aber das war an ihrer wahnhaften Vorstellung, dass ihre Angehörigen sie vergiften oder sich ihren Besitz aneignen würden, immer gescheitert. Diese Geschichte war für alle Familienmitglieder traumatisierend, und sie hatten nie darüber gesprochen – es war eine Geschichte ohne Worte.

Der Arzt, der die Diagnose gestellt hatte, wurde gebeten, die Dinge zu beschreiben, die dazu geführt hatten. Er tat dies mit der Bemerkung, ihm ginge es darum, dass Lars die bestmögliche Behandlung erhalte. Und er ging nicht davon aus, dass Lars den Rest seines Lebens im Krankenhaus verbringen müsste. An diesem Punkt kam es zu einer neuen Verständigung, nämlich zwischen dem Arzt und den Familienangehörigen. Dies half den Beteiligten, sich klar zu machen, wie schwierig die Situation war. Im selben Gespräch wurde es möglich, auf eine neue Weise über die Erfahrungen des Vaters mit seiner Mutter zu sprechen (und nun erst wurde sie als die »Großmutter« bezeichnet), und eine Geschichte in Worte zu fassen, die es zuvor nicht gab.

Weil die Bedeutungen unserer Handlungen in sozialen Beziehungen erschaffen werden, ist es für das soziale Netzwerk wichtig, am Krisengespräch teilzunehmen. Mit Hilfe der Bedeutungssysteme in den sozialen Beziehungen wird aus der Polyphonie des Lebens ein Motor der Psychotherapie. Gleichzeitig wird diese neue Realität *zum einen* gemeinsam erfahren, *zum anderen* werden neue Worte für schwierige Erfahrungen bereitgestellt, die zuvor nicht möglich waren. Auf diese Weise werden neue Bedeutungen und ein neues Verständnis erschaffen. Die gemeinsam geteilte emotionale Erfahrung öffnet die

»Sackgasse« des Monologs zugunsten einer dialogischen Reflexion, welche ihrerseits bedeutsam für den inneren Monolog des Patienten wird. Innere und äußere Monologe sind Teil des gleichen Sprachsystems, es gibt keine strikte Trennungslinie.

Wygotsky (1970) zeigte, dass die menschliche Sprache aus den sozialen Beziehungen entsteht und dass die Mutter (oder die nächste Pflegeperson) die Wirklichkeit erschafft, in der die Bedeutungen der Dinge, die das Kind umgeben, ihre Form annehmen (Leiman, 1995). Das Kind wird in den Sprachkontext hinein geboren, den seine Eltern im Einklang mit ihren Stimmen erschaffen haben. In der Phase der egozentrischen Sprache im Alter von 3–7 Jahren, nimmt das Kind allmählich die verhaltenswirksame Funktion der Sprache in seine psychischen Funktionen auf. Wenn das Kind ein Wort laut ausspricht, kann es sich entsprechend dem Gesagten verhalten. Ein Wort laut auszusprechen, bevor man handelt, wird in der Phase der inneren Sprache überflüssig, und als Erwachsener hat man gelernt, das eigene Verhalten mittels seiner Gedanken zu steuern. Das Individuum kann Worte und Konzepte internalisieren, aber der wichtigere Aspekt der Sprache liegt in der tatsächlichen Situation begründet, in dem der Sinn der Sprache in dem jeweiligen Gespräch festgelegt wird. Natürlich verläuft ein Teil des Gesprächs als innerer Dialog, in dem verschiedene Stimmen mehrere Perspektiven und Bedeutungen durchspielen.

Im Gegensatz zum Cartesianischen Standpunkt wird die Funktion der Sprache nicht in erster Linie in der Widerspiegelung und dem Ausdruck von Gedanken und Gefühlen gesehen. Die Sprache ist vielmehr eine Umwelt, in der wir uns je nach Lebensphase, Erfahrung, Beruf und therapeutischem Ansatz verorten (Shotter, 1999) – wir benutzen die Sprache nicht nur, wir leben auch in ihr.

Die Wirklichkeit entsteht an Grenzen und in Zwischenräumen

Obwohl wir annehmen, dass jeder Mensch über einen inneren Kern verfügt, der unser Verhalten lenkt, müssen wir doch realisieren, dass die Bedeutung psychischer Akte an der Grenze zwischen innen und außen, in sozialen Beziehungen mit anderen Menschen oder im inneren Dialog zwischen verschiedenen Stimmen geschaffen wird, welche ihre Grundlage in unserer Lebenserfahrung haben. Wenn wir uns die psychische Realität als etwas vorzustellen versuchen, das seine Bedeutung durch die Sprache erhält, wird die Suche nach der inneren psychischen Struktur zweitrangig. Wenn wir die Gründe für ein Problem in der inneren Struktur oder im sozialen System lokalisieren, dann versuchen wir diejenige Regel aufzuspüren, die hinter einem bestimmten Problemverhalten liegt; und wenn wir diese Regel definiert haben, versuchen wir durch eine Korrektur das Problem zu lösen. Nur eine einzige Erklärung ist die richtige, und wenn wir diese kennen, lässt unser Interesse an allem anderen nach (Shotter, 1996). Wie schon Bachtin bemerkte, hat »der Strukturalismus nur ein Subjekt – das Subjekt des Forschers selbst« (1986, S. 169).

In dem Beispiel, das ich geschildert habe, bemühte sich der Arzt die Regel – die richtige Diagnose Schizophrenie – herauszustellen, die das Verhalten des jungen Mannes bestimmt. Diese einzige und zutreffende Diagnose bedeutete gleichzeitig, dass damit das Forschungsinteresse des Arztes endete. In der Therapieversammlung jedoch löste diese Definition einen Abgrund an neuen Bedeutungen aus, der schließlich eine gemeinsame Unterhaltung eröffnete und ein neues Einverständnis zwischen den Gesprächsteilnehmern ermöglichte. Es setzte nicht hinter das Interesse des Arztes einen Schusspunkt, sondern führte im Gegenteil zu einem neuen Dialog. Im Bedeutungsnetzwerk, das zwischen den Individuen geknüpft wurde, hatte die Diagnose »Schizophrenie« sehr wohl einen Stellenwert, indem sie zum Thema dieser Unterhaltung wurde. Das Gespräch kreiste jedoch nicht länger um die Bedeutung der Schizophrenie für die innere psychische oder somatische Struktur des Patienten, sondern um die aktuelle Klärung, was »Schizophrenie« für jeden Teilnehmer bedeutete. Dies führte zu einer polyphonen Erörterung von Erfahrungen, die jeder mit der Schizophrenie der Großmutter gemacht hatte, und es ging um die Zukunft von Lars. Ursprünglich einstimmig, wurde der Monolog um mehrstimmige Aspekte zum Dialog erweitert.

Als Bachtin (1986, S. 169f) den Unterschied von Bedeutungen im Strukturalismus und kontextuellen Denken definierte, äußerte er sich so: »Kontextuelle Bedeutungen sind personalistisch; sie beinhalten eine Frage, einen Adressaten und nehmen eine Antwort vorweg; es gehören mindestens zwei Personen zum Dialog. Dieser Personalismus ist nicht psychologisch, sondern semantisch.« Im Gegensatz dazu versucht der Strukturalismus das Problem mit einer exakten Definition zu beschreiben, wie es in der Naturwissenschaft der Fall ist. Erst durch die Kontextdefinition der psychischen Realität andererseits erzeugt ein Gespräch die Forschungsprobleme. Shotter (1993) nennt dies »Wissen der dritten Art«, und dabei ist der Beobachte immer mit eingeschlossen. Ein neues Verständnis setzt eine dialogische Verständigung voraus.

Die Realität wird von den Teilnehmern eines Gesprächs in einem leeren Raum, der sozusagen darauf wartet, mit Worten angefüllt zu werden, erschaffen. Verstehen ist ein aktiver Prozess, in dem man sich äußert und Antwort erhält. Ausgangspunkt des Verstehens kann sein, dass man eine Sache als etwas bestimmtes anerkennt; jedoch ist diese Anerkennung noch kein Verstehen, weil das letztere ein dialogisches Gespräch über die anerkannte Sache voraussetzt. Die Diagnose »Schizophrenie« bedeutet, dass Symptome und ein bestimmtes Verhalten aufgedeckt wurden, die zu dieser Krankheit gehören, aber die Transformation dieser Erkenntnis in einem Verstehensprozess vollzieht sich in der dialogischen Konversation (Woloschinow, 1996).

Der Dialog ist eine Grundqualität der Sprache, die nicht im Individuum, sondern an der Grenze des Individuums in einer realen Konversation verankert ist. Unterschiede fördern den Austausch von Meinungen, und die Behandlung wird meist um so umfassender, je mehr verschiedene Ansichten zum Ausdruck kommen. In gewisser Weise ist Sprache immer dialogisch. Selbst Monologe haben etwas von einem Dialog, weil sie ja gegenüber jemandem geäußert werden. Jedoch bleiben monologische Äußerungen in dem Sinne verschlossen, als sie keine Antwort erfordern. Eine dialogische Konversation (Seikkula, 1993; 1995) ist andererseits dadurch gekennzeichnet, dass die Antworten noch wichtiger als die Fragen sind. Jedoch ist die Äußerung auf eine Antwort nicht das Ende einer Unterhaltung, sondern neue Fragen zielen darauf, das Thema in der Diskussion fortzuführen. Es sind die Themen selbst – nicht die Dialogteilnehmer – welche das Gespräch steuern.

Therapeuten versuchen heute nicht länger, durch Fragen oder Interventionen den Dialog zu kontrollieren. Vielmehr passen sie sich den Äußerungen ihrer Klienten fortwährend an, indem sie den Dialog aufrecht erhalten, da der Dialog selbst neues Verständnis erzeugt. Bachtin (a.a.O., S. 95) bemerkte:

> »In der Wirklichkeit findet fortwährend ein praktischer Austausch statt, wenn auch langsam und mit einer begrenzten Reichweite. Die zwischenmenschlichen Beziehungen der Sprecher ändern sich fortwährend, selbst wenn der Grad der Veränderung kaum bemerkbar ist. Im Prozeß der Hervorbringung bringt der *soeben vorgebrachte Inhalt seinerseits etwas neues hervor* (Hervorhebung durch den Autor). Der praktische Austausch erhält das Wesen der Ereignisse, und selbst ein wenig bedeutsamer philologischer Austausch trägt zu der unablässigen Hervorbringung von Ereignissen bei. Indem es hervorgebracht wird, fristet das Wort ein hoch intensives Leben, auch wenn es sich vom Leben einer künstlerischen Schöpfung unterscheidet.«

Die Äußerungen von Gesprächsteilnehmern erzeugen notwendigerweise neue Arten von Problemlösungen. Eine Unterhaltung erzeugt schon für sich genommen neue Bedeutungen. Die Sprache selbst wird zu einer Macht, welche diese neue Bedeutungs-Ökonomie hervorbringt. Das Ziel der Therapeuten wird der Dialog selbst, wie nämlich bei diesem »einmaligen Ereignis« alle Teilnehmer der Therapieversammlung gemeinsam neue und konstruktive Bedeutungen erschaffen können, und, indem sie dies tun, diese auch in ihren inneren Monolog inkorporieren. Ein therapeutisches Team würde diese Art von Austausch verhindern, wenn es in einer monologischen Weise aufträte; dies wäre der Fall, wenn Gesprächsteilnehmer in die Lage versetzt würden, ihre eigenen Gesichtspunkte gegen das Team zu verteidigen. Wenn die Fragen monologisch sind – das bedeutet, dass nur Einstimmigkeit zählt – sind auch nur »einstimmige« Antworten zulässig, und dann wird kein neues Verständnis entstehen können. Solche Fragen können nur mit Zustimmung oder Verneinung beantwortet werden. So vollzieht sich monologisches Sprechen.

Die Grundlagen eines optimalen Dialogs

Auf der Grundlage der semiotischen Theorie, die zuvor beschrieben wurde, lässt sich ein psychotherapeutischer Ansatz verwirklichen, der sich nicht mehr auf die Veränderung psychischer oder sozialer Strukturen konzentriert oder Fragen als Intervention einsetzt. Vielmehr konzentrieren wir uns darauf, einen gemeinsamen Dialog mit den Teilnehmern der Therapieversammlung herzustellen, um ein besseres Verständnis der Umstände, die mit der akuten Krise zu tun haben, herzustellen. Die wichtigsten Elemente dieses Vorgehens sind die folgenden:

- Dem therapeutischen Gespräch sollten möglichst wenige Vorabklärungen vorausgehen, damit jeder Teilnehmer vom gleichen Stand aus über das aktuelle Thema mitreden kann.
- Die gesamte Behandlungsplanung soll in Anwesenheit aller vorgenommen werden – des Patienten, seiner nächsten Angehörigen und aller beteiligten Fachleute.
- Therapeuten sollten nicht als Experten auftreten, die alle Fragen beantworten können, und sie sollten es vermeiden, den »Nicht-Experten« vorgefertigte Antworten zu liefern. Das therapeutische Fachwissen sollte hauptsächlich darin bestehen, wie man den Dialog in Gang bringt (Andersen, 1997, Haarakangas, 1997, Seikkula, 1995).
- Das günstigste Ergebnis kann man bei ernsten psychischen Krisen anscheinend dann erwarten, wenn das soziale Netzwerk um den Patienten herum (bei ausreichender Stützung) eine gewisse Unsicherheit ertragen kann und sich voreilige Schlüsse und Entscheidungen erst einmal vermeiden lassen. Damit ist auch gemeint, den Patienten nicht kurzfristig und in hoher Dosierung auf Neuroleptika einzustellen, sondern dies nur in geringen Dosen und nach intensiver Diskussion zu tun.
- Es ist vorrangig, die Unterhaltung voran zu bringen. Die »therapeutische« Arbeit besteht darin, diesen Dialog zu erzeugen, nicht aber Schlüsse zu ziehen oder Entscheidungen zu fällen. Alle Beteiligten müssen gehört werden, denn es ist immer hilfreich für ein besseres eigenes Verständnis, wenn man gehört wird.

Der offene Dialog ist der Schlüssel. Dies bedeutet auch dann Offenheit, wenn es darum geht, verschiedene therapeutische Methoden als Teil eines gesamten

Behandlungsprozesses zu integrieren, so wird es dem Patienten nämlich ermöglicht, neue Worte zu finden für solche Erfahrungen, für die er bisher keine Ausdrucksmöglichkeiten hatte – dies kann auf sehr unterschiedliche Art und Weise geschehen.

Mit diesen Regeln möchte ich Wege für einen Dialog aufzuzeigen, der möglichst optimal verläuft. Im Rahmen der Evaluationsforschung haben wir Dialoge aus der jeweils ersten Therapieversammlung in Beziehung gesetzt zum Verlauf – einmal zu einem positiven und einmal zu einem negativen Verlauf. Mit zwei Beispielen möchte ich die Unterschiedlichkeit der Dialoge jeweils anhand von zwei Gesprächsauszügen verdeutlichen. Beide stammen aus den Therapieversammlungen mit Patienten, in deren Familien über manifeste Gewalttätigkeit gesprochen wurde. Bei dem ersten Patienten wurde nach einem Jahr ein gutes Ergebnis definiert. Die Kriterien waren, dass keine psychotischen Symptome vorherrschten, und der Patient seine Arbeit wieder aufgenommen hatte. Den zweiten Fall definierten wir als Verlauf mit schwachem Ergebnis, weil bei diesem Patienten die psychotischen Symptome noch im Vordergrund standen und er eine Erwerbsunfähigkeitsrente erhielt. Der erste Patient benötigte keinerlei Neuroleptika während seiner Behandlung, dem zweiten wurden Neuroleptika verordnet, aber er nahm sie nicht ein.

Positiver Verlauf – reflektierender Dialog über Gewalt

Nach der ersten Therapieversammlung hatten Vater und Sohn eine schwere Auseinandersetzung. Dabei ging es darum, dass der Vater dem Sohn vorwarf, dass er seinem Studium nicht ordentlich nachginge; er berichtete über lebhafte Halluzinationen und äußere seltsame philosophische Theorien. Der Vater schätzte dies nicht, und als er darüber sprach, fing der Sohn an, über Erfahrungen aus seiner Kindheit zu berichten. Dies führte zu einer heftigen Auseinandersetzung, die in einem Ringkampf zwischen den beiden gipfelte. Gegen Ende der zweiten Therapieversammlung tauchte das Ereignis dann im Gespräch auf. In der nachfolgenden Sequenz ist M der Patient, Mu die Mutter, Tw das weibliche Teammitglied und Tm das männliche.

M: Wir hatten einen Ringkampf.
Tw: Einen wirklich ernsthaften?
M: Es war als stemmte man sich...
Tm: Wer von euch beiden hat gekämpft?
M: Ich glaube, dass ich außer mir war.
Tm: Wer von Euch beiden hat wirklich gerungen?
Tw: Wer hat den anderen gepackt?
M: Nun, ich habe ihn um den Nacken gepackt.

Mu: Ja und ich sagte..(lacht)
M: Ich habe ihn fest in den Schwitzkasten genommen, obwohl ich nicht trainiert bin. Er hat jahrelang trainiert. Ich habe überhaupt keinen Sport getrieben, deshalb hatte ich etwas Angst.
Tm: (wendet sich an das Team) Ja, das ist ja nun ein ziemlicher Skandal, dass dein eigenes Kind..
Tw: Aber andererseits kann man als Vater stolz sein, wenn der eigene Sohn so stark ist, wenn man selbst...
Tm: Aber wenn sich das gegen einen selbst wendet, das kann ja nicht...
Tw: Trotzdem kann er stolz sein, dass M ein erwachsener Mann ist und dass er sich im Ringkampf durchsetzen kann und...
M: Kann ich auch mal auf eine Tatsache hinweisen?
Tw: Ich dachte gerade noch mal an das, was M sagte, ob sein Traum ein umfassender ist, aber wenn es um seine Eltern geht, begibt er sich in eine Auseinandersetzung.
M: Aber man sollte bedenken...
Tw: Hast du nicht gehört, dass man eigentlich davon ausgehen sollte, dass so etwas ins Pubertätsalter gehört? In diesem Alter wird doch alles in Frage gestellt und dann muss man vielleicht kämpfen, um zu sehen, wer überlegen ist?
Tm: Dann wäre dies ...
Tw: ...eine verspätete Pubertät.
Tm: Ein ziemlicher Ausbruch, oder ist es mehr die Form, die auffällt?
Tw: Die Art ist auffällig, und das kann natürlich ziemlich nerven...

Die Teammitglieder waren offensichtlich überrascht, als die Familie von dem Ringkampf erzählte. Aber sie hörten zu und nahmen den Vorfall ernst. Nach einigen Nachfragen und Kommentaren, sprachen sie miteinander, indem sie sich in einer reflektierenden Diskussion über diesen erstaunlichen und beängstigenden Vorfall Gedanken machten. Dabei wurde ihnen deutlich, wie schwerwiegend der Vater-Sohn-Konflikt war, aber sie gaben auch eine normalisierende Stellungnahme ab. Sie stellten in Frage, ob man den Ringkampf als Revolte eines Heranwachsenden oder als Reaktion des Vaters auf diese Revolte ansehen könnte. Das Team äußerte seine Stellungnahme zu dem, was es hörte, in der Art einer dialogischen Konversation untereinander.

Schlechter Verlauf – das Team antwortet nicht
P kam ins Krankenhaus zur ersten Therapieversammlung. In dieser Versammlung klang an, dass P gegenüber seiner Mutter gewalttätig war. Im folgenden Abschnitt kommt ein Vorfall zur Sprache – in der Wiedergabe T1 die weibliche

Therapeutin, T2 der männliche Therapeut.

T1: Ich dachte es wäre in den letzten beiden Wochen passiert und nicht schon vorher.
T2: War es eine Drohung oder kam es noch schlimmer?
T1: Schläge, ich dachte das P seine Mutter geschlagen hat.
T2: War P betrunken oder hatte er einen Kater?
P: Nein, ich war nüchtern.
T2: Nüchtern.
T1: Ich habe mitbekommen, dass P versuchte, seine Mutter etwas zu fragen?
P: Ja, am letzten Wochenende kam die Polizei zu uns. Sie war betrunken. Als sie nichts sagte und mitten in der Nacht Kaffee kochte und ich fragte... ich ging dann in die Küche hinaus, und sie drehte sich um zu mir und sagte, dass ich nicht darüber sprechen dürfte. Dann habe ich sie geschlagen. Sie lief in den Flur und fing an zu schreien. Ich sagte, dass sie nicht schreien müsste, und warum sie das nicht erzählen könnte.. Und dann beruhigte sie sich. An diesem Punkt hatte ich das Gefühl... Und dann kam die Polizei und der Krankenwagen. Natürlich habe ich auch das Gefühl, dass ich niemanden schlagen darf. Aber dann kommen Situationen vor...
T1: War das der Zeitpunkt, an dem Sie zum ersten Mal eingewiesen wurden?
P: Ja genau, als das passiert war.
T2: Warum sagte sie nicht, dass sie die Polizei geholt hat?
P: Was?
T2: Warum hat sie nicht erzählt, dass die Polizei in der Nacht vor zwei Tagen zu Ihnen gekommen ist?
P: Es war nicht vor zwei Nächten, sondern am Wochenende. Ich dachte die ganze Zeit an diese seltsamen Sachen und ich wusste, dass das so nicht wirklich wahr ist. Aber wenn man eine ganze Zeit so dachte, und man das Gefühl bekommt, dass so etwas wirklich passieren kann. Das ist dann zu viel... Dann denkt man an alle möglichen Lappalien.
T2: Und das alles passierte am letzten Wochenende?
T1: Ja.

Die Diskussion, die hier geführt wird, unterscheidet sich von der vorherigen, in der es auch um Gewalt ging, ganz erheblich. Als der Patient das Ereignis mit seinem Bericht beschrieb, weil er nicht in der Lage war, es unzweideutig zu darzustellen, bemerkte er schließlich: »Es ist nicht erlaubt, jemanden zu schlagen.« Hier war ein Einstieg für einen inneren Dialog, um sich mit seiner Tat auseinanderzusetzen. Das Team ging jedoch nicht darauf ein, sondern befragte ihn, wie sein Kontakt zum Versorgungssystem zustande gekommen sei. Dies ist nicht das einzige Beispiel, in seiner nächsten Äußerung reflektierte der Patient seine »seltsamen Sachen« (womit er Halluzinationen meinte), das Team half jedoch nicht dabei, mit ihm Worte für diese Art Erfahrung, über die er sprach, zu suchen. In der kurzen Passage gab es also zwei Ansätze zum Dialog, die nicht aufgenommen wurden, und deshalb kam ein solcher auch nicht zustande.

Diskussion

In der Falldarstellung, die sich auf den positiven Verlauf wieder bezieht, geht das Team auf den überraschenden Hinweis, dass Gewalt im Spiel war, mit einer dialogischen Erörterung ein, die hier als reflektierender Dialog innerhalb des Teams geführt wird.

In den Therapieversammlungen ist es Aufgabe des Teams, so zu moderieren, dass das Netzwerk das Gespräch in die Hand nimmt, Themen bestimmt und die Art ihrer Behandlung festlegt. Wenn Klienten die Möglichkeit haben, symbolische Bedeutungen zu erschaffen, kommt ein Prozess in Gang, in dem sich bessere sprachliche Äußerungen für schwierige Erfahrungen finden lassen. Wenn dies gelingt, kann man den Dialog wirklich als solchen ansehen, nämlich als gemeinsame Erörterung wichtiger Angelegenheiten. Diese Art Dialog hat keine Ähnlichkeit mit den früher üblichen Interviews, mit deren Hilfe man Informationen als Grundlage für Entscheidungen, wie man intervenieren soll, eruierte. Die Art des Dialogs selber wird dann zur „Intervention", wobei das Team sich bemüht, für dialogische Antworten mehr Raum zu schaffen. Ziel der Intervention ist sozusagen der Dialog selber, nicht der Patient oder das Netzwerk seiner Angehörigen.

Die Aktivitäten des Teams beziehen sich auf das, was sich in den Sitzungen der Therapieversammlung abspielt. Wenn das Team wirklich dem Klienten zuhört und darauf in einer dialogischen Art und Weise eingeht, werden die Klienten – und zwar Patient wie Angehörige – die Möglichkeit bekommen, aus dem, was sie äußern, selbst zu lernen. Wie wir in dem Bericht über den positiven Verlauf sehen konnten, folgte der Patient mit seinem eigenen inneren Dialog aktiv der reflektierenden Unterhaltung im Team. Er äußerte die ganze Zeit Kommentare und fand gleichzeitig Worte für seine Ideen. In einer solchen Atmosphäre wird in ausreichendem Maße Sicherheit erzeugt, so dass man auch mit noch unausgesprochenen Erfahrungen fortfahren kann. Diese kann man nicht als fertige Schemata aus einer noch verborgenen Vergangenheit entnehmen, sondern sie werden gemeinsam geschaffen und im Dialog durchlebt.

Was den Dialog im Fall des negativen Verlaufs anbetrifft, so verhält es sich hier konträr. Das Team ging nicht auf die Versuche des Patienten ein, als es um die Gewaltanwendung gegen die Mutter oder darum ging, Worte für seine seltsamen psychotischen Ideen zu finden. In der Sequenz wurde nicht auf das, was der Patient sagen wollte, geachtet, und so konnte ihm nicht geholfen werden, seinen inneren Dialog fortzuführen und die schwierigen Punkte zu klären. Vielleicht ist man später darauf zurückgekommen, aber in der o.a. Episode wurde versäumt, die Verantwortlichkeit des Patienten, der seine Mutter geschlagen hatte, anzusprechen und die psychotischen Ideen zu erörtern. Man kann vermuten, dass der Patient daraufhin unsicherer wurde, ob seine Erfahrung für eine Erörterung überhaupt wichtig genug war. An sich kann man sagen, dass sich das Team angemessen verhielt. Die Therapeuten versuchten zu klären, was passiert war und wie es zum Kontakt mit der Psychiatrie kam. Die Gewalttätigkeit, die ein erwachsener Sohn gegen seine Mutter begeht, ist natürlich ein heikles und emotional hoch aufgeladenes Thema. In solchen Situationen kann es schon schwierig sein, dem Dialog aufmerksam zu folgen oder für sich klar zu haben, wie man am besten auf die diskutierten Fragen eingehen soll.

Kapitel 4

Einzel- und Pharmakotherapie als notwendige Therapiebausteine

Die schwedische Psychotherapeutin B. Sandin schildert in einer Fallgeschichte, die in einem Tagungsammelband veröffentlicht ist, wie sie einen psychotischen Patienten in ihrer Klinik begrüßt:

Ich weiß, dass der Patient gewalttätig war und möchte daher, dass er im Bett liegt, um die Chance zu verringern, dass es zu einem gewaltsamen Ausbruch kommt. Ich sage daher streng: »Legen Sie sich hin!« Der Patient bewegt sich wie schlaftrunken, indem er seine Füße über den Boden schleift, und legt sich aufs Bett. Ich gebe ihm die Hand und sage:
»Ich heiße Barbro Sandin, und es ist meine Aufgabe, mit Patienten zu sprechen. Wer sind Sie?«
»Ich bin Jesus,« antwortet er mit einer durchdringenden Stimme.
Ich frage: »Was macht Jesus hier?«
Er antwortet: »Ich mache mir solche Sorgen. Ich bin jetzt 27 Jahre alt und es bleiben mir nur noch drei Jahre, um alle Sünden loszuwerden. Das macht mir solche Sorgen. Ich kann nicht lesen (dabei zeigt er auf die Bibel). Und ich weiß nicht, ob ich zu meinem himmlischen Vater gehen oder bei meinem irdischen bleiben soll.«

Ich nehme seine Hand und halte sie fest. »Lassen Sie es langsam angehen. Jesus wurde nicht mit 30 gekreuzigt. Wahrscheinlich war er 34. Wir haben also noch sieben Jahre Zeit, um die Sünden loszuwerden. Ich kenne die Bibel, ich kann Ihnen helfen. Zusammen können wir die Sünden loswerden.« [vgl. J. Cullberg u. A. Werbart (Hg.)(1992): Psychotherapy of Schizophrenia, Oslo]

Psychotherapie im Rückblick. Erfahrungen von fünf ehemaligen Patienten

Johan Cullberg und Sonja Levander

Auch wenn es viele offene Fragen zur Psychotherapie schizophrener Patienten gibt, kann man wohl in Skandinavien davon ausgehen, dass die meisten Fachleute sich einig sind, wie wichtig eine solche Einzeltherapie für die Wiederherstellung mancher dieser Patienten ist. Allerdings bestehen noch Unklarheiten darüber, worauf es bei einer erfolgreichen Arbeit besonders ankommt. Wie unterscheidet sich die Arbeit von der mit anderen Patientengruppen? Von welchem theoretischen Bezugsrahmen wird ausgegangen?

Bei der Auswertung der Wirksamkeit unterschiedlicher therapeutischer Ansätze haben Gunderson u. a. (1984) explorative, auf Einsicht zielende Verfahren mit supportiven, auf Realitätsbewältigung gerichteten Verfahren verglichen. In einer Gruppe von 95 schizophrenen Patienten, die mit einem dieser beiden Verfahren behandelt wurden, lagen nach zwei Jahren keine signifikanten Unterschiede vor.

Glass u. a. (1989) werteten später Tonbandprotokolle derselben Untersuchung aus, wobei sie sich auf das Verhältnis von Prozess und Ergebnis konzentrierten. In einer differenzierten Prozessanalyse untersuchten sie den Zusammenhang zwischen den Fertigkeiten des Psychotherapeuten bei der psychoydynamischen Exploration und den Unterschieden im Ergebnis. In einer Gruppe von 23 akut psychotischen, nicht chronifizierten Patienten, die alle die Diagnose »Schizophrenie« hatten, ergab sich eine positive Beziehung zwischen der Fähigkeit des Therapeuten, zu verstehen und auf die zugrunde liegenden Probleme einzugehen (d. h. geschickt psychodynamisch zu explorieren) einerseits und einer Besserung der so genannten Negativsymptomatik nach zweijähriger Behandlung andererseits. Gleichzeitig lagen jedoch die Werte bei den Merkmalen Angst und Depression in dieser Gruppe höher. Glass u. a. bemerkten auch, dass die besondere Befähigung des Therapeuten zur psychodynamischen Exploration eine zuverlässigere Vorhersage über den Behandlungserfolg zuließ, als das bei der Variable »Ausmaß der Störung« möglich war. Aus der Studie ging nicht hervor, wie viele Patienten nach der Behandlung als geheilt galten.

Ein interessanter Bericht über eine chronisch schizophrene Patientin wurde von McGlashan und Nayfack (1988) vorgelegt. Auf der Grundlage von mehreren hundert Seiten Therapieprotokollen, die in acht Fallkonferenzen im Jahr von drei aufeinander folgenden Therapeuten gesammelt wurden, legten sie im

Detail die therapeutischen Methoden und Haltungen dieser Therapeuten dar und schilderten die klinische Reaktion der Patientin auf die Behandlung. Außerdem protokollierten sie eine Nachuntersuchungsinterview zehn Jahre nach der Entlassung.

Nach McGlashan und Nayfack wurde deutlich, dass ein erster Therapeut, der eine stärker deutende und konfrontierende Methodik einsetzte, die Patientin in eine verstärkte regressive Krankenhausbehandlungsbedürftigkeit hinein manövrierte. Die nachfolgen Therapeuten verhielten sich stärker supportiv und »haltend«, und sie zeigten mehr Verständnis für die zerbrechlichen psychischen Widerstände des Patienten. Sie nahmen stärker eine Elternrolle wahr und betonten die positiven Aspekte der therapeutischen Beziehung. In ihrem Bericht kommen die Autoren zu dem Schluss, dass Patienten mit langwierigen und schweren psychischen Störungen besser mit einem intensiv stützenden als mit einem analytischen und konfrontierenden Ansatz zurechtkommen.

Eine modellhafte Darstellung des Vorgehens von Therapeuten, die auf diesem Gebiete besondere Erfolge verzeichneten, verdiente natürlich ein besonderes Interesse. In der Regel werden in der Literatur entsprechende Hinweise in Form von klinischen Fallvignetten zu einzelnen methodischen oder theoretischen Aspekten mitgeteilt, aus denen sich keine verallgemeinerten Darstellungen des therapeutischen Vorgehens ableiten lassen.

Mit einer alternativen Forschungsmethode haben wir Patienten befragt, wie sie die Arbeit ihres Psychotherapeuten erlebt haben. Dabei interessierten uns Patienten, die wiederhergestellt waren, da dies am besten Aufschluss gibt, welches Vorgehen hilfreich und wirksam ist. Eine solche Vorgehensweise wurde unseres Wissens in der Forschung noch nicht eingeschlagen.

Ziel der Untersuchung

Wir wollten mit dieser Untersuchung, die fünf ehemals schizophrene Patienten einschloss, herausbekommen, welche Aspekte der Therapie mehr oder weniger relevant für deren Probleme waren. Es handelt sich bei allen um Patienten der schwedischen Psychotherapeutin Barbro Sandin. Es ging uns auch um den Stil und die Haltung, welche Frau Sandin in diesen Therapien zeigte.

Methode und Untersuchungsgruppe

Gruppe der ehemaligen Patienten

In früheren Artikeln (1991a, 1991b) haben wir acht ehemalige schwer kranke schizophrene Patienten beschrieben, die nach einer Psychotherapie vollständig remittierten. Fünf von ihnen hatten dieselbe Therapeutin, nämlich Frau Sandin. Diese fünf haben wir nun erneut für diese Untersuchung ausgewählt. Auf der Grundlage ihrer Krankengeschichte lässt sich nach halten, dass alle fünf nach den Kriterien des DSM-III als schizophren diagnostiziert wurden; zum Zeitpunkt der Untersuchung traf diese Diagnose auf keinen der fünf zu und es erhielt auch keiner von ihnen eine neuroleptische Medikation. Bei den Patienten handelte es sich um vier Männer und eine Frau. Als wir die Patienten interviewten lag der letzte psychische Zusammenbruch mindestens fünf Jahre zurück. Was das Krankheitsbild anbetrifft, so verweisen wir auf die schon angeführten Artikel.

Alle diese ehemaligen Patienten leben heute ein normales Leben, sie sind berufstätig oder studieren. Anscheinend verfügen sie über hinreichend funktionsfähige Sozialbeziehungen und gehen persönlichen Interessen nach. Sie leiden nicht an Ängsten oder anderen psychischen Störungen, die über das hinausgehen, was in ihrer Lebenssituation angemessen erscheint.

Ein Assessment des Niveaus ihrer sozialen Funktionsfähigkeit wurde auf der Basis des HSRS in Verbindung mit dem Interview erhoben (Luborsky, 1975) und die Ergebnisse lagen zwischen 69 und 84 auf der Skala von 1 bis 100 (s.u.).

Zeitliche Aspekte der Psychotherapie

Nur einer der Patienten machte die Psychotherapie im Zusammenhang mit seinem ersten Krankenhausaufenthalt. Bei allen anderen verging eine Zeit von drei bis neun Jahren vor Beginn der Psychotherapie mit Barbro Sandin. Zwei Patienten hatten vorher einen anderen Psychotherapeuten und diese Therapien wurden beendet. Alle bis auf einen waren bereits fünf Jahre oder länger hospitalisiert. Somit kann man wohl davon ausgehen, dass es sich um eine Gruppe chronifizierter Patienten handelte.

Die Dauer der Psychotherapie betrug in einem Fall vier Jahre; die anderen vier dauerten zwischen sechs und 13 Jahren (vgl. Tabelle 1). Die Häufigkeit der Sitzungen variierte innerhalb der Patientengruppe und in den verschiedenen Therapiephasen. In akuten Phasen fanden beinahe täglich Sitzungen statt, wohingegen sie in der ausgedehnten Phase der Beendigung des Therapieprozesses u. U. nur 1–2 mal im Jahr stattfanden. Üblicherweise lag die Frequenz bei 1–3 mal pro Woche. Die einzige Patientin neben den vier Männern bildete auch insofern eine Ausnahme, als sie in einem andern Krankenhaus in einer Nachbarstadt behandelt wurde.

Die Therapeutin

Barbro Sandin, die ursprünglich Sozialarbeiterin war, hat ihre therapeutische Arbeit vor ca. 30 Jahren begonnen. Als sie die fünf Patienten in Behandlung

	A masc.	B masc.	C masc.	D masc.	E fem.
Alter bei Interviews (Jahre)	35	37	30	40	35
Alter zu Beginn der Psychose (Jahre)	19	20	20	14	18
Jahre zwischen Beginn Psychose und Psychotherapie	0	2	3	9	4
Dauer der Psychotherapie (Jahre)	13	9	4	12	6 fortlaufend
Hospit. in Jahren	6	2	5	6	14
Jahre seit letzer psychot. Episode	13	> 6	5	6	5
Diagnosen (DSM-III-R)	Schiz undiff. major depr.	Schiz paran. major depr.	Schiz paran. major depr.	Schiz undiff. major depr.	Schiz. undiff. Panikst., Borderline - pers.
HSRS, bei Untersuchung	78	76	71	84	69

Tabelle 1: Übersicht: Ehemalige schizophrene Patienten
Daten aus Krankengeschichten und Interviews

hatte, war sie in einem großen psychiatrischen Fachkrankenhaus ca. 250 Kilometer nördlich von Stockholm tätig. Patient D war ihr erster Patient. Barbro Sandin ist in Skandinavien für ihre Arbeit mit psychotischen Patienten bekannt geworden, und sie wurde später Leiterin eines kleinen Privatkrankenhauses, wo sie mit chronischen Patienten arbeitete. Sie hat inzwischen etwa 30 langfristige Therapien mit psychotisch schwer erkrankten Patienten beendet.

Datensammlung

Das erste von zwei ausführlichen Interviews fand in der eigenen Wohnung des Patienten statt, das zweite in unserem Büro in Stockholm.

Die Interviews waren recht intensiv, wenngleich die Atmosphäre eher locker war. Jeder Gesprächstermin dauerte ungefähr zwei Stunden. Die Struktur der Interviews sah festgelegte Themenbereiche vor. Es werden hier die beiden Themen »persönlicher Stil« und »Vorgehensweise« wiedergegeben.

Die Interviews wurden so detailliert wie möglich protokolliert und zwar von demjenigen des Autorenteams, der sie nicht geführt hatte. Die Aussagen wurden dann abgeschrieben und kategorisiert.

Nach dem Interview mit den Patienten befragten wir auch die Therapeutin. Dabei ging es in zwei Gesprächen etwa um dieselben Themenbereiche. Die Interviews mit der Therapeutin wurden auf Tonband aufgezeichnet.

Ergebnisse

Haltung der Therapeutin

Nachfolgend geben wir einige Aussagen wieder, welche die Patienten zur Haltung ihrer Therapeutin machten. Dabei antworteten sie auf offene Fragen wie zum Beispiel: »Wie verhielt sich Barbro Sandin? Können Sie beschreiben, welchen Eindruck sie auf Sie machte und wie sie arbeitete? Können Sie sich erinnern, was Sie an ihr mochten und was nicht?«

Die vier Schilderungen der Männer waren erstaunlich ähnlich. Sie alle fanden sie anstrengend und anspruchsvoll, und alle bis auf einen hatten im Laufe der Zeit einen zunehmenden Respekt vor ihrer Professionalität. Einige fanden sie als Person »emotional offen«, d. h. nicht als »professionell distanziert«. Die einzige Patientin hatte eine abweichende Erinnerung an Barbro Sandin, indem sie stärker unterstützende Aspekte betonte.

Patient A

In der Therapie war sie hart wie Granit und immer geradeheraus! »Jetzt will ich Ihnen mal sagen, was ich davon halte, wie Sie wirklich aufgewachsen sind...« Später wurde sie etwas weicher. Eine Art Kameradschaftlichkeit...

Sie hatte viel Humor..., schwarzen Humor; das schaffte Distanz. Sie und ich, wir passten zueinander. Wir haben beide philosophische Neigungen und konnten über alles diskutieren.

Patient B

Als Mensch war sie schon streng. Manchmal wurde sie ärgerlich. Sie war wütend auf mich, weil ich einen Zusammenhang, zu dem was bei mir zu Hause passierte, nicht herstellte... Sie schimpfte mich aus... und machte eine Menge Druck. Aber sie war zufrieden und unterstützend, wenn ich mich ins Zeug legte.

Vielleicht wäre es besser gewesen, wenn sie etwas freundlicher gewesen wäre und auch mal über weniger wichtige Dinge gesprochen hätte. Vielleicht hätte ich gern auch über andere Dinge gesprochen.

Patient C

Die Therapie war von Anfang an ein Kampf. Ich nahm Platz und sie sagt: »Legen Sie sich hin«. Dann setzte sie ihre Knie auf meinen Brustkorb und drükkte meine Arme nach hinten, so dass ich nicht aufstehen konnte. Sonst wäre ich nämlich geflüchtet. Das war die einzige Möglichkeit, mich völlig in die Ecke zu drängen.., und meinen Widerstand zu brechen.

Sie fragte mich, ob ich so enden wollte, wie die anderen Chronischen im Krankenhaus. Falls nicht, bräuchte sie mein Entgegenkommen in der Zusammenarbeit.

Gelegentlich ging ich mit ihr Flusskrebse fangen und ich besuchte sie zu Hause und half ihr ein bisschen im Haus.

Patient D

Erst gingen wir im Park spazieren, später kamen wir dann öfter in ihrem Büro zusammen. Ich glaube es war etwa zur Sommersonnenwendfeier, als ich bei ihr zu Hause einzog. [Das geschah, weil sich nach Entlassung des Patienten D keine andere Wohnmöglichkeit finden ließ. Nur so konnte er seine Therapie bei Barbro Sandin fortsetzten.] Sie musste sich in der Therapie wirklich ins Zeug legen, sie war anspruchsvoll und setzte Grenzen. Man bekam nicht oft eine Chance und konnte sich nicht vernachlässigen, herumhängen, Bier trinken usw..., und so keinen Nutzen aus der Therapie ziehen, indem man sich nicht weiterentwickelte.

Patientin E

Ich fasste sofort Vertrauen zu ihr..., ihrer Art. Sie versprach mir, dass meine Ängste nachlassen würden, wenn ich mit ihr arbeitete..., und dass sie mich nicht im Stich lassen würde. Barbro pflückte Blumen für mich..., verschiedene Blumen in verschiedenen Jahreszeiten, zum Beispiel Leberblümchen und ähnliche.

Sie war nicht sehr anspruchsvoll. Sie erwartete keine Fortschritte. Das kam erst später. Es war genug, wenn ich erzählte. Sie erwartete keine Gegenleistungen..., wie zum Beispiel, dass ich mich sozial verhielt, mich wusch oder anderes tat... Diese Anforderungen kamen erst allmählich, aber nicht, weil ihr daran lag. Sie konnte abwarten und Zeit lassen.

Ich glaube wir hatten auch eher eine soziale Beziehung, anders als in der Therapie. Barbro vertraute mir einige Erfahrungen an, und das bewirkte, dass ich mir wertvoll vorkam. Eine Art Freundschaft.

Psychotherapeutische Technik

Die Berichte der Patienten fielen wiederum sehr ähnlich aus, sie bezogen sich alle auf eine »Sink«-Therapie, die sie besonders wichtig fanden. Bei der Sink-Therapie, die man sich als eine Art ungeführtes Bilderleben vorstellen kann, ließ die Therapeutin die Patienten auf einer Couch liegen und ihre innere Welt erleben. Sie unterstützte sie anscheinend nur mit einigen wenigen Fragen.

Zwei Patienten erinnerten sich auch deutlich, dass die Therapeutin sie in der Auseinandersetzung um ein realistisches Bild ihrer frühen Kindheit unterstützte. Die einzige Patientin hingegen erwähnte die Sink-Therapie nicht, sondern berichtete über eine eher traditionelle Arbeitsweise mit Träumen und Problemen aus frühen Abhängigkeitsbeziehungen.

Patient A

Sie befragt mich zu meiner Situation zu Hause, und bemühte sich, dass ich diese realistischer ins Auge fasste.

Die ersten Jahre unterhielten wir uns nur. Dann legte ich mich hin und es zeigten sich verschiedene Bilder wie im Traum. Die waren viel schneller da als die wirklichen Probleme. Die Traumarbeit passte mir sehr gut. Die Symbole waren da, um etwas deutlich zu machen und Kontakt zu schaffen.

Patient B

Sie nahm an, dass die Probleme aus meiner Kindheit herrührten, dass man als Erwachsener die Gefühle aus der Kindheit zum Ausdruck bringt. Sie fragte immer wieder nach meiner Erinnerung aus dieser Zeit und wie es damals war. Sie wollte dass es mir *klar* wurde. Sie nahm an, dass man mit seinem Leben besser zurecht käme, wenn ein Urvertrauen entstanden war.

Ich erfuhr auch, dass Familienbande trügerisch sein können und meine Familie nicht zuließ, dass ich mich als Individuum entwickelte...

Sie behauptete, dass ich aufhören müsste auf bestimmte Dinge zu warten, dann wurde sie ärgerlich auf mich.

Patient C

Das wichtigste war das »Sinken«. Ich musste mich aufs Bett legen und die Augen schließen. Mein Körper verschwand dann sozusagen, hinterher gab es nur noch mein Gehirn. Oft erschienen mir Lichter..., das hat mir geholfen, mich geöffnet. Ich wurde in die Lage versetzt meine Panik auszuhalten. Man öffnet sich für Dinge, die vorher nicht sichtbar waren, und merkt, wie stark man ist.. Wir haben uns in den Sitzungen nicht viel unterhalten. Sie fragte lediglich manchmal, wo ich mich befand und was ich da sah. Das war alles...

Patient D

In den ersten vier Jahren war es schwierig. Ich probierte aus, wo ihre Grenzen lagen und ob ich ihr vertrauen könnte...

Dann konnten wir uns verbal besser miteinander verständigen... Erst ab dem 5. Jahr kamen Gefühle mit ins Spiel. Nach sechs oder sieben Jahren haben wir mit der Sink-Therapie angefangen... Es gab Bilder wie im Traum, und ich konnte das verbale Verständnis mit meinen Gefühlen integrieren.

Patientin E

Ich verstehe nicht, was sie gemacht hat. Ich habe keine Ahnung von Psychotherapie, wie das funktioniert... Für mich kam es in der Therapie darauf an, über die Trennung von meiner Mutter zu sprechen und solche Themen. Das war in der gesamten Zeit das Wichtigste..., dass ich die Verantwortung für meinen Körper und mein Leben übernahm...

Es war auch wichtig, dass wir mit Träumen arbeiteten. Am Anfang deutete sie diese nicht, und ich verstand auch zuerst nicht, was sie bedeuteten.

Phasen der psychotherapeutischen Arbeit

Aus einigen Exzerpten geht hervor, dass es bestimmte Phasen in der therapeutischen Arbeit gab, und dass die Therapien sich hierin unterschieden. Bei Durchsicht unserer gesamten Unterlagen, einschließlich dem Interview mit der Therapeutin, stießen wir auf frühe, mittlere und späte Therapiephasen. Bei drei Patienten, zwei Männern und der Frau, gab es eine lange Phase der Beziehungsaufnahme, wobei die Therapeutin sich um eine unkomplizierte, unaufdringliche Begleitung bemühte.

Bei zwei der Männer war der Therapiebeginn sehr zielstrebig und es kam zu einer intensiven therapeutischen Klärung. Bei allen sieht es so aus, als habe die eigentliche Therapie bereits in der aktuellen Krisensituation begonnen, sei es als Reaktion auf die Art und Weise, wie sich die therapeutische Beziehung anbahnte oder sei es über den Einfluss der Psychopathologie, die zur Klinikeinweisung führte.

Man kann dem Interview mit Barbro Sandin entnehmen, dass sie die anfängliche, psychotische und regressive Anlehnung als bedeutsam für die therapeutische Beziehung ansah, nämlich als eine erste Kontaktmöglichkeit, die nicht durch pharmazeutische oder andere Interventionen beeinträchtigt werden dürfe.

Was die abschließende Therapiephase betrifft, so gibt es hier wesentliche Unterschiede zur Therapie mit neurotischen Patienten. Wir sind nicht auf Fragen gestoßen, die mit der besonderen Problematik von Trennungsängsten und ihrer Bearbeitung zusammenhängen. Vielmehr wurden die Therapiesitzungen immer seltener, wenn sich eine Therapie dem Ende zuneigte. Es fanden Sitzungen wohl oft dann statt, wenn sie benötigt wurden und es eine Gelegenheit dazu gab. Es kam auch des öfteren zu lockeren sozialen Kontakten mit der Therapeutin.

Die abschließende Phase dauert bei vier der fünf Fälle anscheinend noch an, und es sieht so aus, als würde dies ein Dauerzustand. Die Beziehungen sind weniger eng und haben sich verändert, aber sowohl die Therapeutin wie auch die Patienten gehen davon aus, dass die Möglichkeit zu Kontakten fortbesteht, auch wenn man sich nur ein Mal im Jahr sieht.

Diskussion

Natürlich unterliegen die Erinnerungen, die Patienten in Erfahrungsberichten über ihre Therapie berichten, Verzerrungen im Verhältnis zur Realität. Das ist nicht nur bedingt durch die weit zurückliegenden Zeiträume um die es geht, sondern ebenso durch die Tatsache, dass emotional herausragende Ereignisse in einem anderen Licht gesehen und verändert werden. Trotzdem nehmen wir an, dass die subjektiven Erinnerungen brauchbare Antworten auf die schwierige Frage geben, welche Bedeutung die Psychotherapie für diese Gruppe hatte.

Sind die therapeutischen Bedürfnisse geschlechtsspezifisch?
Barbro Sandin geht von bestimmten Annahmen über die Beziehung zwischen den frühen kindlichen Bedürfnissen und einer guten elterlichen Fürsorge aus, welche auch für die psychologische Behandlung schizophrener Patienten hilfreich sind. In einer unveröffentlichten Arbeit schreibt sie:

Jeder Mensch hat ein paar grundlegende Bedürfnisse..., dazu gehören die nach mütterlicher Fürsorge und einer umfassenden Liebe, die auf unteilbarer Rückversicherung beruht, und einer aktiven väterlichen Liebe, welche die Erwartung beinhaltet, dass das Kind sich entwickelt und ein unabhängiges Leben erreicht.

Im Interview schildert sie die eigene Persönlichkeit spontan so:

»Ich bin nicht ein besonders fürsorglicher Typ, d. h. ich mache nicht viel Aufheben, dass Leute sich wohl fühlen. Vielleicht fehlt in dieser Hinsicht vielen meiner Patienten etwas, aber so bin ich nun einmal... Als Mensch und Therapeutin kennzeichnen mich Hartnäckigkeit und Geduld, davon habe ich genug... Ich bin auch gerne lustig und mache Witze während der Arbeit... Ich habe ausgeprägte männliche Anteile, und ich nehme an, dass es anderswo komplementäre Anteile gibt..., es gibt genug Bezugspersonen hier (auf der milieutherapeutischen Station), so dass ich nicht glaube, dass dies ein Nachteil ist.«

In diesen Bemerkungen wird die Wertschätzung einer »väterlichen« Haltung ausgedrückt, die eine notwendige Komponente der Behandlung ist. Anstelle von Schutz und Unterstützung anzubieten, traut sie ihren Patienten die Fähigkeit zu, sich reflektiert zu verhalten und die Verantwortung für den eigenen Anteil an der psychotherapeutischen Arbeit zu übernehmen. Sie scheint ihnen auch zugetraut zu haben, mit einer minimalen äußeren Struktur zurechtzukommen, und das obwohl sie psychotisch und verwirrt waren.

Affirmatives psychotherapeutisches Vorgehen
Für eine umfassende Definition der Methode von Barbro Sandin beziehen wir uns auf die psychoanalytische Annahmen von Killingmo (1989). Er unterscheidet zwischen zwei pathologischen Zuständen, wobei der eine auf einer Unzulänglichkeit der Ich-Struktur, der andere auf einem inneren Konflikt

beruht. Killingmo behauptet nun, dass egal welcher der Zustände oder gegebenenfalls auch ein Mischzustand vorliegt, es in jedem Fall ein ausgeprägtes Patientenbedürfnis gibt, als Person Bestätigung zu finden und sich so vor Ängsten und vor dem Zerfall der eigenen Identität zu schützen. Killingmo nennt als wichtige Momente einer affirmativen Technik: die Betonung der eigenen Existenz, der Beziehungsfähigkeit, des Selbstwertes und der Selbstbehauptung. Diese Aspekte sind für den verwirrten Psychotiker notwendige Vorbedingungen für die Bedeutung und Kohärenz seiner persönlichen Identität. Mit einem einzigen Satz kennzeichnet Killingmo die zwei Therapieformen, die jeweils für Defizit- bzw. Konfliktkonstellation gelten: Sinnzusammenhänge herstellen und Bedeutungen enthüllen.

Vertraut man der Beschreibung der ehemaligen Patienten, was für sie wertvoll und bedeutsam war, so kommt anscheinend die Therapie Sandins der Affirmationstechnik Killingmos nahe. Die Patienten erlebten sie als stark und überzeugend. Einige sahen in ihr eine Freundin, die existentielle Erfahrungen miterlebte; andere als jemand, gegen den man sich kämpferisch zu Wehr setzte. Die Sink-Therapie erlebten sie als ein Sich-Öffnen für Erfahrungen persönlicher Stärke, und die flexible Veränderung der therapeutischen bzw. sozialen Rolle vermittelt wohl Patienten das Gefühl sozialer Wertschätzung. Für einen Patienten war ein machtvolles und zielstrebiges Vorgehen der Therapeutin frustrierend, dennoch scheint er durch die Auseinandersetzung an Selbstwertgefühl gewonnen zu haben.

Antipsychotische Behandlung schizophrener Patienten

Alex-Frits Wiesel

Mit dem Begriff der Neuroleptika beschreiben wir für gewöhnlich eine Gruppe von Medikamenten, die folgende Eigenschaften haben: Sie verfügen über eine antipsychotische Wirkung, reduzieren die psychomotorische Aktivität, verursachen motorische Nebenwirkungen und psychische Gleichgültigkeit.

Im Jahre 1952 entdeckte der französische Chirurg Laborit, dass Chlorpromazin, der Prototyp der Antipsychotika, die Betäubung während einer Operation verbesserte (Laborit u. a., 1952). Diese klinische Beobachtung ermutigte Delay und Deniker, ebenfalls Franzosen, mit Chlorpromazin bei der Behandlung von Psychosen zu experimentieren (Delay u. Deniker, 1952). Die aktive Wirkung von Chlorpromazin war leicht nachzuweisen. Da es zu dieser Zeit keine effektiven Behandlungsalternativen für die schwer kranken Patienten in Krankenanstalten gab, erfolgte eine breite Anwendung in den psychiatrischen Einrichtungen. Der anfängliche Enthusiasmus drängte kritische Aspekte der antipsychotischen Pharmakotherapie in den Hintergrund. Deshalb wurden diese Stoffe erst nach ausgedehnter klinischer Erfahrung gründlich untersucht. Im Laufe der Jahre gibt es eine große Zahl gut durchgeführter, kontrollierter Studien, die die Effektivität von Antipsychotika bei der Behandlung schizophrener Patienten nachweisen.

Üblicherweise unterteilt man psychotische Symptome in negative und positive Symptome. Mit positiven Symptomen meint man das Auftreten von Halluzinationen, Wahngedanken, Verwirrtheit oder auffällig lockere Assoziationen und katatones Verhalten. Zu den negativen Symptomen gehören verflachte oder auffällig unangemessene Affekte, Initiativlosigkeit, Müdigkeit, Anhedonie und soziale Isolation.

Zunächst hatte man Antipsychotika entwickelt, um die positiven Symptome zu reduzieren. Bei der Behandlung psychotischer Patienten im weiteren Sinne trat bei 80–90% eine Besserung ein. Andererseits trat bei einer nicht selektierten Patientengruppe mit Psychosen ohne aktive Medikamentenbehandlung in 40–50% der Fälle eine Besserung ein. Eine Besserung durch Antipsychotika bei schizophrenen Patienten lag niedriger – nämlich bei 50–60% – und es gab entsprechend weniger Besserung bei Einnahme von Placebo verglichen mit anderen psychotischen Patienten (NIMH, 1964, Geddes u. a., 2000).

Antipsychotika sind sehr starke Medikamente, die das Risiko mit sich bringen, im Zusammenhang mit dem therapeutischen Effekt Nebenwirkungen hervorzurufen. Die meisten Nebenwirkungen sind abhängig von der Dosis und diese soll deshalb individuell festgelegt werden. Das Ausmaß einer Besserung hängt zusammen mit Negativsymptomen, Nebenwirkungen, der Dauer der Erkrankung (bzw. Rückfälle), kognitiven Funktionen, psychosozialen Fähigkeiten und evtl. weiteren psychiatrischen Diagnosen oder Abhängigkeitserkrankungen.

Behandlungsziel

Ziel einer antipsychotischen Medikation ist es, die psychotischen Symptome des Patienten soweit zu bessern, dass sein Verhältnis zur Realität normalisiert wird und so andere Behandlungsformen möglich werden, welche seine psychosozialen Fähigkeiten unterstützen. Ein weiteres Ziel besteht darin, den psychotischen Rückfall zu vermeiden, der in erheblichem Maße die Rehabilitation und Integration in die Gesellschaft behindern kann.

Indikation

Antipsychotika sind die Behandlung erster Wahl für Patienten mit schizophrenen Psychosen. Die Effektivität der medikamentösen Behandlung für diese Patienten wurde in zahlreichen kontrollierten klinischen Studien hinreichend nachgewiesen. Ansatzweise lässt sich auch die antipsychotische Behandlung manischer Psychosen wissenschaftlich begründen. Bei anderen psychotischen Zuständen spricht die klinische Erfahrung für die medikamentöse Behandlung. Man kann dies so verstehen, dass Antipsychotika die Symptome bessern und nicht auf die Ätiologie der psychiatrischen Erkrankung einwirken, d. h. psychotische Symptome treten bei verschiedenen Erkrankungen auf. Wenn psychotische Symptome auftreten, so legt dies eine Behandlung mit antipsychotischen Medikamenten nahe.

Ersterkrankte Patienten

Für diese Patienten gelten besondere Behandlungsrichtlinien. Es ist sehr wichtig, dass der Patient und seine Angehörigen Vertrauen in die Behandlung entwickeln. Es liegt auf der Hand, dass über die Bedeutung einer psychotischen Erkrankung und die Möglichkeiten der Behandlung informiert werden muss. Eine psycho-pädagogische Haltung in Verbindung mit der Bereitschaft, die Probleme von Patient und Familie zu verstehen, ist die Grundlage der Patientenversorgung. Sowohl unter psychologischen wie auch medizinischen Aspekten empfiehlt es sich, eine antipsychotische Behandlung nach etwa ein bis zwei Wochen zu beginnen, und in dieser Zeit geht es darum, ein Behandlungsbündnis mit dem Patienten aufzubauen und diagnostische und medizinische Untersuchungen durchzuführen. Während dieser Phase können Ängste und

Schlafstörungen mit Benzodiazepinen in hoher Dosierung behandelt werden, bevor darüber entschieden wird, ob ein Patient mit antipsychotischen Medikamenten behandelt wird.

Man weiß, dass ersterkrankte Patienten sensibel auf Nebenwirkungen reagieren und aus diesem Grund sollte die Dosierung behutsam erfolgen. Diese Patienten benötigen auch eine geringere Dosierung als solche, die schon seit mehreren Jahren erkrankt sind (Remington u. a., 1998). Als Einstiegsdosis können 0,5 mg, als Zieldosis 2–4 mg pro Tag Haloperidoläquivalent, abhängig vom Gewicht des Patienten verordnet werden. Eine Depotmedikation sollte man vermeiden, weil hier das Risiko besteht, dass der Patient ausgedehnte extrapyramidale Nebenwirkungen entwickelt. Für den Fall, dass der Patient sehr agitiert ist, kann man besser eine Lösung der Verbindung injizieren.

Akutbehandlung

In jedem Fall ist es wichtig, ein therapeutisches Bündnis mit dem Patienten zu schließen und sich vor Augen zu halten, dass er sich in einer schweren Krise befindet. Mit einer psycho-pädagogischen und empathischen Haltung lässt sich eine rational begründete medikamentöse Behandlung besser durchführen, da die Chancen dann größer sind, den Patienten zu motivieren. Patienten mit einer akuten Exazerbation haben meist schwere Ängste und Schlafstörungen, und sie sind auch in vielen Fällen aggressiv gespannt. Wenn man weiß, dass der Patient eine antipsychotische Behandlung verträgt, kann man die akute Behandlung je nach klinischer Situation mit Tabletten oder einer Injektion beginnen. In der Akutphase ist eine Monotherapie in Kombination mit Benzodiazepinen zu empfehlen, um Antipsychotika in zu hoher Dosierung zu vermeiden. Bei der Behandlung ist es wichtig, zwischen akuter Agitation und der psychotischen Erkrankung zu unterscheiden. Bei der ersteren benötigt man normalerweise eine höhere Dosierung, als wenn es um das Abklingen der psychotischen Symptome geht. Medikamente gegen Nebenwirkungen sollte man nur dann verschreiben, wenn motorische Nebenwirkungen vom Psychiater beobachtet worden sind.

Chronische und ältere Patienten

Patienten, die schon seit Jahren erkrankt sind, benötigen in der Regel eine lebenslange Medikation. Chronische Patienten profitieren jedoch anscheinend von antipsychotischen Medikamenten weniger und es ist wichtig, hier die Dosierung anzupassen. Pharmakologische Studien haben gezeigt, dass eine Besserung der Symptome im Umfang von etwa 20% erreicht werden kann (Marder u. a., 1954, Peuskens, 1995). Selbst diese eher geringe Wirkung kann dem Patienten die Eingliederung in die Gesellschaft ermöglichen. Aufgrund der

Tatsache, dass die Wirkung eher gering ist, besteht die Gefahr einer Überdosierung – in der Annahme, dass die höhere Dosis die Symptome zusätzlich bessert. Dies ist aber offensichtlich nicht der Fall. Eine Erhöhung der Dosis sollte von Konzentrationsmessungen zur individuellen Dosisanpassung begleitet werden. Bei chronischen und älteren Patienten ist es wichtig, somatische Erkrankungen und das Risiko einer Interaktion verschiedener Medikamente zu beachten. Aufgrund der Alterung des Körpers haben ältere Patienten einen verlangsamten Medikamentenstoffwechsel.

Bevor Medikamente verordnet werden, ist bei allen Patienten eine somatische Untersuchung erforderlich, und dies ist bei älteren Patienten besonders wichtig. Wenn ein Bedarf an Anticholinergika besteht, so ist dies ein Zeichen, dass die Dosierung zu hoch ist. Anticholinergika sind besonders bei älteren Patienten zu vermeiden.

Erhaltende Behandlung

Ungefähr 80% der Patienten mit der Diagnose Schizophrenie leiden an wiederholten Episoden bzw. Rückfällen und dies legt eine rückfallprophylaktische Behandlung mit Antipsychotika nahe. Das Risiko, einen Rückfall zu erleiden, verringert sich um das zwei- bis dreifache, verglichen mit einer Placebobehandlung (Gilbert u. a., 1995). Die Art der individuellen Dosierung gleicht der geschilderten Aufdosierung in der akuten Phase. Ersterkrankten Patienten ist zu raten, die medikamentöse Behandlung bis zu einem Jahr fortzusetzen. Unter der Voraussetzung, dass der Patient symptomfrei ist, kann man die Medikamente absetzen. Eine Erhaltungstherapie soll mit anderen Behandlungsangeboten kombiniert werden. Es hat sich gezeigt, dass eine Kombination der verschiedenen Behandlungsmethoden das Resultat optimiert.

Negativsymptome dürfen nicht mit depressiven Symptomen verwechselt werden, um dann eine Kombinationsbehandlung mit Antidepressiva anzusetzen. Für den Fall, dass eine Patient tatsächlich depressive Symptome entwickelt, ist allerdings eine antipsychotische und antidepressive Kombinationsbehandlung angezeigt (Levinson u. a., 1999).

Wahl des Medikaments

Antipsychotika sind starke Medikamente, die umsichtig einzusetzen sind. Früher ging man so vor, dass man extrapyramidale Nebenwirkungen erzielte, dann zusätzlich Anticholinergika gab und die neuroleptische Dosis beibehielt. Diese Vorgehensweise ist heute nicht mehr akzeptabel. Um hohe antipsychotische Dosen zu vermeiden, setzt man vorzugsweise Benzodiazepine ein, die in der akuten Phase Ängste und Schlafstörungen des Patienten bessern. In einem nächsten Schritt wählen Arzt und Patient ein Antipsychotikum aus, dem sie vertrauen. Wenn Anticholinergika gegeben werden müssen, ist vom Grundsatz her die Dosierung zu hoch. Antipsychotische Depotpräparate sind in der Akutphase zu vermeiden, besonders bei Patienten die zum ersten Mal erkrankt sind und bei denen man die Verträglichkeit von Antipsychotika noch nicht kennt.

Es gibt heute verschiedene Antipsychotika, auf die man zurückgreifen kann. Die klinische Wirkung ist jedoch mit Ausnahme von Clozapin ähnlich. Verglichen mit klassischen Substanzen erwies sich das letztere als effektiver bei therapierefraktären Patienten und solchen mit Unverträglichkeiten (Kane u. a., 1988). Das Rezeptorprofil der Substanz und die Empfindlichkeit des Patienten sind ausschlaggebend für die Nebenwirkungen. Diese Aspekte und die aktuellen Kenntnisse des Arztes über ein bestimmtes Medikament sind ausschlaggebend für die Auswahl. Man hat behauptet, dass die zweite Generation antipsychotischer Medikamente effektiver sei und gleichzeitig weniger Nebenwirkungen hervorriefe. Wenn man jedoch die Frage der Dosierung mit einbezieht, scheint kein Unterschied zwischen den alten und neuen Verbindungen zu bestehen (Geddes u. a., 2000). Clozapin sollte man in Übereinstimmung mit den betreffenden Richtlinien des jeweiligen Landes einsetzen. Bei Patienten mit einer psychotischen Manie ist die Behandlung mit einem antipsychotischen Medikament, gegebenenfalls in Kombination mit Lithium oder Valproat angezeigt.

Dosierung

Bei der Behandlung psychotischer Patienten hat sich die »low dose«-Strategie bewährt. Die Behandlung sollte mit etwa 25% der angenommen Zieldosis einsetzen. Bei ersterkrankten Patienten beträgt in den meisten Fällen die angemessene Zieldosis 2–4 mg Haloperidoläquivalent pro Tag (Farde u. a., 1992, Nyberg u. a., 1999). Patienten mit einer akuten Exazerbation benötigen anscheinend aufgrund klinischer Erfahrung eine etwas höhere Dosierung, aber in der Regel nicht mehr als 8 mg Haldoläquivalente. Wenn dann eine klinische Wirkung ausbleibt, sollte zunächst die Serumkonzentration der Substanz bestimmt werden, bevor eine Erhöhung der Dosis oder ein alternatives Medikament empfohlen werden kann. Man sollte hohe Dosierungen nur in Ausnahmefällen verabreichen. Bei stationären Patienten ist zu beachten, welche Atmosphäre auf der Station herrscht, damit eine Intensivierung der psychotischen Erfahrungen des Patienten gegebenenfalls vermieden wird.

Bei der oralen Medikation muss man berücksichtigen, dass sich die Substanzkonzentration im Blut von Patient zu Patient um das 5- bis 20fache unterscheiden kann. Diese Variationsbreite hängt ab von einer unterschiedlichen Aufnahme der Verbindung im Verdauungstrakt und dem Metabolismus der Leber, die schnell oder langsam sein kann – je nach der Genetik der metabolischen Enzyme. Es gibt weiterhin individuelle Unterschiede der Sensitivität für verschiedene Rezeptoren sowohl im Gehirn als auch an der Peripherie. Das bedeutet, dass eine bestimmte Dosierung für den einen Patienten zu niedrig, für einen anderen jedoch schon zu hoch sein kann. Dieser Umstand kann auch die Unterschiede der Empfindlichkeit für Nebenwirkungen erklären. Die Behandlung mit nur einer antipsychotischen Substanz (Monotherapie) ist insofern vorzuziehen, als man besser nachvollziehen kann, wie der Patient auf die Behandlung reagiert und welche Nebenwirkungen auftreten. Was die Dosierung anbetrifft, so sollte sie auf ein oder zwei Gaben täglich aufgeteilt werden – je nach Sensitivität für Nebenwirkungen. In den meisten Fällen lässt die Wirkungsdauer der antipsychotischen Substanzen eine einzige Gabe pro Tag zu. Wie schon gesagt kann bei Agitiertheit oder Aggressivität eine höhere Dosierung sinnvoll sein, um den spezifischen sedierenden Effekt der Antipsychotika zu nutzen. Dabei sollte man jedoch daran denken, die Dosis nach Abklingen der Erregung wieder zu senken. Anscheinend kommen Frauen mit geringeren Dosierungen aus. Wenn aus irgendeinem Grund eine Kombinationsbehandlung mit verschiedenen antipsychotischen oder antidepressiven Medikamenten angesetzt wurde, so hat der Psychiater die Verantwortung dafür, die Medikamenteninteraktionen zu kontrollieren. Eine Messung der Konzentration des Medikaments im Blut ist eine gute Möglichkeit für eine individuelle Behandlung von Patienten, die keine Wirkung oder aber schwere Nebenwirkungen bei der üblichen Dosierung zeigen. Entsprechend der Medikamentenkonzentration lässt sich dann eine Langzeitmedikation optimieren.

Depotmedikamente

Depotantipsychotika kann man als eine Verbindung definieren, die allmählich ins Blut freigesetzt wird, nachdem sie ins Muskelgewebe injiziert wurde. Dies lässt sich erreichen, wenn man das Medikament als Ester an eine Fettsäure bindet. Je länger die Kette der Fettsäuren ist, desto länger ist die Wirkung. Heute kann sich die Wirkungsdauer von ein paar Tagen bis zu vier Wochen erstrecken. Es gibt auch noch andere Wege, wie man den Depoteffekt in naher Zukunft realisieren kann. Der Vorteil beim Einsatz der Depotneuroleptika ist, dass man die Compliance kontrollieren kann. Selbst wenn der Patient ein oder zwei Spritzentermine verpasst hat, wird die Wirkung des Medikaments noch einige Monate anhalten. Das lässt dann Zeit, den Patienten erneut zur Behandlung zu motivieren, um einen Rückfall zu vermeiden. Der Nachteil ist, dass man erst nach ein bis zwei Monaten einen stabilen Spiegelzustand erreicht, was auch bedeutet, dass man für eine Dosisveränderung ebenso lange braucht, und dies geht mit einem hohen Risiko für verlängerte Nebenwirkungen einher. Das ist einer der wichtigsten Gründe, warum man diese Substanzen bei ersterkrankten

Patienten nicht einsetzen soll. Mit den Möglichkeiten der bildgebenden Verfahren des Gehirns konnte man bei Patienten, die regelmäßig mit Depot behandelt wurden, zeigen, dass die Wirkung auf die D2- Dopaminrezeptoren noch sechs Monate nach dem Absetzen erhalten bleiben (Nyberg u. a., 1997).

Behandlungsverlauf

Schon ein paar Tage nach Beginn der antipsychotischen Behandlung nehmen Ängste und Erregung ab. Auch die positiven Symptome bilden sich schon in der ersten Behandlungswoche zurück. Während der folgenden drei bis vier Wochen kommt es zu einer schnellen Reduzierung positiver Symptome. Auch danach findet eine kontinuierliche Rückbildung statt, wenn auch in geringerem Ausmaß. Das bedeutet, dass eine Veränderung der Dosierung nicht zu schnell vorgenommen werden sollte. Und die Wirkung einer Dosisveränderung muss man mindestens ein paar Tage lang beobachten, bis wieder ein stabiler Zustand erreicht ist. Eine weitere Konsequenz ist die, dass eine Substanz wenigstens zwei bis drei Wochen beibehalten werden sollte, bevor ein Wechsel vorgenommen wird. Mit Patienten, bei denen nach drei Wochen keine Verbesserung eingetreten ist, sollte man nicht nur eine Dosisänderung, sondern auch einen Substanzwechsel überlegen. Einem Patienten, der mit zwei verschiedenen Verbindungen über mehrere Monate behandelt worden ist, ohne dass es zu einer Besserung kommt, sollte versuchsweise Clozapin angeboten werden. Bei therapieresistenten Patienten, die mit Clozapin behandelt werden, muss man wenigstens drei Monate warten, bevor man das Behandlungsergebnis sicher auswerten kann.

Wirkungsweise

Antipsychotika sind in chemikalischer, pharmakokinetischer und dynamischer Hinsicht heterogene Verbindungen. Der Grund, warum man diese Verbindungen als Gruppe bezeichnet, ist ihr gemeinsames klinisches Profil – insbesondere die Reduktion psychotischer Symptome. Antipsychotika beeinflussen verschiedene Transmittersysteme im Gehirn, der gemeinsame pharmakodynamische Effekt beruht jedoch auf der Blockade des D2-Dopaminrezeptors (Wiesel, 1994). Mit der Positron-Emissionstomographie konnte in vivo gezeigt werden, dass Patienten, die mit positiver klinischer Wirkung antipsychotisch behandelt wurden, eine Blockierung des D2-Rezeptors von 65–80% aufwiesen (Farde u. a., 1992). Aller Wahrscheinlichkeit nach wird der antipsychotische Effekt sowohl der klassischen als auch der neuen Antipsychotika durch eine Blockade dieser Rezeptoruntergruppe bewirkt. Es ist nun wichtig, sich vor Augen zu halten, dass der antipsychotische Effekt auf einem geringeren Niveau der Rezeptorblockade erreicht wird als das Niveau, bei dem es zu motorischen Nebenwirkungen kommt.

Die Behandlung mit Clozapin in therapeutischer Dosierung führt zu einem geringeren Grad der D2-Rezeptorblockade (<50%) (Farde u. a., 1992). Das ist wahrscheinlich die wichtigste Erklärung dafür, warum diese Verbindung keine extrapyramidalen Nebenwirkungen hervorruft. Der Hintergrund für die hervorragenden klinischen Wirkungen bei therapieresistenten Patienten ist nicht bekannt. Die Wirkung auf Serotoninrezeptoren ist weniger wahrscheinlich, da andere Antipsychotika, die eine ausgeprägte Wirkung auf Serotoninrezeptoren haben, keine dem Clozapin vergleichbaren Wirkungen entfalten.

Nebenwirkungen

Die erste Generation der Antipsychotika ist dadurch gekennzeichnet, dass motorische Nebenwirkungen auftreten. Diese Nebenwirkungen werden als »extrapyramidal« bezeichnet und hängen mit der Blockierung der Dopamintransmission im Gehirn zusammen. Es handelt sich um *Dystonie, parkinsonähnliche Symptome (Rigidität, Akinesie, Tremor), Akathisie (motorische Unruhe, psychisches Unwohlsein), tardive Dyskinesie (vermehrte Muskelbewegungen).* Die unterschiedlichen Formen können sowohl in einer frühen Behandlungsphase als auch Monate oder Jahre nach der Behandlung auftreten. Das Auftreten motorischer Nebenwirkungen zeigt, dass der Patient zu hoch dosiert ist. Dies ist besonders häufig bei akut psychotischen Patienten. Besonders die Akathisie führt meist zu einer schlechten Compliance. Die Akathisie wird irrtümlicherweise leicht als Agitiertheit mit einer noch höheren Dosierung behandelt. Um das Risiko einer tardiven Dyskinesie zu vermeiden oder zu minimieren, ist es für die Langzeitbehandlung wichtig, mit einer möglichst geringen Dosis auszukommen. Junge und ältere Menschen gelten als Risikogruppen, die motorische Nebenwirkungen entwickeln.

Generell gilt bei der Behandlung von Nebenwirkungen, dass man die Dosis herabsetzt. Für den Zeitraum des Herabdosierens kann man bei parkinsonähnlichen Symptomen Anticholinergika geben. Danach wird die anticholinerge Substanz abgesetzt und man sollte zunächst die Wirkung der neuen Dosierung klinisch auswerten: Die Dystonie ist ebenfalls abhängig von der Höhe der Dosis, und man sollte sofort ein Anticholinergikum spritzen oder oral verabreichen. Die Akathisie kann Teil eines parkinsonartigen Nebenwirkungsprofils sein und wird dann, wie oben ausgeführt, behandelt. Es gibt jedoch auch andere Formen der Akathisie, die man wahrscheinlich besser mit einem Betablocker oder Mianserin, einem Serotonin2-Rezeptorantagonisten behandelt (Poyurovsky u. Weizmann, 2002). Es existiert keine akzeptable Behandlung der tardiven Dyskinesie. Diese motorischen Nebenwirkungen können auf Dauer fortbestehen, wenn man die Behandlung nicht absetzt. Die Dosierung sollte allmählich gesenkt werden, um eine Verschlechterung des dyskinetischen Symptome zu vermeiden. Zur Not kann während des Herabdosierens der ursprünglichen Substanz mit einer Clozapinbehandlung begonnen werden.

Eine schwere motorische Nebenwirkung ist das maligne neuroleptische Syndrom. Die Patienten haben Symptome wie Fieber, dystonische Symptome und Bewusstseinsveränderungen. Das Muskelgewebe kann sich zersetzen. Diese Nebenwirkung ist selten, kann aber letal sein, wenn nicht sofort eine angemessene Notfallversorgung erfolgt.

Die Blockade des D2-Dopaminrezeptors kann besonders bei Frauen auch hormonelle Nebenwirkungen hervorrufen. Es wird vermehrt das Hormon Prolaktin produziert, welches zu Amenorrhoe, Galktorrhoe und einer Reduzierung sexueller Aktivitäten führt (letzteres auch bei Männern). Es ist wichtig, die Patienten zu sexuellen Nebenwirkungen zu befragen, da manche sich schämen, über diese Probleme zu sprechen.

Psychische Nebenwirkungen kann man ebenfalls bei zu hoch dosierten Patienten sehen, und auch die Negativsymptomatik wird so verschlechtert (Anhedonie, Passivität). Auch aus diesem wichtigen Grund sollte mit einer Niedrigdosierung gearbeitet werden.

Gewichtszunahme ist ein weiteres Problem bei der antipsychotischen Behandlung. Wenn die Gewichtszunahme mehr als ein paar Kilogramm beträgt, sollte man einen Wechsel der Substanz in Betracht ziehen, da die verschiedenen Substanzen bei den Patienten unterschiedlich wirken. Man muss dieses Risiko in Betracht ziehen und auch Diätempfehlungen geben. Patienten mit starkem Übergewicht können eine metabolisches Syndrom entwickeln.

Wenn Patientinnen schwanger sind, sollten sie möglichst nicht antipsychotisch behandelt werden. Wenn eine Patientin schwanger werden möchte oder es ungewollt wurde, sollte man die pharmakologische Behandlung im ersten Trimester vermeiden. Gleichwohl ist das Risiko einer Fötusschädigung wahrscheinlich sehr gering angesichts jahrzehntelanger klinischer Anwendung dieser Substanzen. Hinzu kommt noch, dass ein psychotischer Rückfall während der Schwangerschaft oder im Zusammenhang mit der Entbindung ebenfalls ein Risiko für den Fötus bedeuten würde. Eine antipsychotische Behandlung schränkt auch nicht die Möglichkeit ein, das Baby zu stillen. Allerdings sollte dieses dann sorgfältig beobachtet werden.

Eine schwere Nebenwirkung ist die Verminderung von weißen Blutkörperchen, die zu einer letalen Agranulozytose führen kann. Das Risiko, dass es zu einer Agranulozytose kommt, ist besonders bei Clozapin gegeben, und zwar in ein bis zwei von hundert Fällen; das macht eine spezielle Kontrolle der weißen Blutkörperchen erforderlich, wenn diese Behandlung indiziert ist.

Antipsychotika können zusätzlich die verschiedensten Nebenwirkungen auslösen, wie Auswirkungen auf Leber, Herz und Kreislauf, die der Arzt in

Betracht ziehen muss. Einige der üblichen Nebenwirkungen kann man auf verschiedenen antipsychotische *Rezeptorprofile* zurückführen, die bei der Wahl des Medikaments zu beachten sind. Es ist wichtig, den Patienten zu fragen, welche Nebenwirkungen auftreten und ihn beispielsweise über Mundhygiene und darüber, wie man Verstopfung vermeidet, zu beraten.

Kapitel 5

Zusammenfassung und Überlegungen zu einer Umsetzung in der BRD

Es ist interessant, die in den vorausgegangenen Kapiteln dargestellten Modelle mit der Psychiatriereform in der BRD zu vergleichen, worauf schon in der Einleitung hingewiesen wurde. Nun werden einige wichtige Bestandteile der »bedürfnisangepassten Behandlung« zusammenfasst und es folgt die Überlegung, ob und gegebenenfalls welche Bestandteile für die Weiterentwicklung der Behandlung von akuten Psychosen und besonders der krisenorientierten Erstbehandlung eingesetzt werden sollen. Im Weiteren nehmen interessierte Kollegen Stellung zu diesen Fragen: Lassen sich die skandinavische Modelle übertragen? Welche alternativen Entwicklungen kennzeichnen die Sozialpsychiatrie und was spricht für eine Anwendung ambulant-kriseninterventorischer, psychodynamischer und systemischer Ansätze in der gemeindespsychiatrischen Erstversorgung von Psychosekranken?

Zusammenfassung und Versuch einer Übertragung

V. Aderhold

Im bedürfnisangepassten Ansatz wird der weitreichenden Heterogenität schizophren-psychotischer Menschen mit einem ernsthaft multifaktoriellen Konzept Rechnung getragen. So gelingt eine klinische relevante Typisierung und Individualisierung des Konstruktes »Schizophrenie« durch unterschiedlich gewichtete bio-psycho-soziale ätiologische Faktoren. Disposition, Bindungserfahrung und Lebensgeschichte verdichten sich zu innerpsychischen, psychodynamisch beschreibbaren Strukturen und Prozessen und simultan zu systemischen Interaktionen und Dependenzen. Es gelingt im integrierten Ansatz, diese Ebenen nicht ausschließend sondern ergänzend zu denken.
– Subjektive Erfahrung wird sprachlich als Narrativ verarbeitet, das bei geduldigem und unaufdringlichem Interesse einen Beziehung stiftenden Zugang ermöglicht, indem durch ein phänomenologisches Problemformulieren ein gemeinsamer Verstehensprozess entsteht, gleichsam ein gemeinsamer Weg von der Symptomatik zur Psychodynamik.

- Auch im ver-rückt Psychotischen ringt ein Mensch in existentieller Krise um seine Autonomie und soll gerade dann Mitgestalter seiner eigenen Heilung sein – und dies mittels seiner eigenen ihm zugänglichen Bedürfnisse. Behandlung muss sich deshalb weitgehend individualisieren.
- Gerade in dieser existentiell unvollkommenen Autonomie ist jeder Patient, auch in der Distanzierung, systemisch eingebunden in seinen familiären sozialen Raum, ohne den er (noch) nicht sein kann – und der ohne ihn in der Regel auch noch nicht sein kann. Dies führte folgerichtig zur Einführung der Therapieversammlung, in der die Therapeuten so weit wie möglich offen bleiben für Lösungen im System – möglichst institutionsabhängig (ambulant vor stationär).
- Psychosen sind Reaktionen auf schwerwiegende innere oder äußere Lebensprobleme, deren Lösungspotential mit der Dauer der Krise eingeschränkt wird – also schnellstmögliche therapeutische Antwort.
- Heilung vollzieht sich nicht im sondern zwischen Menschen, in den Beziehungen die sie vertiefend miteinander entwickeln und verinnerlichen – also Beziehungskontinuität. Und weil duale Beziehungen nur eingeschränkt entwicklungsfähig sind, helfen Psychoseteams hier weiter. So entsteht ein weitgehend köhärentes Gesamtkonzept, das Kohärenz und Selbstwerdung unterstützt.

Zentrale Idee bei der Umsetzung ist die *Therapieversammlung*. Sich frühzeitig möglichst innerhalb von 24 Stunden nach Bekanntwerden der Krise oder nach

Aufnahme in die Klinik zu einer solchen Versammlung mit allen dazu bereiten, signifikanten Bezugspersonen und professionellen Helfern zu treffen, bedarf vor allem der inneren Bereitschaft und des organisatorischen Geschicks, ist aber erfahrungsgemäß viel häufiger machbar als man denkt und kann so zum frühen Behandlungsbaustein werden. Die im Arbeitsalltag hierfür frei zu haltende Zeit ist fast immer gut investiert und wird im weiteren Behandlungsverlauf gut kompensiert.

Um diese Therapieversammlungen wert zu schätzen, müssen die Behandler die Familie als Problemkontext und Ressource ernst nehmen und sie als unverzichtbaren Teil der Behandlung erleben. Gleiches gilt für die »psychotischen« Narrative der psychotischen Patienten, die sich oft erst im familiären Kontext sinnhaft übersetzen und manchmal sogar konstruktiv auflösen lassen. In der Regel stellt sich im Gespräch konsensuelle Realität her und wenn sie im Gesprächsverlauf ins psychotische Narrative übergeht, ist hiermit eine konfliktreiche Thematik oder Beziehung markiert. In Therapieversammlungen werden die interaktiven Prozesse in und mit der Familie zum entscheidenden therapeutischen Agens und die Therapieversammlung selbst wird zum Ort aller wesentlichen therapieleitenden Entscheidungen. Die krisenhafte psychische Situation des Betroffenen wird in ihrem Entwicklungspotential anerkannt und als offener Prozess dialogisch begleitet. Krisentheorie steht hier vor Krankheitstheorie und deshalb sind psychoedukative Methoden zu diesem Zeitpunkt unangemessen, weil sie eine Determination dieses offenen Prozesses bedingen und die Gefahr eines stigmatisierenden und ängstigenden diagnostischen Labelingprozesses beinhalten. Wenn es zu einem späteren Behandlungszeitpunkt dazu kommt, dass Symptom und Interaktionsmuster sich verfestigen (Chronifizierung), sind edukative Behandlungsverfahren zunehmend hilfreich, initial jedoch geht es um wertschätzende, allparteiliche Offenheit im Geschehen. Die interaktiven Möglichkeiten der Familie und individuellen Ressourcen des Betroffenen beinhalten potentiell die Möglichkeit, einen chronifizierenden Krankheitsprozess aufzuhalten.

Ein weiterer wichtiger Strukturaspekt ist die Aufrechterhaltung von *Behandlungs- und Beziehungskontinuität.* Strukturell wurde dies im bedürfnisangepassten Ansatz weitgehend durch Psychoseteams gelöst, die übergreifend sowohl ambulant als auch stationär für den Patienten zuständig bleiben. Wesentliche Teile dieses Modells lassen sich durch die Möglichkeiten von Institutsambulanzen auch in Deutschland für schizophrene Menschen umsetzen. Therapieversammlungen können hierbei zusätzlich ein Ort zur Sicherung von Behandlungskontinuität sein. Die Übernahme der Therapieverantwortung durch eine Akutstation muss nicht unbedingt problematisch sein, wenn sie mit den federführenden ambulanten Behandlern abgestimmt wird. Auch für die innerklinischen Entscheidungsprozesse gilt dann ambulant vor stationär. Problematisch bleibt dabei die Rolle der niedergelassenen Psychiater, die solchen Therapieversammlungen in der Regel fern bleiben. Dies sollte entweder zu einer Veränderung dieser Behandlungsroutine führen (z. B. Therapieversammlungen in der psychiatrischen Praxis) oder deutlich machen, dass ein solches ambulantes ärztliches Angebot notwendig durch einen Bezugstherapeuten in der Institutsambulanz ergänzt werden muss.

Behandlungskontinuität macht darüber hinaus erforderlich, unterschiedliche Behandlungsmethoden und Zugangsebenen zu *integrieren.* Auch hier hat der bedürfnisangepasste Ansatz modellbildende Funktion, wenn es ihm gelingt, interaktionelle *psychodynamische* und kontextuell *systemische* Aspekte und Behandlungszugänge synthetisch aufeinander zu beziehen. Auch hierfür kann die Therapieversammlung eine weitgehende Mediator-Funktion übernehmen. So stehen Medikation und verstehende Psychodynamik, nonverbale Therapien (Milieu-/Ergotherapie) und verbalisierende Therapie, d. h. Familientherapie und individuelle Psychotherapie in einem komplementären und sich potentiell zuarbeitenden Verhältnis.

Notwendige Voraussetzung bleibt eine *berufsgruppenübergreifende, multiprofessionelle und grundlegende Qualifizierung* aller beteiligten Mitarbeiter, um die oben angesprochenen Integration von Problemebenen und Methoden zu leisten, weitgehende Gleichwertigkeit in Psychoseteams herzustellen und Spaltungsprozesse, die in der Hierarchie leicht entstehen, zu umgehen.

Hamburger Behandlungsmodell

Im Rahmen der Weiterentwicklung unseres Hamburger Behandlungsmodells ist es uns deshalb selbstverständlich geworden, ambulante Bezugspersonen so früh und so oft wie möglich in die stationäre Akutbehandlung einzubeziehen bzw. ambulante Kontakte schon während der stationären Behandlung zu initiieren und zu erproben. Die kontinuierliche Durchführung von Therapieversammlungen auch nach der stationären Behandlung bleibt eine Option für (fast) alle Familien, wird jedoch von diesem noch nicht regelhaft in Anspruch genommen. Ressourcen für individualpsychotherapeutische Behandlungen ließen sich in Hamburg durch die Verdichtung von Kontakten zu niedergelassenen Psychotherapeuten schaffen. Gleiches gilt für niedergelassene Familientherapeuten, die jedoch in der Regel nicht krankenkassenfinanziert arbeiten können.

In der Entwicklung befindet sich am UKE in Hamburg eine zusätzliche Behandlungseinheit für das »*Home-Treatment*« für ersterkrankte akut psychotische Menschen, die für ein solches Behandlungsangebot geeignet sind. Es besteht Hoffnung, Tagesklinikkapazitäten nutzbar zu machen, und diese für Akutpatienten mit einem A1-Pflegesatz abzurechnen. Die dadurch gewonnenen personellen Ressourcen sind vermutlich in der Lage, eine akut-tagesklinische Behandlung zu Hause zu finanzieren.

Stellungnahme zum Konzept der ›bedürfnisangepassten Behandlung‹ von Alanen und Lehtinen

T. Bock

Ökologisch, anthropologisch, subjektorientiert, dialogisch – von Zeit zu Zeit tauchen Begriffe auf, die eine neue Entwicklung auf den Punkt bringen. Sie bestimmen nicht alles neu, haben auch keinen Ewigkeitswert, aber sie hinterlassen Spuren. Nun also das Konzept der ›bedürfnisangepassten Behandlung‹ von Alanen, Lehtinen u. a. Sicher auch nicht völlig neu, aber eine originelle Mischung: Die subjektiven Einschätzungen ernst nehmen, den pathologischen Sichtweisen nicht bedingungslos folgen, störungsspezifische und lösungsorientierte Strategien entwickeln, möglichst wenig etikettieren, der ambulanten Behandlung radikal den Vorzug geben, strukturübergreifende Kontinuität vorhalten. Vieles erinnert mich an die Impulse, die im deutschen Sprachraum mit dem Psychose-Seminar und mit den Bundesverbänden der Psychiatrieerfahrenen und Angehörigen verbunden werden (Arbeitsgemeinschaft der Psychose-Seminare 2002). Vieles lässt sich nahtlos ins ›Basiswissen‹ integrieren (Bock 2003). Die mutige Art, wie in Skandinavien verschiedene psychotherapeutische Konzepte und Strategien integriert werden, gefällt mir gut. Vor allem aber beeindruckt mich, wie es dort gelingt, dass neue Konzepte nicht nur die therapeutische Haltung beeinflussen, sondern ohne große Verzögerung auch die psychiatrischen Strukturen, also gewissermaßen nicht nur die Software, sondern auch die Hardware.

Zu drei neuen Akzenten möchte ich Stellung nehmen:

Software und Hardware

Der bedürfnisangepasste Ansatz bezieht sich auf beides, auf Philosophie und Praxis. Die skandinavischen Erfahrungen vermitteln nicht nur eine Idee, sondern auch Strategien der Umsetzung, und nicht nur ein Fernziel, sondern auch Schritte dorthin. Das empfinde ich als Herausforderung. Sicher ist manches in Deutschland komplizierter, z. B. muss das zentrale Element ›Home Treatment‹ in Deutschland sicher mühsamer erkämpft werden als in Skandinavien – sei es über Institutsambulanzen, über Akut-Tagesklinik-Plätze, über eine pauschale Krankenhausfinanzierung und über eine gezielte Verknüpfung klinischer und außerklinischer Ressourcen. Skandinavien lehrt, dass wir uns mehr zutrauen sollten.

Focus Ersterkrankte

Bei der Behandlung Ersterkrankter wird deutlich, dass der derzeitige ideologische Mainstream (Schizophrenie-Behandlung = Pharmakotherapie + Psychoedukation) nicht reicht. Die ›jungen Wilden‹ lassen sich nicht so einfach domestizieren. Die anhaltende Noncompliance macht dieses deutlich. Nun brechen Kontroversen neu auf: Die Ersterkrankung früher erkennen, möglichst schnell diagnostizieren und unabhängig von Symptomen medikamentös behandeln *oder* störungsspezifisch vorgehen, wenig etikettieren, das familiäre System entlasten. Eine notwendige Kontroverse und eine Chance, nicht nur für Ersterkrankte. Es erscheint mir sinnvoll und notwendig, die skandinavischen Ideen vom (falschen) Geruch des Elitären zu befreien. Sie gelten nicht nur für die Behandlung der ersten, sondern auch der zweiten, dritten, vierten Psychose. In diesem Zusammenhang stelle ich in Frage, wie sinnvoll und notwendig es ist, jeweils neue Institutionen zu planen. Eine separate Organisationsform hat aus meiner Sicht auch Nachteile, sie distanziert das Übliche, die anderen Institutionen und die jeweils anderen Patienten.

Die Familie als Ort der Behandlungsplanung

Die zentrale Botschaft von Alanen und Lehtinen lautet für mich: Bezieht die Familie von Anfang an ein – nicht als Ort der Datenerhebung oder als Objekt von Familientherapie, sondern als Ort der Behandlungsplanung und Entscheidung. Auch das ist aus der Sicht einer vom Psychose-Seminar geprägten Einrichtung eigentlich selbstverständlich und ergibt sich in einer auf ersterkrankte und langzeiterfahrene Noncompliance-Patienten spezialisierten Ambulanz und einer auf Krisen ausgerichteten Tagesklinik oft von selbst; dennoch hat mich die Konsequenz der Skandinavier beeindruckt, ja fast ein wenig beschämt. Schließlich ging die Idee des Dialogs von Hamburg aus. Warum fällt es uns schwer, insbesondere die Behandlungsplanung gemeinsam mit den Familien zu verantworten, Entscheidungen mehr als bisher transparent zu machen?

Der Trialog im Psychose-Seminar funktioniert und ist besonders reizvoll, gerade weil es keine therapeutische Absicht, keinen Veränderungsdruck, keine unmittelbare Verantwortung oder Abhängigkeit gibt. Im Psychose-Seminar sind v.a. unvollständige Familien vertreten, für die die Wahrnehmung der fehlenden Position mit Hilfe von Fremden einen besonderen Reiz hat (Bock, Buck 2002). Befreiend ist es, gemeinsam mit anderen nach Sinn und Bedeutung zu suchen. Insofern möchte ich das Psychoseseminar auf diesem Wege umgekehrt den Skandinaviern ans Herz legen: Manche systemische Idee, manches »Reframing«, manche »zirkuläre Befragung« ergibt sich dort von selbst und mit großer Leichtigkeit.

Aber warum auf diesem Hintergrund nicht auch die konkrete Behandlungsplanung konsequenter als bisher trialogisch gestalten?! Das vor allem nehme ich als Anregung mit. Wobei mich die Erfahrung mit unserem großstädtischen, oft sehr eigenwilligen Psychoseerfahrenen lehrt, dass die vollständig verfügbare Familie eher die Ausnahme ist und es für manche Patienten gerade in der Anfangssituation wichtig ist, sich separat zu präsentieren.

Aus meiner Sicht – und das ist eine Lehre sowohl aus den Psychoseseminaren, als auch aus meinem praktischen Betätigungsfeld – bedarf es einer feinen Balance nicht nur zwischen *familiärer Planung* und der (psychotherapeutischen) *individuellen Begleitung*. Gerade Ersterkrankte brauchen oft ergänzend zum Alltag einen *sozialen Raum* (Gruppentherapie, »tätige Gemeinschaft«, gemeinschaftliche Aktivitäten, Psychoseseminare), der im Sinne einer zusätzlichen peer-group Halt bietet bei der Lebensaufgabe der Loslösung von der Ursprungsfamilie und im Übergang hin zur Verankerung im eigenen Leben (Köttgen, 1988).

R. Hiller/Team der Tagesklinik Steinfurt
(Westfälische Klinik für Psychiatrie, Psychotherapie und Neurologie)

1. Was kann man von der integrierten Psychosebehandlung für unsere Arbeit lernen?

- Mehr Einbezug von Patienten und seinem sozialen System in den therapeutischen Prozess auch unter dem Aspekt der Partizipation
- Größere Transparenz für Patienten und Familien
- Anstatt über wird mehr mit Patienten und Familien geredet
- Stärkung der multiprofessionellen Zusammenarbeit im Rahmen der Behandlungskonferenz
- Abbau von Misstrauen im »System«
- Stärkung der Eigenverantwortung von Patient und Familie als »Manager« ihrer eigenen Geschichte im Sinne des bedurfnisorientierten Ansatzes mit entsprechender Zielsetzung
- Zunahme von gegenseitigen Verbindlichkeiten auf verschiedenen Ebenen

2. Wo sehen Sie besondere Möglichkeiten, aber auch Grenzen für eine Übertragung in die sozialpsychiatrische Versorgung?

- Wie gesund muss ein Patient sein, um so viel Reize bewältigen zu können?
- Wer setzt die Teilnehmer an Behandlungskonferenzen fest, gibt es eine heimliche therapeutische Lenkung in der Vernetzung?
- Wie muss der Ausbildungsstand der Professionellen sein, um nicht nur »mit gutem Willen« hilfreich sein zu wollen?

Insgesamt gibt es eine große Sympathie im Team für den Ansatz. Die Diskussion darüber hat unsere eigenen Überlegungen neu strukturiert und wird sind dabei, Elemente wie Behandlungskonferenz in unser Konzept zu integrieren.

Kommentar zum Positionspapier »Die wichtigsten Punkte des integrierten psychotherapeutischen Ansatzes« (Aderhold, Alanen u. a.)

P. Kruckenberg

Die praxisorientierten Ziele der Arbeitsgruppe um Alanen entsprechen weitgehend unserem Modell des personenzentrierten »Ansatzes«, der die konzeptionelle Grundlage für die Regionalisierung des psychiatrischen Hilfesystems in Bremen ist. Mehr noch, die »Grundsätze« sind geeignet, unseren Ansatz zu vertiefen und zu präzisieren im Hinblick auf die regelmäßige Einbeziehung der Patienten und ihrer Bezugspersonen als Experten in den therapeutischen Prozess und auch das lösungsorientierte therapeutische Handeln unmittelbar in der Lebenswelt. Obwohl primär ausgerichtet auf die integrative Psychotherapie von Menschen mit psychotischen Störungen, gelten sie m. E. auch in jeweils spezifischen Abwandlungen für die Behandlung sämtlicher psychischer Störungen.

Warum sind wir in Deutschland, in Bremen, noch nicht so weit?
Generell besteht eine Wechselwirkung zwischen der Grundhaltung gegenüber Patienten, dem therapeutischen Konzept und der Struktur des Hilfesystems wie es geschichtlich gewachsen ist und sozialrechtlich stabilisiert wird. Ich glaube, dass die psychiatrische Tradition in Deutschland weiterhin das Bewusstsein der in der Psychiatrie Tätigen dahingehend prägt, dass die Beziehung zum Patienten vorrangig im Sinne einer tendenziell verdinglichenden Objektbeziehung, einer »Behandlung von oben herab« gelebt wird. So verstandene Behandlung heißt, auf den Patienten einwirken, dass seine Störungen beseitigt oder gelindert werden, z. B. durch Psychopharmakotherapie, Arbeitstherapie, stationäre Behandlung u. a..

In der deutschen Psychiatrie (nicht nur in der deutschen) werden kranke Gehirne behandelt (Griesinger) – alles andere ist ergänzendes Beiwerk –, anstatt zu allererst den Patienten und sein Umfeld bei der Verarbeitung von kränkenden Erfahrungen und bei der Suche nach besseren Lösungen für seine Lebensprobleme zu unterstützen (dabei können dann Medikamente durchaus hilfreich sein).

Eine solche Haltung schützt vor Mit-Sein in der Lebenswelt des Patienten, vor eigener Verwicklung und Verunsicherung. Sie ist selbstverständliches, nicht hinterfragtes Programm, vermittelt emotionale (»Schein-) Sicherheit und führt zu Tabuisierungen, d. h. zu heftigem Abwehrverhalten, wenn sie in Frage gestellt wird. Dies konnte man auch in Bremen beobachten bei der Diskussion um den Begriff »personenzentrierte Hilfen«. »Personenzentriert« soll heißen, dass sämtliche Hilfen von den Erfahrungen, Vorstellungen, Wünschen, Bedürfnissen des

Patienten (und seines Umfeldes) ausgehen müssen und dass das Hilfesystem darauf eingehen und in seinen Organisationsformen darauf ausrichten muss. Daraus ergibt sich zwingend, dass wir unsere Haltung und unser Vorgehen ständig überprüfen müssen, ob wir wirklich mit dem Patienten von seinen Belangen ausgehen oder ob wir uns nicht doch an den Vorstellungen und Interessen der Behandler orientieren, d. h. »institutionszentriert« denken und handeln.

Die Verbindung der Worte »Reform« und »personenzentriert« führte zu heftigen Gegenreaktionen und Vorhaltungen – »wir haben immer schon personenzentriert behandelt, alles andere ist Unterstellung«. Allerdings waren diejenigen, die so argumentierten, nur wenig bereit, ihre Konzepte, Organisationsformen und Vorgehensweisen im Hinblick auf Patientenorientierung in Frage zu stellen.

Verdinglichende Denkweisen und Beziehungsgestaltungen werden verstärkt durch das System psychiatrischer Institutionen und deren Finanzierung: Je nach Ausmaß und Art der Störung werden Patienten durch die eine oder andere ambulante, stationäre oder teilstationäre Institution für einen meist kurzen Zeitraum oder in großen Abständen behandelt und bei Veränderungen des Hilfebedarfs an die nächste Einrichtung weiter gereicht, in der Regel, ohne dass die individuelle Lebensgeschichte oder die besondere Interaktionsdynamik im sozialen Umfeld ausreichend erkannt, geschweige denn bearbeitet werden. Wenn man einen Patienten in seinem Lebensfeld genauer kennen lernt, stellt man oft fest, dass vorangehende Behandlungen im wahrsten Sinne des Wortes »an den Symptomen kuriert« haben und nicht zu den zentralen Problemen der persönlichen Entwicklung und der Beziehungsdynamik vorgedrungen sind.

Allerdings ändern sich die Dinge langsam, teilweise weil (oft gar nicht so) neue psychodynamische, systemische, soziotherapeutische, auch entwicklungsbiologische Konzepte aufgenommen werden, mehr aber wohl dadurch, die Organisationsstrukturen weicher werden, den Mitarbeitern mehr Gestaltungsräume eröffnen, die zumeist dann genutzt werden, wenn im Einzelfall wirkliche persönliche Beziehungen »auf gleicher Augenhöhe« zwischen Patienten und Mitarbeitern (manchmal auch Angehörigen) entstanden sind.

In Bremen versuchen wir, die Rahmenbedingungen für die Arbeit mit Menschen mit schweren und lang dauernden psychischen Störungen zu verbessern, indem wir das Krankenhaus öffnen und stärker in die Gemeinde verlagern. So haben wir eine Akuttagesklinik durchsetzen können, in der Patienten sieben Tage in der Woche und auch zu Hause behandelt werden können. Wir fangen gerade damit an. Ob diese Strukturveränderung dazu beiträgt, dass sich in der Breite der Mitarbeiterschaft die Grundhaltung weiter verändert und ambulantes Arbeiten an Attraktivität gewinnt, wird sich zeigen.

An einem Punkt entsprechen unsere Erfahrungen bei der Integration von langfristig psychisch beeinträchtigten Patienten denen der finnischen Arbeitsgruppen: Auch eine erfolgreiche Krisenintervention vor Ort ist meist auf Dauer nicht ausreichend, wenn es nicht gelingt, daraus eine kontinuierliche therapeutische Beziehung zu entwickeln, in der Häufigkeit und zeitliche Dichte der Kontakte ebenso wie persönliche Distanz und Nähe und die Einbeziehung des Umfeldes situationsgerecht gestaltet werden.

Eine Frage an die finnischen Arbeitsgruppen bleibt offen: Wie ernst und wie verbindlich wird regionale Versorgungsverpflichtung gesehen und gelebt sein, bleiben die Behandlungsteams in kritischen Fällen notwendiger oder möglicherweise notweniger Zwangsmaßnahmen verantwortlich?

Alles in allem scheinen wir auf dem gleichen Wege zu sein. Für uns sind die »Grundsätze« und die »Prinzipien« (vgl. Alanen u. a., Kapitel 2) jedenfalls ermutigend; wir werden sie in der Breite intensiv diskutieren.

Können wir das skandinavische Modell der bedürfnisangepassten Therapie in Deutschland übernehmen?

N. Greve

Ich möchte meinen Beitrag mit einem Bekenntnis beginnen: Aus der Sicht der deutschen Psychiatrie finde ich den finnischen – mittlerweile skandinavischen – Ansatz der bedürfnisangepassten Behandlung faszinierend. Denn er verwirklicht in einem Guss mehrere Konzepte, die sich bei uns getrennt voneinander entwickelt haben und meist nicht zusammen verwirklicht werden, obwohl sie sich in vielerlei Hinsicht sehr gut ergänzen.

Zum einen ist die Umsetzung bedürfnisangepasster Behandlung – im Jargon der deutschen Psychiatriereform – *»gemeindepsychiatrisch«*, und das in mehrfacher Hinsicht: Die in Nordeuropa in vielen Regionen arbeitenden Psychose- bzw. Krisenteams sind nicht nur gemeinde»nah«, also räumlich vor Ort, sondern sie bringen Hilfe zu den Klienten und Angehörigen, sie sind die konsequenteste mir bekannte *»Geh-Struktur«*. Und sie verwirklichen *Verbundlösungen*, indem sie alle Hilfen in den Therapieversammlungen zusammenführen.

Zweitens ist bedürfnisangepasste Behandlung *»personenzentriert«* in dem Sinne, wie es in Deutschland die Kommission zur Personalplanung im ambulant-komplementären Bereich fordert (Kruckenberg und Jagoda 1994, Kauder 2001): Aus dem Fundus der in der Region verfügbaren Angebote erhalten Klienten und Angehörige diejenigen Hilfen, die am besten passend erscheinen, und das von vornherein. Während bei uns in Situationen mit akutem Hilfebedarf häufig die Krankenhausaufnahme als einzige verfügbare Möglichkeit erscheint und dann, besonders bei Erstbegegnungen mit der Psychiatrie, in den Augen von Klienten und Angehörigen für lange Zeit das Bild der Psychiatrie insgesamt prägt, wird in den Therapieversammlungen die Hilfeplanung in einem gemeinsamen Gespräch durchgeführt, *bevor* eine Hilfeform bereits begonnen hat[1]. Insbesondere wird durch das – in der deutschen Fachsprache – personenzentrierte Vorgehen auch der Grundsatz *»ambulant vor stationär«* verwirklicht.

Drittens nehmen die professionellen Helfer unabhängig von der Berufsgruppe eine *psychotherapeutische Haltung* ein: Sie machen das Verstehen der individuellen Situation und der individuellen Bedürfnisse zum Ausgangspunkt ihres Handelns. Die Beziehungen zwischen allen Beteiligten und die eigene kognitiv-emotionale Beteiligung werden als »Werkzeuge« psychiatrischer Hilfe genutzt und fortlaufend reflektiert. Eine psychotherapeutische Haltung ist somit nicht – wie noch allzu oft hier zu Lande – nur eine Sache psychologischer und ärztlicher Spezialisten oder spezieller Einrichtungen, sondern gehört zum Gemeingut *aller* Berufsgruppen und Dienste.

Schließlich ist der bedürfnisangepasste Ansatz *»systemisch«*: Klienten und Angehörige werden als Experten für ihr Leben gesehen und respektiert, und Profis entwickeln gemeinsam mit ihnen in *einer* Runde die für sie am besten passende Hilfeplanung. Der Erfolg des bedürfnisangepassten Ansatzes beruht sicher zu einem guten Teil darauf, dass hier individuell innovative Vorgehensweisen möglich werden, die keine Institution mit standardisierten Hilfeangeboten hätte ersinnen oder gar umsetzen können (z. B. Seikkula 2002 und in diesem Buch).

Was macht es uns in Deutschland schwer, den bedürfnisangepassten Ansatz zu verwirklichen und Psychose-/Krisenteams aufzubauen?

Der augenfälligste Grund dafür dürfte darin liegen, dass die psychiatrischen Einrichtungen hier zu Lande gemäß den Strukturen des *gegliederten Systems der Sozialversicherung* aufgebaut wurden, das eine solche stark integrierte Arbeitsform zumindest nicht begünstigt oder nahe legt. Für komplexe Verbundangebote, welche die Grenzen zwischen den Finanztöpfen der einzelnen Sparten der Sozialversicherung überwinden, gibt es keine vorgebahnten Wege. Zwar können gemeindepsychiatrische Verbünde diese Grenzen auch flexibilisieren, indem sie mehrere Hilfen bündeln, Synergieeffekte nutzen und ihr Personal nicht starr jeweils nur einem Kostenträger zuordnen. Aber einer solchen flexiblen, integrierenden Nutzung der zahllosen Einzelrichtlinien sind Grenzen gesetzt. Insbesondere fehlen in der Regel die strukturellen Voraussetzungen dafür, Angebote der medizinisch-therapeutischen Behandlung und so genannte »komplementäre« gemeindepsychiatrische Hilfen miteinander so eng zu vernetzen, wie dies in Form der »Therapieversammlungen« geschieht. Kassenärzte, Krankenhäuser und gemeindepsychiatrische Einrichtungen bewegen sich fast überall in drei getrennten Landschaften, die durchaus innerhalb ihrer Struktur, aber kaum miteinander kooperieren. Ausnahmen bestätigen vorläufig die Regel (z. B. Greve 2001).

Für die Grundkonstruktion der Krisenteams, nämlich zugehende multiprofessionelle Krisenhilfe rund um die Uhr, gibt es *keine Regelfinanzierung* außerhalb der Krankenhäuser. Die meisten Krisendienste in Deutschland – es gibt sie ohnehin nur in wenigen Regionen – werden bisher von ihren Kommunen mit so genannten »freiwilligen Zuschüssen« im haushaltsrechtlichen Sinne finanziert. Andererseits sind durchaus sozialrechtliche Konstruktionen denkbar, mit denen sich die Arbeit von Krisenteams ganz oder teilweise finanzieren ließe – zum Beispiel über rund um die Uhr erreichbare Institutsambulanzen, über Soziotherapie, Kooperationen nach §§140a ff SGB V, »Krankenhausbehandlung zu Hause«, Sozialpsychiatrische Dienste mit ihren Vor- und Nachsorgeaufträgen nach den landesspezifischen PsychKGs etc. Letztlich käme man wohl am ehesten durch das Zusammenführen mehrerer solcher Ressourcen zu einem Verbund zum Ziel.

In vielen mit Diensten und Einrichtungen bereits gut ausgestatteten Regionen wäre somit die *zusätzliche* Schaffung von Krisenteams neben den vorhandenen Strukturen nicht erforderlich, ja nicht einmal besonders sinnvoll. Vielmehr sollten die vorhandenen Anbieter sich zu einer stark intensivierten Kooperation zusammen finden, um im Verbund mit anderen Diensten beraten und behandeln zu können (vgl. z. B. den Entwurf von Walsken 1996). Je nach den Gegebenheiten käme das dem skandinavischen Modell auf der Ebene der institutionellen Strukturen schon recht nahe. Die Einführung der personenzentrierten Hilfeplanung (Kauder 2001, Gromann 2001) und die Modellprogramme der Aktion Psychisch Kranke hierzu werden hoffentlich zur verbundförmigen Vernetzung der Dienste erheblich beitragen.

Ein zweiter Umstand, der eine ganzheitliche bedürfnisangepasste Konzeption psychiatrischer Hilfen hierzulande erschwert, ist die historische *Trennung zwischen (Sozial-)Psychiatrie und Psychotherapie*, die erst in der letzten Zeit ansatzweise überwunden wird. Ihr ist es zu verdanken, dass die sozialpsychiatrische Reformarbeit im Gefolge der Psychiatrie-Enquete lange Zeit vor allem dem Aufbau institutioneller Strukturen galt. Um eine Formulierung von Klaus Nouvertné aufzugreifen: Wir haben im Zuge der Psychiatriereform »Waben« geschaffen (Einrichtungen und Dienste) und machen uns erst jetzt allmählich Gedanken über den »Honig« darin, d. h. über die Inhalte unserer Arbeit, über professionelle Beziehungsgestaltung. Darin sind uns die skandinavischen Ansätze voraus: Sie haben von vorne herein die Schaffung neuer Strukturen mit Konzepten zur Beziehungsgestaltung verbunden, um der Leitlinie der bedürfnisangepassten Hilfe entsprechen zu können.

Zusätzlich zu dem mit der personenzentrierten Hilfeplanung propagierten lebensweltbezogenen Hilfeansatz (Obert 2001) sehe ich daher einen Bedarf an Konzepten zur professionellen Gestaltung helfender Beziehungen im Sinne einer psychotherapeutischen Grundhaltung sowohl in der Arbeit mit einzelnen Klienten als auch in komplexen gemeindepsychiatrischen Systemen (vgl. z. B. Greve 2002).

Hierzu bedarf es der Entwicklung entsprechender Curricula in der Aus- und Weiterbildung, die den in der Psychiatrie tätigen Berufsgruppen die hierzu erforderlichen Kenntnisse und Fertigkeiten vermitteln (Firnenburg 1998). Ansatzpunkte könnten zum Beispiel die Stärkung psychotherapeutischer Ausbildungsinhalte im Medizinstudium, der Aufbau von Studiengängen in Klinischer Sozialarbeit nach US-amerikanischem Vorbild, therapeutische Gesprächsführung als Ausbildungs-Bestandteil bei Pflegekräften und Ergotherapeuten sowie eine Verankerung dieses Themenbereiches in Sozialpsychiatrischen Zusatzausbildungen oder anderen Fort- und Weiterbildungsmaßnahmen sein.

Wir sollten aber mit dem Aufbau zugehender Krisenteams und mit der Hilfeplanung in Therapieversammlungen nach skandinavischem Vorbild nicht darauf warten, dass im Sozialrecht, in den darauf aufbauenden Rahmenverträgen und Finanzierungsrichtlinien sowie in Aus-, Fort- und Weiterbildung erst einmal ideale Voraussetzungen geschaffen werden. Wie oben angedeutet, können wir mit Annäherungen an dieses Modell jederzeit und in vielen Regionen Deutschlands beginnen, sie unter unseren Verhältnissen erproben und weiter entwickeln.

Anmerkung:

1 Zwar können auch die Skandinavier Zwangseinweisungen ins Krankenhaus zur Abwendung von Gefahrensituationen nicht unnötig machen, aber auch dann tritt im Krankenhaus so rasch wie möglich die Hilfekonferenz aller Anbieter zusammen – das ist bei uns in aller Regel nicht der Fall.

Liste der Erstveröffentlichungen

Aaltonen, J. u. Räkköläinen, V. (1994): The shared image guiding the treatment process. Britisch Journal of Psychiatry, 164 (Suppl. 23), S. 97-102.

Aaltonen, J., Vartiainen, A., Kallioskoski, M. L. u. a. (1994): Team treatment of acute psychosis. In: Journal of Family Psychotherapy 5, S. 77-95.

Alanen, Y. O. (1997): Vulnerability to schizophrenia and psychotherapeutic treatment of schizophrenic patients: Towards an integrated view. In: Psychiatry 60, S. 142-157 (erweiterte und völlig überarbeitete Fassung).

Alanen, Y. O., Lehtinen, V., Lehtinen, K. u. a. (2000): The Finnisch integrated model for early treatment of schizophrenia and related psychoses. In: Martindale u. a. (Hg.) Psychosis – psychological approaches and their effectiveness. London: Gaskell, 2000.

Cullberg, J. (1993): A proposal for a three-dimensional aetiologic view of the schizophrenia. In: Nordic Journal of Psychiatry, 47, S. 355-359 und Nordic Journal of Psychiatry, 474, S. 21-424.

Cullberg, J., Levander, S., Holmqvist, R., Mattsson, M., u. a. (2002). One year outcome in first episode psychosis patients in the Swedish Parachute project. Acta Psychiatr Scand, 106, S. 276-285.

Lehtinen, K. (1994): Need-adapted treatment of schizophrenia: family interventions. In: British Journal of Psychiatry 164 (suppl. 23), S. 89-96 (aktualisierte und erweiterte Fassung).

Levander, S. u. Cullberg, J. (1994): Psychotherapy in Retrospect. In: Nordic Journal of Psychiatry, 48, S. 263-269.

Holma, J. & Aaltonen, J. (1995): The self-narrative an acute psychosis. In: Contemporary Familiy Therapy 17, S. 307-16.

Holma, J. & Aaltonen, J. (1997): The sense of agency and the search for a narrative in acute psychosis. In: Contemporary Family Therapy 19, S. 463-477.

Seikkula, J., Aaltonen, J., Alakare, B., u. a. (1995): Treating psychosis by means of open dialogue. In: Friedman, S. (Hg.): The reflecting team in action. New York (Guilford), S. 62-80 (erweiterte und aktualisierte Fassung).

Tienari, P. J., Wynne, L. C. u. Wahlberg, K.-E. (1994): Adoption studies of schizophrenia. In : Annals of Medicine 26, S. 233-237 (erweiterte und aktualisierte Fassung).

Der Aufsatz von S. Levander wurde von P. Hohn und V. Aderhold aus dem Schwedischen, alle anderen Aufsätze von G. Hess aus dem Englischen übersetzt.

Literatur

Aaku, T., Rasimus, R. und Alanen, Y. (1980): Nursing staff as individual therapists in psychotherapeutic community. In: Psychatria Fennica 11, S. 9-31.

Aaltonen, J. und Räkköläinen, V. (1994): The shared image guiding the treatment process. Britisch Journal of Psychiatry, 164 (Suppl. 23), S. 97-102.

Aaltonen, J. und Räkköläinen, V. (1993): Integrating systemic and psychoanalytic approaches to schizophrenia in a psychiatric ward. In: Bendetti, G. und Furlan, M. (Hg.) The psychotherapy of schizophrenia. Göttingen (Hogrefe und Huber).

Aaltonen, J., Vartiainen, A., Kallioskoski, M. L. u. a. (1994): Team treatment of acute psychosis. In: Journal of Family Psychotherapy 5, S. 77-95.

Aaltonen, J., Seikkula, J., Alakare, B., Haarakangas, K., Keränen, J. und Sutela, M. (1997): Western Lapland project: A comprehensive family- and network centered community psychiatric project. ISPS. Abstracts and lectures 12-16 October 1997. London.

Aaltonen, J., Alanen, Y. O., Keinänen, M. und Räkköläinen, V. (2002): An advanced specialist-level training programme in psychodynamic individual therapy of psychotic and borderline patients: The Finnish approach. In: Eur J Psychotherapy 5, S. 13-30.

Aderhold, V. (1997): Möglichkeiten und Widerstände der Soteria-Bewegung. In: Soziale Psychiatrie.

Aebi, E., u. a. (1993): Soteria im Gespräch. Bonn (Psychiatrie-Verlag).

Alanen, Y. O. (1958): The mothers of schizophrenic patients. A study of the personality and mother-child relationship of 100 mothers. In: Psychiatr Neur Scand (Suppl 124).

Alanen, Y. O. (1960): Some thoughts of schizophrenia and ego development in the light of family investigations. In: Arch Gen Psychiatr 3, S. 650-56.

Alanen, Y. O. (1966): The family in the pathogenesis of schizophrenic and neurotic disorders. In: Acta Psychiatr Scand 42 (Suppl 189).

Alanen, Y. O. und Laine, A. (1973): Development of a hospital centred community psychotherapy service for schizophrenic patients. In: Wing, J. K. und Häfner, H., (Hg.): Roots of evaluation: An epidemiologic basis for planning psychiatric services. London (Oxford University Press).

Alanen, Y. O. (1975): The psychotherapeutic care of schizophrenic patients in a community psychiatric setting. In: Lader, M. H. (Hg.): Studies of schizophrenia. British Journal of Psychiatry, S. 86-93.

Alanen, Y. O. (1975): The psychotherapeutic care of schizophrenic patients in a community psychiatric setting. In: Lader, M. H. (Hg.): Special publications 10: Studies of schizophrenia. London (Psychiatric Association und Royal College of Psychiatrists), S. 86-93.

Alanen, Y. O., Räkköläinen, V., Laakso, J., u. a. (1980): Problems inherent in the study of psychotherapy of psychoses: conclusions from a community psychiatric action research study. In: Strauss, J.S., Bowers, M.und Dawnay, T. W. (Hg.): Psychotherapy of Schizophrenia. New York (Plenum Press), S. 115-129.

Alanen,Y. O., Lehtinen, K., und Räkköläinen, V. u. a. (1986): Towards need-specific treatment of schizophrenic psychoses. Berlin (Springer Verlag).

Alanen, Y. O., Lehtinen, K. und Räkköläinen, V. (1989): Utveklandet av varden av nya schizofrenipatienter i Finland. In: Nordisk Psykiatrisk Tidsskrift 43, S. 39-48.

Alanen, Y.O., Anttinen, E. E., Kokkola, A., Lehtinen, K., Ojanen, M., Pylkkänen, K. und Räkköläinen, V. (1990): Treatment and rehabilitation of schizophrenic psychoses. The Finnish treatment model. In: Nordic Journal of Psychiatry 44 (Suppl. 22), S. 1-65

Alanen, Y. O., Salokangas, R. K. R., Ojanen, M., u. a. (1990 b): Tertiary prevention: treatment and rehabilitation of schizophrenic patients. Results of the Finnish national programme. In: Goldberg, D. und Tantam, D. (Hg.): The Public Health Impact of Mental Disorders. Toronto (Hogrefe und Huber), S. 176-191.

Alanen, Y. O., Lehtinen, K., Räkköläinen, V., u. a. (1991): Need-adapted treatment of new schizophrenic patients: experiences and results of the Turku Project. In: Acta Psychiatr Scand 83, S. 363-372.

Alanen, Y. O., Ugelstad, E., Armelius, B.-A., u. a. (1994a): Early treatment for schizophrenic patients. Scandinavian psychotherapeutic approaches. Norway (Scandinavian University Press).

Alanen, Y. O. (1994b): An attempt to integrate the individual-psychological and interactional concepts of the origins of schizophrenia. In: Br J Psychiatr 164 (Suppl 23), S. 56-61.

Alanen, Y. O., u. a. (1994c): Early Treatment for Psychotic Patients. Oslo (Oslo University Press).

Alanen, Y. O. (1997a): Schizophrenia – Its orgins and need-adapted treatment, Karnac Book, London. Dt.: (2001) Schizophrenie – Entstehung, Erscheinungsformen und bedürfnisangepaßte Behandlung. Stuttgart (Klett-Cotta).

Alanen, Y. O. (1997b): Vulnerability to schizophrenia and psychotherapeutic treatment of schizophrenic patients: Towards an integrated view. In: Psychiatry 60, S. 142-157.

Alanen, Y. O. (2000): Schizophrenie und Psychotherapie. Die Behandlung schizophrener Störungen mit einer Kombination aus systemischer und psychoanalytisch orientierter Psychotherapie. In: Psychotherapeut 45, S. 214-222.

Alanen, Y. O. (2002): Die Entwicklung einer bedürfnisorientierten psychodynamischen Behandlung neuer psychotischer Patienten in der Gemeindepsychiatrie. Das Turku Schizophrenieprojekt. In: Meissel, T. und Eichberger, G. (Hg.): Perspektiven einer künftigen Psychiatrie. Linz (edition pro mente), S. 37-58

American Psychiatric Association. Diagnostic and Statistical Manual of Mental Disorders (1994) Fourth Edition. Washington, DC. (Dt. Bearbeitung u. Einführung von H. Sass. Göttingen (Hogrefe) 1996, 2. verb. Aufl. 1998).

American Psychiatric Association (1997): Practice guidelines for the treatment of patients with Schizophrenia. In: Am J Psychiatry 154 (4 suppl.)

Anderson, C., Hogarty, G. und Reiss, D. (1980): Family treatment of adult schizophrenic patients: a psycho-educational approach. In: Schizophrenia Bulletin 6, S. 490-505.

Anderson, H. und Goolishian, H. (1988): Human systems as linguistic systems: Preliminary and evolving ideas about the implications for clinical theory. In: Family Process 27, S. 371-393.

Anderson, H. (1997): Conversation, language, and possibilities: A post-modern approach to therapy. New York (Basic Books).

Anderson, H. und Goolishian, H. (1988): A view of human systems as linguistic systems: Some preliminary and evolving ideas about the implications for clinical theory. In: Family Process 27, S. 371-393.

Anderson, H. und Goolishian, H. (1992): The client is the expert: A not-knowing approach to therapy. In: McNamee, S. und Gergen, K.J. (Hg.): Therapy as a social construction. London (Sage).

Andersen, T. (1987): The reflecting team. Dialogue and meta-dialogue in clinical work. In: Family Process 26, S. 415-428

Andersen, T. (1990): The reflecting team. Dialogues and dialogues about dialogues, Kent. (Dt.: Das reflektierende Team. Dortmund (Modernes Leben), 1994 (3. Aufl.)

Andersen, T. (1992): Relationship, language and pre-understanding in reflecting processes. In: Australian and New Zealand Journal of Family Therapy 13, S. 87-91.

Andersen, T. (1995): Reflecting processes. Acts of informing and forming. In: Friedman, S. (Hg.): The reflective team in action: Collaborative practice in family therapy. New York (Guilford).

Andersen, T. (1997): Deltakende praksis og varen-i-verden. Noen forelopige rekleksjoner. [Participating practice and to be in the world. Some preliminary ideas.] In: Ianssen, B. (Hg.): Bevegelse, liv og forandring. [Movements, life and change] Oslo (Cappelen).

Andreasen, N. C., Flaum, M., Swayze, V. W. II., Tyrrel, G. und Arndt S. (1990): Positive and negative symptoms in schizophrenia. A critical reappraisal. In: Arch Gen Psychiatry 47, S. 615-21.

Andreasen, N. C., Swayze, V. W. II., Flaum, M., Yates, W. R., Arndt, S. und Mc Chesney, C. (1990): Ventricular enlargement in schizophrenia evaluated with computed tomographic scanning. In: Arch Gen Psychiatry 47, S. 1008-15.

Andreasen, N. C., Arndt, S., Swayze, V. II. u. a. (1994): Thalamic abnormalities in schizophrenia visualised through magnetic resonance image averaging. In: Science 266, S. 294-98.

Arbeitsgemeinschaft der Psychoseseminare (2002): Es ist normal, verschieden zu sein – Verständnis und Behandlung von Psychosen (zu beziehen über Dachverband psychosozialer Hilfsvereinigungen, Thomas-Mann-Str. 49a, 53111 Bonn).

Arndt, S., Alliger, R. J. und Andreasen, N. C. (1991): The distinction of positive and negative symptoms. The failure of a two-dimensional model. In: Br J Psychiatry 158, S. 317-22.

Bakhtin, M. (1991): Dostojevskin poetican ongelmija. Orient Express, RT-paino. Haarakangas, K. (1967): Hoitokokouksen äänet. Jyväskylän Yliopisto, Jyväskylä.

Bakhtin, M. (1984): Problems of Dostojevskij's poetics. Theory and History of Literature, Volume 8 (Manchester University Press).

Bakhtin, M. (1981): The dialogic imagination. In: Holquist, M. (Hg.): Austin, TX (University of Texas Press).

Bakhtin, M. (1993): Toward a philosophy of the act. Austin, TX (University of Texas Press).

Bakhtin, M. und Medvedev, P. (1991): The formal method of literary scholarship: A critical introduction to sociological poetics. Baltimore, MD (Johns Hopkins University Press).

Balint, M. (1968): The basic fault. therapeutic aspects of regression. London (Tavistock).

Bateson, G., Jackson, D. D., Haley, J., u. a. (1956) Towards a theory of schizophrenia. In: Behavioral Science 1, S. 251-264.

Bandura, A. (1978): The self system in reciprocal determinism. In: American Psychologist 33, S. 344-58.

Beres, D., Obers, S. J. (1950): The effects of extreme deprivation in infancy on psychic structure in adolescence. In: The Psychoanalytic Study of the Child 5, S. 212-235.

Biehl, H., Maurer, K., Schubart, E., u. a. (1986): Prediction of outcome and utilisation of medical services in a prospective study of first onset schizophrenics. European Archives of Psychiatric and Neurologic Sciences 236, S.139-147.

Bion, W. R. (1967): Second thoughts. Selected papers on psychoanalysis. London (William Heinemann).

Birchwood, M. (1999): Early intervention in psychosis: The critical period. In: McGorry P. und Jackson, H.(Hg.): The recognition and management of early psychosis. Cambridge (Cambridge University Press).

Bleuler E. (1911): Dementia Praecox oder die Gruppe der Schizophrenien. Leipzig (Deuticke).

Bleuler, M. (1974): The long-term course of the schizophrenic psychoses. In: Psychol Med 4, S. 244-54.

Bloch, D. A. (1988): Dual optic. In: Family Systems Medicine 6, S. 259-61.

Blum, H. P. (Hg.) (1985): Defense and resistance. New York (International Universities Press).

Bock, T. (1997): Lichtjahre – Psychosen ohne Psychiatrie. Bonn (Psychiatrie-Verlag).

Bock, Th. (2003): Basiswissen – Umgang mit psychotischen Patienten, Bonn: Psychiatrieverlag.

Bock, Th., und Buck, D. (2002): Erfahrungen aus den Psychoseseminaren, Psychotherapie im Dialog (PID), 3. Jg., Nr. 3, 252 ff.

Bock, T., Dörner, K. und Naber, D.: Anthropologische Psychiatrie – eine Vorlesungsreihe. (Erscheint 2004 im Psychiatrie-Verlag)

Boscolo, L. und Bertrando, P. (1993): The times of time. New York (Norton).

Boscolo, L. und Bertrando, P. (1998): Genom tidens lins. Ett nyt perspektiv inom systemisk terapi och konsultation. Originally published as The times of time. Stockholm (Mareld).

Breier, A., Wolkowitz, O. M., Doran, A. R., u. a. (1987): Neuroleptic responsivity of negative and positive symptoms in schizophrenia. In: Am J Psychiatry 144, S. 1549-55.

Brodey, W. M. (1965): On the dynamics of narcissism. I. Externalization and early ego development. In: The Psychoanalytic Study of the Child 20, S.165-193.

Brzustowicz, L. M., Hodgkinson, K. A., Chow, E. W. C. u. a. (2000): Location for a major susceptibility locus for familial schizophrenia on chromosome 1q21-q22. In: Science 288, S. 678-82.

Burman, B., Mednick, S. A., Machon, R. A., Parnas, J. und Schulsinger, F. (1987): Children at high risk for schizophrenia. Parent and offspring perceptions of family relationships.In: J Abn Psychol 96, S. 364-6.

Cannon, M., Jones, P. B., Murray, R. M. (2002): Obstetric complications and schizophrenia: Historical and meta-analytical review. In: Am J Psychiatry 159, S. 1080-92

Carlsson, M. und Carlsson, A. (1990): Schizophrenia – a subcortical neurotransmitter syndrome? In: Schizophr Bull 16, S. 425-32.

Cannon, T. D., Mednick, S. A. und Parnas, J. (1989): Genetic and perinatal determinants of structural brain deficits in schizophrenia. In: Arch Gen Psychiatry 46, S. 883-9.

Cannon, T. D., van Erp, T. G. M., Huttunen, M. u. a. (1998): Regional gray matter, white matter and cerebrospinal fluid distributions in schizophrenic patients, their siblings, and controls. In: Arch Gen Psychiatry 55, S. 1084-91.

Cannon, T. D., Thompson, P. M., van Erp T. G. M. u. a. (2002): Cortex mapping reveals regionally specific patterns of genetic and disease-specific gray matter deficits in twins discordant for schizophrenia. In: Proc Nation Assoc Science 99, S. 3228-33.

Carpenter, W. T. (1992): The negative symptom challenge. In: Arch Gen Psychiatry 49, S.236-7.

Castren, E. (2001): The development and function of the brain: genes or environment – or both. Paper at The Neuroscience Symposion, Helsinki.

Ciompi, L., Dauwalder, H-P., Maier, C. und Aebi, E. (1992): The Pilot project »Soteria Bern«. Clinical experiences and results. In: Br J Psychiatry 161 (Suppl 18) S. 145-153.

Ciompi, L., u. a. (2001): Wie wirkt Soteria? Bern (Huber).

Cromby, J. und Nightingale, D. J. (1999): What's wrong with social constructionism? In: Cromby J. und Nightingale D. (Hg.): Social constructionist psychology. Buckingham (Open University Press).

Crow, T. J. (1980): Molecular pathology of schizophrenia more than one disease process? In: Br Med J 280, S.66-8.

Cullberg, J. (1991): Recovered vs. non-recovered schizophrenic patients who have had intensive psychotherapy. In: Acta Psychiatr Scan 84, S. 242-5.

Cullberg, J. und Levander. S. (1991): Fully recovered schizophrenic patients who received intensive psychotherapy. A Swedish case-finding study. In: Nord J Psychiatry 45, S. 253-62

Cullberg J, und Nybäck, H. (1992): Persistent auditory hallucinosis correlates with size of the third ventricle in schizophrenic patients. In: Acta Psychiatr Scand 86, S. 469-74.

Cullberg, J., Thoren, G., Åbb, S., u. a. (2000): Integrating intensive psychosocial and low-dose neuroleptic treatment: a 3-year follow-up. In: Martindale, B., Bateman, A., Crowe, M. und Margison, F. (Hg.): Psychosis – Psychological approaches and their effectiveness. Glasgow (Gaskell).

Cullberg, J., Levander, S., Holmqvist, R., Mattsson, M., u. a. (2002a): One year outcome in first episode patients in the Swedish Parachute Project. In: Acta Psychiatr Scand 45, S. 253-62.

Cullberg, J. u. a. (2002b): One-year outcome in first episode psychosis patients in the Swedish Parachute project. Acta Psychiatr Scand 106, S. 276-285.

Dalén, P. und Hays, P. (1990): Aetiological heterogeneity of schizophrenia: The problem and the evidence. In: Br J Psychiatry 157, S. 119-22.

Dalman, C., Allebeck, P., Cullberg, J., u. a. (1999): Obstetrical complications and the risk of schizophrenia. A longitudinal study of a national birth cohort. In: Arch Gen Psychiatry 56, S. 324-340

Davies, B. und Harré, R. (1990): Positioning: The discursive production of selves. In: Journal of the Theory of Social Behaviour 20, S. 44-63.

Delay, J. und Deniker, P. (1952): 38 Cas de psychoses traitees par la cure prolongee et continue de 4560 RP, C.R. 50o congres es aliensistes et neurologie de Langue Fse, S. 503-513.

DeLisi, L. E. (1997): Is schizophrenia a lifetime disorder of brain plasticity, growth, and aging? (Review). In: Schizophr Res 23, S. 119-29.

DeLisi, L. E., Shaw, S. H., Crow, T. J. (2002): A genome-wide linkage to chromosomal regions in 382 sibling pairs with schizophrenia or schizoaffective disorder. In: Am J Psychiatry 159, S. 803-12.

Denzin, K. (1978): The research act. New York (McGraw-Hill).

Der, G., Cupta, S. und Murray, R. (1990): Is schizophrenia disappearing? Lancet 335:409-13.

Dörner, K., und Plog, U. (1982): Irren ist menschlich. Bonn (Psychiatrie-Verlag).

Eikelmann, B. (1997): Sozialpsychiatrisches Basiswissen. Stuttgart (Enke).

Epston, D., White, M. und Murray, K. (1992): A proposal for a re-authoring therapy. In: McNamee, S. und Gergen, K. J. (Hg.): Therapy as a social construction. London (Sage Publications).

Fachausschuss Psychotherapie (1996): Psychiatrie und Psychotherapie. Zur Arbeit des DGSP-Fachausschusses Psychotherapie. Soziale Psychiatrie 20 (4), S. 54–55.

Falk-Hogstedt, M. (1999): Kan schizofreni förebyggas genom tidig intervention? Pilotprojekt och litteraturöversikt. Rapport Sydöstra Produktionsområdet.

Falloon, I. R. H. und Fadden, G. (1993): Integrated Mental Health Care. London (Cambridge University Press).

Falloon, I. (1996): Early detection and intervention for initial episodes of schizophrenia. In: Schizophrenia Bulletin 22, S. 271-283.

Falloon, J., Boyd, J. und McGill, C. (1984): Family care of schizophrenia. New York (Guilford Press).

Falloon, I. (1992): Early intervention for first episodes of schizophrenia: A preliminary exploration. In: Psychiatry 55, S. 4-15.

Farde; L., Wiesel, F. A., Halldin, C. und Sedvall, G. (1988): Central D2-dopamine receptor occupancy in schizophrenic patients treated with antipsychotic drugs. In: Arch Gen Psychiatry 45, S. 71-76.

Farde, L., Wiesen, F. A., Stone-Elander u. a. (1990): D2 dopamine receptors in neuroleptic-naive schizophrenic patients. A positron emission tomography study with (11C) Raclopride. Arch Gen Psychiatry 47, S. 213-19.

Firnenburg C. (1998): Die »Psychotherapeutische Grundhaltung«. Vorschläge für ein berufsgruppenübergreifendes psychotherapeutisches Basiscurriculum. Soziale Psychiatrie 22 (4), S. 33–34.

Fiske, J. (1982): Introduction to communication studies. New York (Methuen).

Flaum, M., Arndt, S. und Andreasen, N. C. (1990): The role of gender in studies of ventricle enlargement in schizophrenia: A predominantly male effect. In: Am J Psychiatry 147, S. 1327-32.

Fleck, S. (1995): Dehumanizing developments in American psychiatry in recent decades. In: Journal of Nervous and Mental Disease 183, S. 195-203.

Friedman, S. (Hg.) (1995): The Reflecting Team in Action: Collaborative Practice in Family Therapy. New York (Guilford).

Fürstenau, P. (2001): Psychoanalytisch verstehen – systemisch denken – suggestiv intervenieren. Stuttgart (Klett-Cotta).

Garey, L. J., Ong, W. Y., Patel, T. S. u. a. (1989): Reduced dendritic spine density on cerebral cortical pyramidal neurons in schizophrenia. In: J Neurol Neurosurg Psychiatry 65, S. 446-53.

Geddes, J., Freemantle, N., Harrison, P. und Bebbington, P. (2000): Atypical antipsychotics in the treatment of schizophrenia: systematic overview and meta-regression analysis. Br Med J 321, S. 1371-1376.

Gergen, K. J. und Gergen, M. M. (1988): Narrative and the self as relations. In L. Berkowitz (Hg.): Advances in experimental social psychology 21, S. 17-56.

Gergen, K. und McNamee, S. (2000): From disordering discourse to transformative dialogue. In: Neimeyer, R. und Raskin, J. (Hg.): Constructions of disorder. Washington, DC (American Psychological Association).

Gergen, K. (1994): Realities and relationships. Soundings in social construction. Cambridge, MA. (Harvard University Press).

Gergen, K. (1999): An invitation to social construction. London (Sage).

Geertz, C. (1973): The interpretation of cultures. New York (Basic Books).

Gilbert, P. L., Harris, M. J., McAdams, L.A. und Jeste, D. V. (1995): Neuroleptic withdrawal in schizophrenic patients. In: Arch Gen Psychiatry 52, S. 173-188.

Glass, L. L., Katz, H.M., Schnitzer, R. D., Knapp, P. H., Frank, A. F., Gunderson, J.G. (1989): Psychotherapy of schizophrenia; an empirical investigation of the relationship of process to outcome. In: Am J Psychiatry 146, S. 603-8.

Gleeson, J., Jackson, H., Stavely, H. und Burnett, P. (1999): Family intervention in early psychosis. In: McGorry, P. und Jackson, H. (Hg.): The recognition and management of early psychosis. Cambridge (Cambridge University Press).

Goldberg, T. E., Ragland, J. D., Torrey, E. F., Gold, J. M., Bigelow, L. B. und Weinberger D. R. (1990): Neuropsychological assessment of monozygotic twins

discordant for schizophrenia. In: Arch Gen Psychiatry 47, S. 166-72.
Goldstein, M. J. (1987): The UCLA high risk project. In: Schizophr Bull 13, S. 505-14.
Goldstein, M. (1992): The family and schizophrenia: Some current issues. In: Werbart, A. und Cullberg, J. (Hg.). Psychotherapy of schizophrenia: Facilitating and obstructive factors. Oslo (Scandinavian University Press), S. 193-200.
Goldstein, M. (1996): Psycho-education and family treatment related to the phase of a psychotic disorder. In: Clinical Psychopharmacology 11(Suppl 18), S. 77-83.
Goodman, L., Rosenberg, S., Mueser, K. und Drake, R. (1997): Physical and sexual assault history in women with serious mental illness: Prevalence, correlates, treatment and future research directions. In: Schizophr Bull 23, S. 685-696.
Goolishian, H. und Anderson, H. (1987): Language systems and therapy: An evolving idea. In: Psychotherapy 24, S. 529-539.
Goolishian, H. (1990): Family therapy: An evolving story. In: Contemporary Family Therapy 12, S. 173-180.
Goolishian, H. A. und Aderson, H. (1990): Understanding the therapeutic process: From individuals and families to systems in language. In: Kaslow, F. W. (Hg.): Voices in family psychology, Vol. I, Newbury Park, Ca (Sage Publications), S. 91-113.
Gottwalz, E., und Aderhold, V. (2002): Über wirkende Verunsicherungen und unversichernde Wirkungen – Personenzentrierte settingübergreifende integrative Schizoprenie-Therapie (PERSIST) im stationären Setting, Psychotherapie im Dialog 3, S. 271–276.
Greenberg, R. (1999): Common psychosocial factors in psychiatric drug therapy. In: Hubble, M., Duncan, B. und Miller, S.D.(Hg.): The heart und soul of change. What works in therapy. Washington, DC (American Psychological Association).
Greve, N. (2001): Alle Hilfen aus einer Hand. Klinische Psychiatrie im gemeindepsychiatrischen Verbund in Solingen. Soziale Psychiatrie 25 (3), S. 7–9.
Greve, N. (2002): Sechs Vorschläge für professionelle HelferInnen in psychiatrischen Diensten und Einrichtungen. In: Greve N, Keller T (Hg): Systemische Praxis in der Psychiatrie. Heidelberg: Carl-Auer-Systeme.
Gromann, P. (2001): Integrierte Behandlungs- und Reha-Planung. Ein Handbuch zur Umsetzung des IBRP. Psychosoziale Arbeitshilfen 17. Bonn: Psychiatrie Verlag.
Gunderson, J. G., Frank, A.F., Katz, H. M., Vannicelli, M. L., Frosch, J. P., Knapp, P. H. (1984): Effects of psychotherapy in schizophrenia. II. Comparative outcome of two forms of treatment. In: Schizophr Bull 10, S. 564-98.
Gupta, S., Andreasen, N., Arndt, S. und Flaum, M. (1997): The Iowa longitudinal study of recent onset schizophrenia: One-year follow-up of first episode patients. In: Schizophr Res 23, S.1-13.
Gur, R. E., Turetsky, B. I., Gallacher, F. u. a. (1998): A follow-up magnetic resonance imaging study of schizophrenia. In: Arch Gen Psychiatry 55, S.145-52.
Haarakangas, K. (1997): Hoitokokouksen äänet. The voices in treatment meeting. A dialogical analysis of the treatment meeting conversations in family-centered psychiatric treatment process in regard to the team activity. Diss. English Summary. Jyväskylä Studies in Education, Psychology and Social Research. 130.
Harding, C. M., Brooks, G. W., Ashikaga, T., Strauss, J. S. und Breier A. (1987): The

Vermont longitudinal study of persons with severe mental illness. II. Long-term outcome of subjects who retrospectively met DSM-III criteria for schizophrenia. In: Am J Psychiatry 144, S. 727-735.

Harrison, P. J. (1999): The neuropathology of schizophrenia. A critical review of the data and their interpretation. In: Brain 122, S. 593-624.

Hauser, P., Altshuler, L. L., Berretini, W. u. a. (1989): Temporal lobe measurements in primary affective disorder by magnetic resonance imaging. In: J Neuropsych Coin Neurosci 1, S. 128-34.

Heikkinen, R. L. und Seikkula, J. (1995): Indikatiivinenja symbolinen merkitysalue verkokstokeskeisessäpsychiatrisessa hoidossa. In: Perheterapia 4, S. 24-29.

Held, B. (1995): Back to reality. New York (Norton).

Heltzel, R. (1995): Die haltende Beziehung im stationär-psychiatrischen Setting. In: Soz. psych. Info, 1, S. 30–38.

Heltzel, R. (2001): Die Begegnung zwischen Sozialpsychiatrie und Psychotherapie. In: Soz. psych. Info 3, S. 24–31.

Hess-Diebäcker, D., u. a. (2002): Soteria und ambulante Psychosebegleitung. In: Soz. psych Info 2, S. 25–31.

Hietala, J., Syvälahti, E. K. G., Vuorio, K. u. a. (1994): Striatal dopamine D2 receptor characteristics in neuroleptic-naive schizophrenic patients studied with positron emission tomography. In: Arch Gen Psychiatry 51, S. 116-23.

Hoffman, L. (1981): Foundations of family therapy. New York (Basic Books).

Hogarty, G. E., Anderson, C. M., Reiss, D. J., Kornblith, S. J., Greenwald, D. P., Ulrich, R. F., u. a. (1991): Family psycho-education, social skills training, and maintenance chemotherapy in the aftercare training, and maintenance chemotherapy in the aftercare treatment of schizophrenia. II. Two-years effects of a controlled study on relapse and adjustment. In: Arch Gen Psychiatriy 48, S. 340-7.

Hookway, C. (1985): Peirce. London (Rooutledge und Kegan Paul).

Holma, J. und Aaltonen, J. (1995): The self-narrative an acute psychosis. In: Contemporary Familiy Therapy 17, S. 307-16.

Holma, J. und Aaltonen, J. (1997): The sense of agency and the search for a narrative in acute psychosis. In: Contemporary Family Therapy 19, S. 463-477.

Hovatta, I., Varilo, T., Suvisaari, J. u. a. (1999): A genome-wide screen for schizophrenia genes in an isolated Finnish subpopulation suggesting multiple susceptibility loci. In: Am J Hum Gent 51, S. 1114-24.

Huber, G., Gross, G., Schüttler, R. u. a. (1980): Longitudinal studies of schizophrenic patients. In: Schizophrenia Bull 6, S. 592-605.

Hutterer-Krisch, R. (Hg.) (1994): Psychotherapie mit psychotischen Menschen. Wien

Ianssen, B. (Hg.) (o. J.): Bevegelse, liv og forandring. [Movements, life and change] Oslo (Cappelen).

Inger, I. (1993): A dialogic perspective for family therapy: The contribution of Martin Buber and Gregory Bateson. In: Journal of Family Therapy 15, S. 293-314.

Illowsky, B., Juliano, D. M., Bigelow u. a. (1988): Stability of CT scan findings in schizophrenia: results of an 8-year follow-up study. In: J Neurol Neurosurg Psychiatry 51, S. 209-13.

Jackson, M. (2001): Weathering the Storms. Psychotherapy for psychosis. London (Karnac)

Jackson, C. und Birchwood, M. (1996): Early intervention in psychosis: Opportunities for secondary prevention. In: Br J Clin Psychol 35, S. 487-502.

Johnstone, E. C., Crow, T. J. u. a. (2000): Cerebral ventricular size and cognitive impairment in chronic schizophrenia. In: Lancet 1, S. 924-26.

Kandel, E. R. (1998): A new intellectual framework for psychiatry. In: Am J Psychiatry 155, S. 457-69.

Kandel, E. R. (1999): Biology and the future of psychoanalysis a new intellectual framework revised. In: Am J Psychiatry 156, S. 4505-24.

Kane, J., Honigfeld, G., Singer, J., Meltzer, H. und the Clozaril collaborative Study Group (1988): Clozapine for the treatment-resistant schizophrenic. In: Arch Gen Psychiatry 45, S. 789-796.

Kapur, S., Zipursky, R., Jones, C., Remington G. und Houle, S. (2000): Relationship between dopamine D(2) occupancy, clinical response and side effects: a double-blind PET study of first-episode schizophrenia. In: Am J Psychiatry 157, S. 514-520.

Karon, B. und Vandenbos, G. (1981): Psychotherapy of schizophrenia. The treatment of choice. New York (Jason Aronson).

Karon, B. (1999): The tragedy of schizophrenia. In: The General Psychologist 32, S. 3-14.

Kauder, V. (Hg) (2001): Personenzentrierte Hilfen in der psychiatrischen Versorgung: Kurzfassung des Berichtes zum Forschungsprojekt des Bundesministeriums für Gesundheit »Personalbemessung im komplementären Bereich der psychiatrischen Versorgung«; Manual; Behandlungs- und Rehabilitationspläne. Autorengruppe Peter Kruckenberg u. a. Psychosoziale Arbeitshilfen 11. 4. Auflage. Bonn: Psychiatrie-Verlag.

Kendler, K. S. Robinette, C. D. (1983): Schizophrenia in the National Academy of Sciences – National Research Council Twin Registry: a 16-year update. In: Am J Psychiatry 140, S. 1551-63.

Keller, T., und N. Greve (1996): Systemische Praxis in der Psychiatrie. Bonn (Psychiatrie-Verlag).

Keränen, J. (1992): The choice between outpatient and inpatient treatment in a family centered psychiatric treatment system. English summary. Jyväskylä Studies in Education, Psychology and Social Research 93 (University of Jyväskylä).

Keränen, J. (1992): Avo- ja sairaalahoitoon valikoituminen perhekeskeisessä psykiatrisessa hoidossa. [The choice between outpatient and inpatient treatment in a family centred psychiatric treatment system] Jyväskylä Studies in Education, Psychology and Social Research 93 (University of Jyväskylä).

Keränen, J. (1992): Avohoitoon ja sairaalahoitoon valikoitiminen perhekes-keisessä psykiatrisessa hoiojärjestelmassä, Jyväskylä Studies in Education, Psychology and Social Research 93 (University of Jyväskylä).

Kernberg, O. F. (1975): Borderline Conditions and Pathological Narcissism. New York (Jason Aronson). Dt.: Borderline-Störungen und pathologischer Narzißmus, Frankfurt a.M. (Suhrkamp) 1978.

Kernberg, O. F. (1976): Object Relations Theory and Clinical Psychoanalysis. New York: Jason Aronson. Dt.: Objektbeziehungen und Praxis der Psychoanalyse, Stuttgart (Klett-Cotta). 1992, 5. Aufl.

Kernberg, O. F. (1981): Structural interviewing. In: Psychiatric Clinics of North America 4, S. 169-195.

Kety, S. S., Rosenthal, D., Wender, P. H. u. a. (1968): The types and prevalence of mental illness in the biological and adoptive families of adopted schizophrenics. In: Rosenthal, D., Kety, S. S. (Hg.): The transmission of schizophrenia. New York (Pergamon Press), S. 345-62.

Kety, S. S., Wender, P. H., Jacobsen J u. a. (1994): Mental illness in the biological and adoptive relatives of schizophrenic adoptees. In: Arch Gen Psychiatry 51, S. 345-62.

Klein, M. (1946): Notes of some schizoid mechanisms. In: Int J Psychoanalysis 27, S. 99-110. Dt.: Bemerkungen über einige schizoide Mechanismen. In : Gesammelte Schriften, Bd. III. Stuttgart (Frommann-Holzboog) 1998.

Killingmo, B. (1989): Conflict and deficit: implications for technique. In: Int. J Psychoanal 70, S. 65-79.

Kohut, H. (1971): The analysis of the self. New York (International Universities Press). Dt.: Narzißmus, Frankfurt a. M. (Suhrkamp) 1973.

Köttgen, Ch. (1988): Schizophrenie – Wider die Wahngewißheit der Psychiatrie (Eine 4-Jahres-Katamnese nach ambulanter Gruppenarbeit mit ersterkrankten Patienten und ihren Angehörigen). In: Pfäfflin, F. (Hg.): Der Mensch in der Psychiatrie, Berlin (Springer).

Kohut, H. (1977): The restoration of the self. New York (International Universities Press). Dt.: Die Heilung des Selbst, Frankfurt a.M. (Suhrkamp) 1977.

Krausz, M., und Naber, D. (2000): Integrative Schizophrenietherapie, Basel (Karger)

Krausz, M., Naber, D. (2002): Integrative Schizophrenietherapie – Behandlungsphilosophie, Setting und Interventionsstrategie bedürfnisadaptierter Behandlungsprogramme. In: Psychotherapie im Dialog 3. S. 258–264.

Kringlen, E. (1967): Heredity and environment in functional psychosis, I-II Oslo (Universitetsforlaget).

Kringlen, E. (1978): Adult offspring of two psychotic parents with special reference to schizophrenia. In: Wynne, L. C. u. a (Hg.): The nature of schizophrenia. New York (Wiley), S. 9-24

Kroll, B. (1998): Mit Soteria auf Reformkurs. Neumünster (Paranus).

Kruckenberg, P., und Jagoda B. (Hg.) (1994): Personalbemessung im komplementären Bereich – von der institutions- zur personenbezogenen Behandlung und Rehabilitation. Bonn: Aktion Psychisch Kranke.

Laborit, H., Huguenard, P. und Alluaume, R. (1952): Un nouveau stabilisateur vegetatif (le 4560 RP). In: Presse Med 60, S. 206-208.

Lacan, J. (1981): Speech and language in psychoanalysis. Baltimore and London (Johns Hopkins University Press).

Langfeldt, G. (1956): The prognosis of schizophrenia. In: Acta Psychiatria et Neurologica Scandinavica (suppl 110), S. 1-66

Lax, W. D. (1992): Post modern thinking in clinical practice. In: McNamee, S. und Gergen, K. J. (Hg.): Therapy as social construction. London (Sage), S. 69-85..

Leff, J. und Vaughn C. (1984): Expressed emotion in families. New York (Guilford Press).

Lehtinen, K. (1993a): Family therapy and schizophrenia in public mental health care. In: Annales Universitatis Turkuensis. Ser. D. Medica-Odontologica, 106. Turku (University of Turku).

Lehtinen, K. (1993 b): Need-adapted treatment of schizophrenia – a 5-year follow-up study from the Turku Project. In: Acta Psychiatrica Scandinavica 87, S. 96-101.

Lehtinen, K. (1994): Need-adapted treatment of schizophrenia: family interventions. In: Br J Psychiatry 164 (suppl. 23), S. 89-96.

Lehtinen, K. (2001): Sozialpsychiatrie in Finnland. Das finnische Modell der Bedarfsorientierung. In: Soziale Psychiatrie 25, S. 23-5.

Lehtinen, V., Aaltonen, J., Koffert, T., u. a. (1996): Integrated treatment model for first contact patients with a schizophrenia-type psychosis: the Finnish API Project. In: Nordic Journal of Psychiatry 50, S. 282-287.

Lehtinen,V., Aaltonen, J., Koffert,T., Räkkölöinen,V. und Syvälahti, E. (2000): Two year outcome in first-episode psychosis treated according to an integrated model. Is immediate neuroleptisation always needed? In: European Psychiatry 15, S. 312-20.

Lehtinen, V., Aaltonen, J., Koffert, T. u. a. (2002): Two-year outcome in first-episode psychosis treated according to an integrated model. Is immediate neuroleptisation always needed? In: European Psychiatry 15, S. 312-320.

Lehtinen, K., Alanen, Y. O., Räkköläinen, V., u. a. (1994): The Finnish project. In: Alanen, Y.O., Ugelstad, E., Armelius, B.-A. u. a (Hg.): Early treatment for schizophrenic patients. Scandinavian psychotherapeutic approaches. Oslo (Scandinavian University Press), S. 45-56.

Lehtinen, K., Räkköläinen, V., Aaltonen, J., u. a (1985): Family therapy in chronic schizophrenia – terminable or interminable. In: International Journal of Family Psychiatry 6, S. 363-373.

Lehtinen, K. und Räkköläinen, V. (1986): Akuutin psykoosin systeminalyyttinen hoito. In: Reports of Psychiatria Fennica 71, S. 79-92.

Lehtinen, K. und Räkköläinen, V. (1993): Community psychiatry as a psychotherapeutic device. In: Benedetti, G. und Furlan, P.M. (Hg.): The psychotherapy of schizophrenia. Effective clinical approaches – controversies, critiques and recommendations. Göttingen (Hogrefe und Huber Publishers), S. 349-354.

Lehtonen, J. (2001): A paper read at post-graduate seminar of the Finnish Psychiatric association.

Lehtonen, J., Castren, E. (2000): The changing of psychiatry in the era of neurobiology. Psychiatria Fennica Yearbook, S.17-25.

Leiman, M. (1995): Integrating the Vygotskian theory of sign-mediated activity and the British objects relation theory. In: University of Joensuu Publications in Social Science 20, Joensuu (University of Joensuu Press).

Leonhard, K. (1986): Different causative factors in different forms of schizophrenia. In: Br J Psychiatry 149, S.1-6.

Levander, S. (2001). Jag var rädd att jag hade dödat Den Xiao Ping: En ung, vietnamesisk kvinnas berättelse kring sin psykos och dess bakgrund.Insikten, 10(2), S. 30-31.

Levinson, D., Umapathy, C. und Musthaq, M. (1999): Treatment of schizoaffective disorder and schizophrenia with mood symptoms. In: Am J Psychiatry 156, S. 1138-1148.

Levinson, D. F. G., Holmans, P.A., Laurent, C., u. a. (2002): No major schizophrenia locus detected on chromosome 1q in al large multicenter sample. In: Science 296, S. 739-41.

Levänen, S., Uutela, K., Salenius, S., Hari, R. (2001): Cortical representation of sign language: Comparison of deaf signers and hearing non-signers. In: Cerebral Cortex 11, S. 506-12.

Levinson, D. F., Mahtani M.M., Nancarrow D. J. u. a. (1998): Genome scan of schizophrenia. In: Am J Psychaitry 155, S. 741-50.

Licht, R. W. (1998): Drug treatment of mania: A critical review. In: Acta Psychiatr Scand 97, S. 387-397.

Lidz, T., Fleck, S., Cornelison, A. M. (1965): Schizophrenia and the family. New York (Internat Univ Press).

Lidz, T., Blatt, S. (1983): Critic of the Danish-American studies of the biological and adoptive relatives adoptees who became schizophrenic. In: Am J Psychiatry 140, S. 426-34.

Lincourt, J. M. und Olczak, P. V. (1974): C. S. Peirce and H. S. Sullivan on the human self. In: Psychiatry 37, S. 78-87.

Luborsky, L. (1975): The health sickness rating scale. In: Bull Menninger Clin 39, S. 448-80.

Machleidt, W., u. a. (2001): 25 Jahre Sozialpsychiatrie und Psychotherapie an der Medizinischen Hochschule Hannover. In: Soz. psych. Info, Sonderausgabe (31. Jg.).

Marder, S. R., Meiback, R. C. (1994): Risperidone in the treatment of schizophrenia. In: Am J Psychiatry 151, S. 825-835.

Markova, I. und Foppa, K. (Hg.) (1992): Asymmetries in Dialogue. London (Harvester).

Markova, I. und Foppa, K. (Hg.) (1990): The dynamics of dialogue. London (Harvester).

Markova, I. u. a. (Hg.) (1995): Mutualities in dialogue. Cambridge (Cambridge University Press).

Martinot, J.-L., Peron-Magnam, P., Huret, D.-C., u. a. (1990): Striatal D2 dopaminergie receptors assessed with positron emission tomography and (76Br) Bromospiperone in untreated schizophrenic patients. In: Am J Psychiatry 147, S. 44-50.

Matejka, L. und Titinuk, I. (1986): Translators' preface. In: Voloshinov (1996), vii-xii.

McNeil, T. F. (1991): Obstetric complications in schizophrenic parents. In: Schizophr Res 5, S. 89-101.

McNeil, T. F, Cantor-Graae, E., Torrey, E. F., u. a. (1994): Obstetric complications in histories of monozygotic twins discordant and concordant of schizophrenia. In:

Acta Psychiatr Scand 89, S. 196-204.
McFarlane, W. R. (1983): Family therapy in schizophrenia. New York (Guildford Press).
McFarlane, W., Link, B., Dushay, R., Matchal, J. und Crilly, J. (1995a): Psychoeducational multiple family groups: Four-year relapse outcome in schizophrenia. In: Family Process 34, S. 127-144.
McFarlane, W., Lukens, E., Link, B., Dushay, R., Matchal, J und Crilly, J. (1995b): Multiple-family groups and psychoeducation in the treatment of schizophrenia. In: Arch Gen Psychiatry 52, S. 679-687.
McGlashan, T. H., Nayfack, B., (1988): Psychotherapeutic models and the treatment of schizophrenia. The records of three successive psychotherapists with one patient at Chestnut Lodge for 18 years. In: Psychiatry 51, S. 340-67.
McGorry, P. D., Chanen, A., McCarty, E. (1991): Posttraumatic stress disorder following recent-onset psychosis: an unrecognized post-psychotic syndrome. In: J Nerv Ment Dis 179, S. 251-258.
McGorry, P. (1996): Psychoeducation in first-episode psychosis: A therapeutic process. In: Psychiatry 58, S. 313-328.
McGorry, P., Edwards, J., Mihalopoulos, C., Harrigan, S. und Jackson, H. (1996): EPPIC: An evolving system of early detection and optimal management. In: Schizophr Bull 22, S. 305-325.
McGorry, P., Henry, L., Maude, D. und Phillips, L. (1998): Preventively orientated psychological intervention in early psychosis. In: Perris, C. und McGorry, P. (Hg.): Cognitive psychotherapy of psychotic and personality disorders: Handbook of theory and practice. Chichester (Wiley).
Mednick, S. A., Parnas, J. und Schulsinger, F. (1987): The Copenhagen high risk project 1962-86 In: Schizophr Bull 3, S. 485-95.
Mednick, S. A., Machon, R. A., Huttunen, M. O. und Bonett D. (1988): Adult schizophrenia following prenatal exposure to an influenza epidemic. In: Arch Gen Psychiatry 45, S. 189-92.
Mentzos, S. (1992): Psychodynamische Modelle in der Psychiatrie. Göttingen (Vandenhoeck und Ruprecht).
Mishler, E. G. und Waxler, N. (1968): Family Interaction and schizophrenia. Alternative framework of interpretation. In: Journal of Psychiatric Research 6, S. 213-222.
Mishler, E. G. (1999): Storylines, craft artists' narratives of identity. Harvard University Press.
Mitscherlich, A. (1980): Ein Leben für die Psychoanalyse. Frankfurt (Suhrkamp).
Moises, H. W., Yang, L., Kristbjarnarson, H., u. a. (1995): An international two-stage genome-wide search for schizophrenia susceptibility genes. In: Nature Genetics 11, S. 321-24.
Mosher, L., und Burti, L. (1992): Psychiatrie in der Gemeinde. Bonn (Psychiatrie-Verlag).
Mosher, L., Hendrix, V., und Forth, D. (1994): Dabeisein. Das Manual zur Praxis in der Soteria. Bonn (Psychiatrie-Verlag).
Morrison, A. P., Bentall, R. P., French, P., Walford, L., Kilcommons, A., Knight, A.,

Kreutz, M., Lewis, S.W. (2002): Randomized controlled trial of early detection and cognitive therapy for preventing transition to psychosis in high-risk individuals. In: Brit J. Psychiatry 181 (suppl. 43).

Murray, R. M., Lewis, S. W. und Reveley, A. M. (1985): Towards an etiological classification of schizophrenia, Lancet 1, S. 1023-6.

Myhrman, A., Rantakallio, P., Isohanni, M. u. a. (1996): Unwantedness of a pregnancy and schizophrenia in the child. In: Brit J Psychiatry 169, S. 637-40.

Nasrallah, H.A., Olson, S.C., McCalley-Whitters, M., u. a. (1986): Cerebral ventricular enlargement in schizophrenia: a preliminary follow-up study. In: Arch Gen Psychiatry 43, S. 157-59.

National Board of Health in Finland (1987): The care and rehabilitation of schizophrenic patients. A care model (English summary) (Publications of the National Board of Health in Finland, No. 193).

National Board of Health in Finland (1988): The Schizophrenia Project 1981-1987. Final Report. (English Summary) Seria Handbooks No.4. Helsinki (National Board of Health in Finland).

National Institute of Mental Health Psychopharmacology Service Center (1964): Phenothiazine treatment in acute schizophrenia. In: Arch Gen Psychiatry 10, S. 246-261.

Neimeyer, R. A. und Raskin, J. D. (2001): Varieties of constructivism in psychotherapy. In: Dobson, K.S. (Hg.) Handbook of cognitive-behavioral therapies. New York (Guilford).

Nightingale, A. (2000): Genres in dialogue. Plato and the construct of philosophy. Cambridge (University Press).

Nishitani, N., Hari, R. (2000): Temporal dymanics of cortial representation for action. In: Proc Natl Acad Sci USA 97, S. 913-18:4.

Nyberg, S., Eriksson, B., Oxenstierna, G., Halldin, C. und Farde, L. (1999): Suggested minimal effective dose of risperidone based on PET-measured D_2 and 5-HT_{2A} receptor occupancy in schizophrenic patients. In: Am J Psychiatry 156, S. 869-875.

Nyberg, S., Farde, L. und Halldin, C. (1997): Delayed normalization of central D2 dopamine receptor availability: discontinuation of haloperidol decanoate. Preliminary findings. In: Arch Gen Psychiatry 54, S. 953-958.

Obert, K. (2001): Alltags- und lebensweltorientierte Ansätze sozialpsychiatrischen Handelns. Hochschulschriften – Forschung für die Praxis. Bonn: Psychiatrie Verlag.

Ogden, T. H. (1980): On the nature of schizophrenic conflict. In: Int J Psychoanal 61, S. 513-533.

Odgen, T. H. (1982): Projective identification and psychotherapeutic technique. New York (Jason Aronson).

Ogden, T. H. (1979): On projective identification. In: Int J Psychoanal 60, S. 357-73.

Odgen, T. H. (1985): On potential space. In: Int J Psychoanal 66, S. 129-141.

Odgen, T. H. (1989): The primitive edge of experience. Northvale (Jason Aronson).

Onstad, S., Skre, I., Torgersen, S., Kringlen, E. (1991): Twin condordance for DSM-

III R schizophrenia. In: Acta Psychiatr Scand 83, S. 395-44.

Onstadt, S., Skre, I., Edvardsen J., Torgersen, S. und Kringlen, E. (1991): Mental disorders in first-degree relatives of schizophrenics. In: Acta Psychiatr Scand 83, S. 463-7.

Pao, P.-N. (1979): Schizophrenic disorders. Theory and treatment from a psychodynamic point of view. New York (International Universities Press).

Parnas, J., Teasdale, T. W., Schulsinger, H. (1985): Institutional rearing and diagnostic outcome in children of schizophrenic mothers. A prospective high-risk study. In: Arch Gen Psychiatry 42, S. 762-69.

Penn, P. und Frankfurt, M. (1994): Creating a participant text: Writing, multiple voices, narrative multiplicity. In: Family Process 33, S. 217-231.

Penn, P. (1998): Rape flashbacks: Constructing a new narrative. In: Family Process 37, S. 299-310.

Peuranen, E. (1998): Bakhtin: Soft and Hard. In: Lähteenmäki, M. und Dufva, H. (Hg.): Dialogues on Bakhtin: Interdisciplinary Readings. Jyväskylä (University of Jyväskylä Press).

Peuskens, J. (1995): Risperidone in the treatment of patients with chronic schizophrenia: a multinational, multicentre, double blind, parallel-group study versus haloperidol. In: Brit J Psychiatry 166, S. 7112-726.

Peirce, C. S. (1960): Collected papers of Charles Sander Peirce- Vol. VI. Cambridge (Harvard University Press).

Peirce, C. S. (1972): Toward a triadic theory of meaning. Psychiatry 35, S. 1-19.

Portin, P., Alanen, Y. O. (1997): A Critical review of genetical studies of schizophrenia. I. Epidemiological and brain studies. II. Molecular genetic studies. In: Acta Psychiatr Scand 95, S. 1-5 u. S. 73-80.

Poyurovsky, M., Weizman, A. (2001): Serotonin-based pharmacotherapy for acute neuroleptic-induced akathisia: a new approach to an old problem. In: Br J Psychiatr 179, S. 4-8.

Raatikainen, P. (1997): Ajattelu, kieli, merkitys. Analyyttisen filosofian avainkirjoituksia. [Thinking, language and meaning. Key texts on analytic philosophy} Helsinki (Gaudeamus).

Räkköläinen, V., Salokangas, R., Lehtinen, P., l. (1979): Protective constructions in the course of psychosis. In: Müller, C. (Hg.): Psychotherapy of Schizophrenia. Amsterdam (Exerpta Medica), S. 233-43.

Räkköläinen, V., Lehtinen, K. und Alanen, Y. (1991): Need-adapted treatment of schizophrenic processes: the essential role of family-centered therapy meetings. In: Contemporary Family Therapy 16, S. 573-582.

Räkköläinen, V., Vuorio, K., Syvälahti, E. u. a. (1997): Observations of comprehensive psychotherapeutic treatment of new schizophrenic patients without neuroleptic drugs in Kupittaa hospital 1989-1992. Paper 11. ISPS-Symposion, Washington D.C..

Räkköläinen, V. (1977): Onset of Psychosis. A clinical study of 68 cases. Annal Univ Turkuensis, Ser. D 9.

Remington, G., Kapur, S. und Zipursky, R. B. (1998): Pharmacotherapy of first-episo-

de schizophrenia. In: Br J Psychiatr 172 (suppl 33), S. 66-70.
Retzer, A. (1996): Familie und Psychose. Stuttgart (G. Fischer).
Revely, A. M., Revely, M. A., Clifford, C. A., Murray, R. M. (1982): Cerebral ventricular size in twins discordant for schizophrenia. In: Lancet 1, S. 540-41.
Reveley, A. M., Reveley, M. A., Murray, R. M. (1984): Cerebral ventricular enlargement in non-genetic schizophrenia: A controlled twin study. In: Br J Psychiatry 144, S. 89-93.
Rieder, R. O., Mann, L. S., Weinberger, D. R. u. a. (1983): Computed tomographic scans in patients with schizophrenic, schizoaffective and bipolar affective disorder. In: Arch Gen Psychiatry 40, S. 735-39.
Ricoeur, P. (1982): Hermeneutics and the human science. Cambridge, London, New York (Cambridge University Press).
Ricoeur, P. (1991): From text to action. Essays in hermeneutics, II. Evanston (Northwestern University Press).
Ricoeur, P. (1991): Life in quest of narrative. In: Wood, D.(Hg.) On Poul Ricoeur: Narrative and interpretation. London (Routledge).
Ring, N., Tantam, D., Montague, L., Morris, J. (1991): Negative symptoms in chronic schizophrenia. Relationship to duration of illness. In: Br J Psychiatry 159, S. 495-9.
Rizzolatti G., Arbib, M. A. (1998): Language within our grasp. In: Trends Neurosci 21, S.188-194.
Roberts, G. W. (1990): Schizophrenia: the cellular biology of a functional psychosis. In: Trend neurosci 13, S.207-11.
Robbins, M. (1993): Experienes of schizophrenia: An integration of the personal, scientific and therapeutic. New York (Guilford Press).
Rosenthal, D., Wender, P. H., Kety, S. S. u. a. (1968): Schizophrenic offspring reared in adoptive homes. In: Rosenthal, D., Kety, S. S.(Hg.): Transmission of schizophrenia. New York (Pergamon Press), S. 377-91.
Rosenthal, D., Wender, P. H., Kety, S. S. u. a. (1971): The adopted-away offspring of schizophrenics. In: Am J Psychiatry 128, S. 307-11.
Ross, C. A. I., Pam, I. (1995): Pseudoscience in biological psychiatry. Blaming the body. New York (Wiley).
Rund, B. R. (1986): Communication deviances in parents of schizophrenics. In: Family Process 25, S.133-47.
Rund, B. R. (1998): A review of longitudinal studies of cognitive function in schizophrenia patients. In: Schizophr Bull 24, S. 425-35.
Runte, I. (2001): Begleitung höchstpersönlich. Bonn (Psychiatrie-Verlag).
Salokangas, R. K. R. (1986): Psychosocial outcome in schizophrenia and psychotherapeutic orientation. In: Acta Psychiatr Scand 74, S. 497-506.
Salokangas, R. K. R. (1994): Community care and need for treatment of schizophrenic patients in Finland. In: Br J Psychiatry 164 (suppl. 23), S. 115-120.
Salokangas, R. K. R., Räkköläinen, V. und Alanen, Y. (1989): Maintenance of grip on life: A valuable criterion for evaluating outcome in schizophrenia. In: Acta Psychiatr Scand 80, S. 187-193.
Salokangas, R. K. R., Stengärd, E., Räkköläinen, V., u. a. (1991): Reports of Psychia-

tria Fennica, 95: Treatment and prognosis of new schizophrenia patients – The five-year follow-up. Helsinki (Foundation for Psychiatric Research in Finland).

Salokangas, R., Räkköläinen, V. und Stengård, E. (1991): Uusien skitsofreniapotilaiden hoito ja ennuste V: Viiden vuoden seuranta. Reports of Psychiatrica Fennica 96 (English summary).

Salonen, S. (1979): Psychotherapetic studies in schizophrenia., Annales Universitatis Turkuensis. Medica-Odontologica, Ser. D, 12, Turku (University of Turku).

Scharfetter, C. (1998): Dissoziation und Schizophrenie. In: Fortschr. Neurol. Psychiat. 66, S. 520–523.

Schiffman, J., LaBrie, J., Carter, J. u. a. (2000): Perception of parent-child relationships in high risk families and adult schizophrenia outcome of offsprings. In: J Psychiat Res 36, S. 41-43.

Schwarz, F. (2000): Psychoanalytische Verfahren bei schizophrenen Erkrankungen. In: Möllers (Hg.) (2000): Therapie psychiatrischer Erkrankungen. 2. Aufl. Stuttgart (Enke).

Scott, R. D. und Ashworth, P. L. (1967): 'Closure' at the first schizophrenic breakdown: a family study. In: Br J Med Psychol 40, S. 109-145.

Searles, H. F. (1965): Collected Papers on schizophrenia and related subjects. New York (International Universities Press) (Reprint London: Karnac Books).

Seikkula, J. (1991): Perheen ja sairaalan rajasysteemi potilaan sosiaalisessa verkostossa. [Family – hospital boundary system in the social network of the patient] Jyväskylä Studies in Education, Psychology and Social Research 80. (University of Jyväskylä).

Seikkula, J. (1991): Family-hospital boundary system in the social network. English summary. Jyväskylä Studies in Education, Psychology and Social Research 80. (University of Jyväskylä).

Seikkula, J. (1993): The aim of therapy is generating dialogue: Bakhtin and Vygotsky in family session. In: Human Systems Journal 4, S. 33-48.

Seikkula, J. (1994): When the boundary opens: Family and hospital in co-evolution. In: Journal of Family Therapy 16, S. 401-414.

Seikkula, J. (1995): From monologue to dialogue in consultation with larger systems. In: Human Systems Journal 6, S. 21-42.

Seikkula, J. (in press): Open dialogues with good and poor outcomes for psychotic crises: Examples from families with violence. In: Journal of Marital and Family Therapy.

Seikkula, J. (in diesem Band): Wenn der Dialog zur Behandlung wird. Grundlagen des Gesprächs und Optimierung der Therapieversammlung.

Seikkula J. (2002): Offener Dialog mobilisiert selbst bei schwierigen Patienten die verborgenen Ressourcen. In: Greve, N., Keller, T. (Hrsg.): Systemische Praxis in der Psychiatrie. Heidelberg: Carl Auer-Systeme.

Seikkula, J., Aaltonen, J., Alakare, B., u. a. (1995): Treating psychosis by means of open dialogue. In: Friedman, S.(Hg.): The reflecting team in action. New York (Guilford), S. 62-80

Seikkula, J., Alakare, B. und Aaltonen, J. (2000): A two year follow-up on open dialogue treatment in first episode psychosis: Need for hospitalization and neuroleptic medication decreases. [In Russian, English manuscript from the authors] In: Social and Clinical Psychiatry 10, S. 20-29.

Seikkula, J., Alakare, B. und Aaltonen, J. (2001): Open Dialogue in psychosis II: A comparison of good and poor outcome cases. In: Journal of Constructivist Psychology (in press).

Seikkula, J., Alakare, B., Aaltonen, J., Holma, J. und Rasinkangas, A. (2001): Open dialogue approach: Treatment principles and preliminary results of a two year follow-up on first episode schizophrenic patients. (Submitted paper).

Selvini-Palazzoli, M., Boscolo, L., Cecchin, G., Prata, G. (1980): Hypothesizing-circularity-neutrality: three guidelines for the conductor of the session. In: Fam Process 19, S. 3-12. (Dt.: Hypothetisieren – Zirkularität – Neutralität. Familiendynamik 6, 1981, S. 123 –139.

Selvini-Palazzoli, M., Boscolo, L., Cecchin, G., Prata, G. (1978): Paradox and counter-paradox. New York (Jason Aronson). (Dt.: Paradoxon und Gegenparadoxon. Ein neues Therapiemodell für die Familie mit schizophrener Störung. Stuttgart (Klett-Cotta) 1977.

Sham, P. C., O'Callaghan, E., Takei, N., Murray, G. K., Hare, E. H., Murray, R. M. (1992): Schizophrenia following prenatal exposure to influenza epidemics between 1939 and 1960. In: Br J Psychiatry 160, S. 461-6.

Shaw, S. H., Kelly, M., Smith, A. B., u. a. (1998): A genome-wide search for schizophrenia susceptibility genes. In: Am J Med Genet (Neuropsychiatr Genet) 81, S. 364-76.

Shelton, R. C., Weinberger, D. R. (1987): Brain morphology in schizophrenia. In: Meltzer, H. Y. (Hg.). Psychopharmacology: The third generation of progress. New York (Raven Press), S. 773-81.

Shepherd, M., Watt, D., Falloon, I., u. a. (1989): The natural history of schizophrenia: a five-year follow-up study of outcome and prediction in a representative sample of schizophrenics. Cambridge (Cambridge University Press).

Shotter, J. (1993a): Conversational realities. Constructing life through language. London (Sage).

Shotter, J. (1993b): Cultural politics of everyday life. Buckingham (Open University Press).

Shotter, J. (1996): Vico, Wittgenstein, and Bakhtin: 'Practical Trust' in dialogical communities. Paper presented at the Conference on Democracy and Trust. Georgetown University, Washington, D.C. 7-9 November.

Shotter, J. (1997): Life inside the dialogically structured mind; Bakhtin´s and Voloshinov´s account of mind as out in the world between us. In: Rowan, J. und Cooper, M. (Hg.): The plural self: Polyphonic perspectives. London (Sage), S. 71-92

Siegel, L. I. (1991): Projective identification: pros and cons. An essay review of Samuel Slipp, the technque and practice of object relations family therapy. In: Contemporary Family Therapy 13, S. 275-296.

Singer, M. (1980): Signs of the self: an exploration in semiotic anthropology. In: American Anthropologist 82, S. 485-597.

Singer, M. T. M. und Wynne, L.C. (1963): Differentation charasteristics of parents of childhood schizophrenics, childhood neurotics and young adult schizophrenics. In: Am J Psychiatry 120, S. 234-43.
Smith, C. (1997): Introduction. Comparing traditional therapies with narrative approaches. In: Smith, D. und Nylund, D. (Hg.): Narrative therapies with children and adolescents. New York (Guilford).
Stanton, A. A. und Schwartz, M. S. (1954): The mental hospital. New York (Basic Books).
State medical board in Finland (1988): Handbooks: The Schizophrenia Project 1981 – 1988. Final report of the national programme of the study, treatment and rehabilitation of schizophrenia patients in Finland (in Finnish with English summary) No. 4. Helsinki (Valtion Painatuskeslus).
Strauss, A. L. (1988): Qualitative analysis for social scientists. Cambridge (Cambridge University Press).
Strauss, J. und Carpenter, W. (1974): The prediction of outcome in schizophrenia: II Relationships between predictor and outcome variables. In: Archives of General Psychiatry 31, S. 37-42.
Strauss, J. (1977): Predicition of outcome in schizophrenia. Five-year outcome and its predictors. In: Archives of General Psychiatry. 34, S.159-163.
Strauss, J. S., Rakfeldt, J., Harding, C. M., Lieberman, P. (1989): Psychological and social aspects of negative symptoms. In: Br J. Psychiatry 155, S. 128-32.
Stern, S., Doolan, M., Staples, E., Szmukler, G. und Eisler, I. (1999): Disruption and reconstruction: Narrative insights into the experience of family members caring for a relative diagnosed with serious mental illness. In: Family Process 38, S. 353-369.
Strömgren, E. (1987): Changes in the incidence of schizophrenia? In: Br J Psychiatry 150, S. 1-7.
Stabenau, J. R., Tupin, J., Werner, M., Pollin, W. (1976): A comparative study of the families of schizophrenics, delinquents, and normals. In: Psychiatry 28, S. 45-59.
Stern, D. N. (1985): The Interpersonal world of the infant. A view from psychoanalysis and developmental psychology. New York (Basic Books).
Stierlin, H. (1983): Reflections on the family therapy in schizo-present families. In: Stierlin, H., Wynne, L.C., Wirsching, M.(Hg.): Psychosocial intervention in schizophrenia. Berlin-Heidelberg (Springer), S. 191-98. (Dt: Überlegungen zur Familientherapie bei schizophrenen Störungen, S. 223-230, in: Psychotherapie und Soziotherapie der Schizophrenie, a.a.O., 1985).
Sullivan, H. S. (1962): Schizophrenia as a human process. New York (Norton).
Suddath, R. L., Christison, G. W., Torrey, E. F., Casanova, M. F., Weinberger, D. R. (1990): Anatomical abnormalities in the brains of monozygotic twins discordant for schizophrenia. In: N Engl J Med, 322, S. 789-94.
Svedberg, B., Mesterton, A., Cullberg, J. (2001): First-episode non-affective psychosis in a total urban population: A five-year follow-up. In: Soc Psychiatry Psychiatr Epidemiol 36, S. 332-337.
Syvälahti, E. K. G., Räkköläinen, V., Hietala, J., u. a. (2000): Striatal D2 dopamine receptor density and psychotic symptoms in schizophrenia: a longitudinal study.

Letter to the Editors. In: Schizophr Res 43, S.159-61.
Tähkä, V. (1997): Freud ja nykypäivän psykoanalyysi. [Freud and contemporary psychoanalysis] Helsingin Sanomat Kuukausiliite Huhtikuu, S. 87-88.
Tähkä, V. (1993): Mind and its treatment: Psychoanalytic approach. New York (Internat. Univ. Press).
Theberge, J., Barth, R., Drost, D. J. u. a. (2002): Glutamate and glutamine measured with 4.0 T proton MRS in never-treated patients with schizophrenia and healthy volunteers. In: Am J Psychiatry 159, S. 1944-46.
Tienari, P. (1963): Psychiatric illnesses in identical twins. In: Acta Psychiatr Scand 39 (Suppl. 171).
Tienari, P. (1975). Schizophrenia in Finnish male twins. In: Lader, M.H. (Hg.): Studies of schizophrenia. In: Br J Psychiatry (Special Publications 10), S. 29-35.
Tienari, P., Sorri, A., Lahti, I., u. a. (1987): Genetic and psychosocial factors in schizophrenia: The Finnish adoptive family study. In: Schizophr Bull 3, S. 477-84
Tienari, P., Wynne, L.C., Moring, J., u. a. (1993): Genetic vulnerability or family environment. Implications from the Finnish adoptive family study of schizophrenia. In: Psychiatria Fennica Yearbook 1993, S. 23-41.
Tienari, P. (1992): Interaction between genetic vulnerability and rearing environment. In: Werbart, A. und Cullberg, J. (Hg.). Psychotherapy of schizophrenia: Facilitating and obstructive factors. Oslo(Scandinavian Press), S. 154-74.
Tienari, P., Wynne, L. C., Moring J., u. a. (2000). Finnish adoptive family study: Sample selection and adoptee DSM-III-R diagnoses. In: Acta Psychiatr Scand 101, S. 433-43.
Tienari, P., Wynne, L. C., Sorri, A., u. a. (2002): Genotype-environment interaction in the Finnish adoptive family study - Interplay between genes and environment? In: Häfner, H.(Hg.): Risk and protective factors in schizophrenia - towards a conceptual model of the disease process. Darmstadt (Springer), S. 29-38.
Tienari, P., Wynne, L. C., Läksy, K. u. a. (submitted and under review): Genetic boundaries of the schizophrenia spectrum: Evidence from the Finnish adoptive study. In: Am J Psychiatry.
Torrey, E. F. (1991): A vital-anatomical explanation of schizophrenia. In: Schizophr Bull 1, S.15-8.
Trimble, D. (2000): Emotion and voice in network therapy. In: Netletter 7, S. 11-16.
Tuori, T. (1994): Skitsofrenian hoito kannattaa. Raportti skitsofrenian tutimuksen, hoidon ja kuntoutuksen valtakunnallisen kehittämisohjelman 10-vuotisarvioinnista. Stakes Raportteja, 143. Helsinki (Gummerus)
Tuori, T., Lehtinen, V., Hakkarainen, A., u. a. (1998): The Finnish National Schizophrenia Project 1981-1987: 10-year evaluation of its results. In: Acta Psychiatrica Scandinavica 97, S. 10-17.
Ugelstad, E. (1979): Possibilities of organizing psychotherapeutically oriented treatment programs for schizophrenia within sectorized psychiatric service. In: Müller, C. (Hg.): Psychotherapy of schizophrenia. Amsterdam (Excerpta Medica), S. 118-125.
Van der Kolk, B. und Fisler, R. (1995): Dissociation and the fragmentary nature of

traumatic memories: Overview and exploratory study. In: Journal of Traumatic Stress 8, S. 505-525.
Ventura, J., Green, M. F., Shaner, A. und Liberman, R. P. (1993): Training and quality assurance with the Brief Psychiatric Rating Scale: The drift busters. In: International Journal of Methods in Psychiatric Research 3, S. 221-244.
Vita, A., Dieci, M., Giobbio, G. M. u. a. (1997): Time course of cerebral ventricular enlargement in schizophrenia supports the hypothesis of its neurodevelopmental nature (Review). In: Schizophr Res 23, S. 25-30.
Volkan, V. D. (1987): Six steps in the treatment of borderline personality organisation. Northvale (Jason Aronson).
Volkan, V. D. (1995): The infantile psychotic self and its fates. Understanding and treating schizophrenics and other difficult patients. Northvale (Jason Aronson).
Vuorio, K. A., Räkköläinen, V., Syvälahti, u. a. (1993): Akuutin psykoosin integroitu hoito I. Suomen Lääkärilehti 48, S. 466.
Wahlberg, K.-E., Wynne, L. C., Oja, H. u. a. (1997): Gene-environment interaction in vulnerabiylity to schizophrenia: Findings from the Finnish adoptive family of schizophrenia. In: Am J Psychiatry 154, S. 355-362.
Wahlberg, K.-E., Wynne, L. C., Oja, H. u. a. (2000): Thought disorder index of Finnish adoptees and communication deviance of their adoptive parents. In: Psychol Medicine 30, S. 127-36.
Walsken, G. R. (1996): Qualität durch Kooperation. Ist ein Projekt zur Verhinderung stationärer Aufnahmen an einer Psychiatrischen Landesklinik realisierbar? Zeitschrift für systemische Therapie 14(2), S. 124–136.
Weinberger, D. R. (1987): Implications of normal development for the pathogenesis of schizophrenia. In: Arch Gen Psychiatry 44, S. 660-69.
Werbart, A. und Levander, S. (2000a). pain in the body - pain in the soul: The need of private explanations when not feeling well. In P. Nilsson und K.Ort-Gomér (Eds.), Self-rated health in European perspective. (pp. 136-151). Stockholm: Forskningsrådnämnden.
Werbart, A. und Levander, S. (2000b). Varför blev jag sjuk och vad kan göra mig frisk? Insikten, 9(4), 39-45.
Wertsch, J. (1991): Voices of the mind: a sociocultural approach to mediated action. London (Harvester/Wheatsheaf).
White, M. und Epston, D. (1990): Narrative means and therapeutic ends. New York (Norton). (Dt.: Die Zähmung des Monsters - Der narrative Ansatz der Familientherapie. Heidelberg (Systeme Verlag) 1998, 3. Aufl.).
White, M. (1988): The externalizing of the problem. Dulwich Centre Newsletter. Summer 1988/1989. Adelaide (Dulwich Centre for Publications).
White, M. (1989): The process of questioning. Dulwich Centre Newsletter. Winter 1989. Adelaide (Dulwich Centre for Publications).
Wiesel, F.-A. (1994): The treatment of schizophrenia. Neuroleptic treatment of patients with schizophrenia. Mechanisms of action and clinical significance. In: Br J Psychiatr 164(suppl 23), S. 65-70.
Winkler, W. T. (1971): Übertragung und Psychose. Bern (Huber).

Wolkow, H. (1974): Tieteen kehdon ääressä. Moskova. Kustannusliike Edistys.

Woloshinow, V. (1996): Marxism and the philosophy of language. 6th edition. London (Harvard University Press).

Wynne, L. C., Singer, M. T., Toohey, M. L. (1976): Communication of the adoptive parents of schizophrenics. In: Jorstad. J., Ugelstad, E. (Hg.): Schizophrenia 75 - Psychotherapy, Family Studies, Research. Oslo (Universitetsforlaget), S. 413-51.

Wynne, L. C., Singer, M. T. (1963): Thought disorder and family relations in schizophrenia. I-II In: Arch Gen Psychiatry 9, S. 191-206.

Wynne, L.C., Singer, M.T., Bartko, J.J., Toohey, M.L. (1977): Schizophrenics and their families: research on parental communication. In: Tanner, J.M. (Hg.): Developments in psychiatric research. London (Hodder und Stoughton), S. 254-86.

Wygotsky, L. (1970): Thought and language. Cambridge, MA (MIT Press).

Wygotsky, L. (1978): Mind in society: the development of higher psychological processes. Cambridge (Harvard University Press).

Wygotsky, L. (1982): Ajattelu ja kieli. Espoo (Weiling und Göös),

Yung, A., Phillips, L., McGorry, P., Hallgren, M., McFarlane, C., Jackson, H., Francey, S. und Pattor, G. (1998): Can we predict the onset of first episode psychosis in a high-risk group? In: International Clinical Psychopharmacology 13 (Suppl 1), S. 23-S30.

Zubin, J. und Spring, B. (1977): Vulnerability - a new view of schizophrenia. In: J Abnorm Psychol 86, S. 103-126.

www.ingramcontent.com/pod-product-compliance
Lightning Source LLC
La Vergne TN
LVHW060431051026
849518LV00002B/410

* 9 7 8 3 8 9 8 0 6 2 3 2 9 *